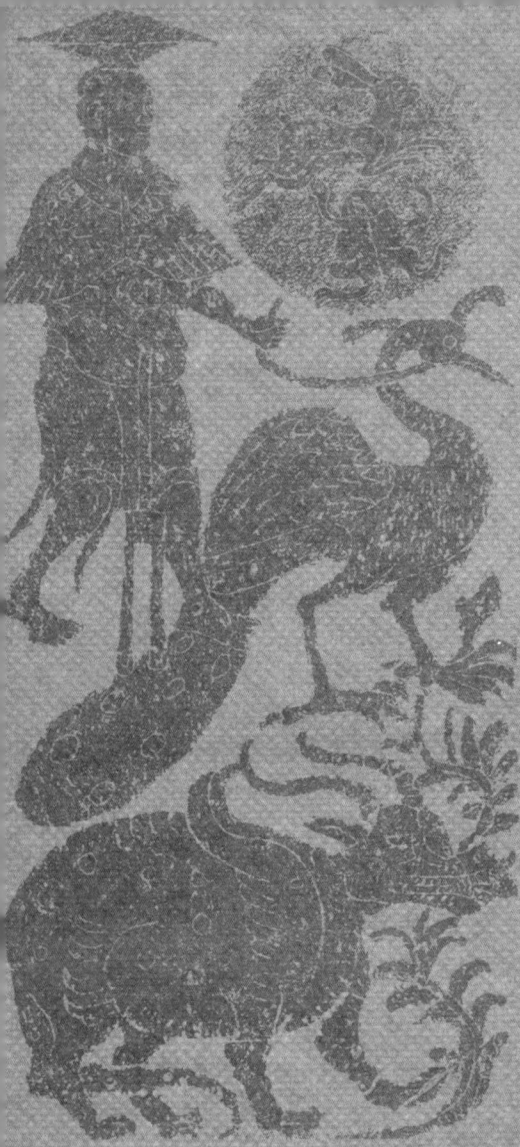

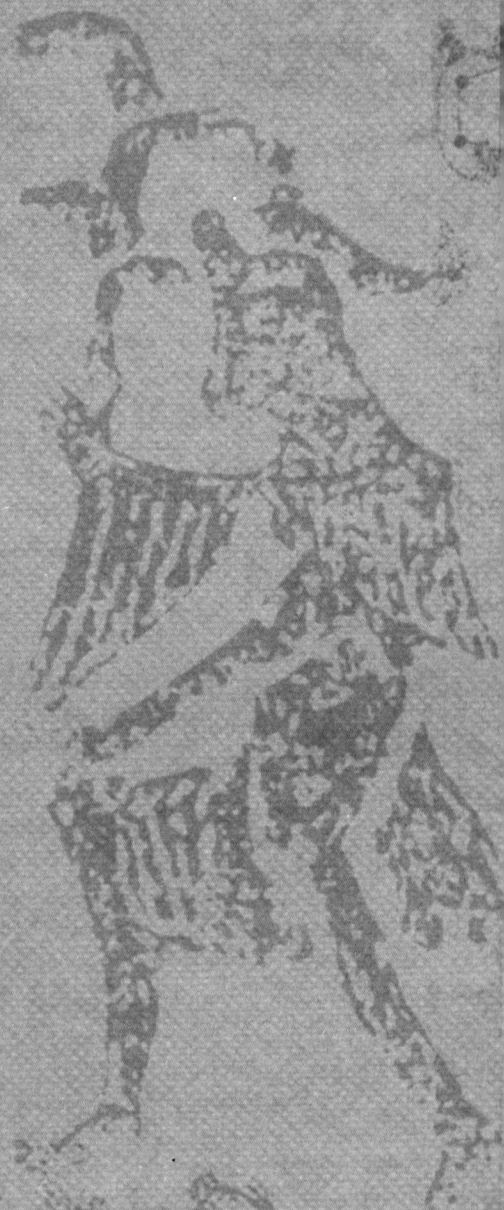

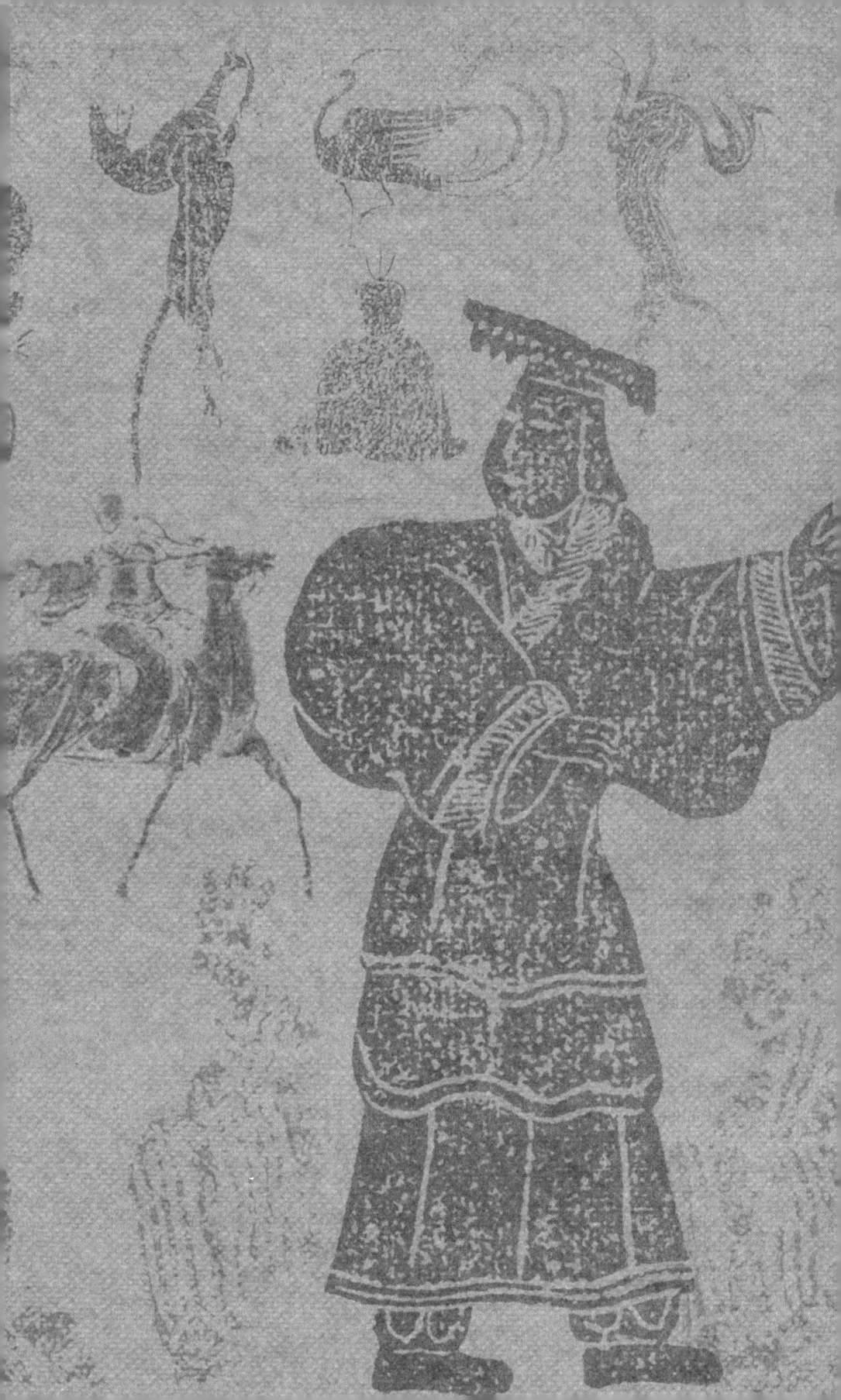

中国古医籍整理丛书

补要袖珍小儿方论

明·庄应祺 编撰

张 洁 校注

中国中医药出版社

·北 京·

图书在版编目（CIP）数据

补要袖珍小儿方论/（明）庄应祺编撰；张洁校注. —北京：中国中医药出版社，2015.12

（中国古医籍整理丛书）

ISBN 978 - 7 - 5132 - 2730 - 8

Ⅰ.①补…　Ⅱ.①庄…　②张…　Ⅲ.①中医儿科学 - 方书 - 中国 - 明代　Ⅳ.①R289.348

中国版本图书馆 CIP 数据核字（2015）第 196893 号

中国中医药出版社出版
北京市朝阳区北三环东路 28 号易亨大厦 16 层
邮政编码　100013
传真　010 64405750
三河市鑫金马印装有限公司印刷
各地新华书店经销
*
开本 710×1000　1/16　印张 28.25　字数 200 千字
2015 年 12 月第 1 版　2015 年 12 月第 1 次印刷
书　号　ISBN 978 - 7 - 5132 - 2730 - 8
*
定价　79.00 元
网址　www.cptcm.com

项目专家组

顾　问　马继兴　张灿玾　李经纬

组　长　余瀛鳌

成　员　李致忠　钱超尘　段逸山　严世芸　鲁兆麟
　　　　郑金生　林端宜　欧阳兵　高文柱　柳长华
　　　　王振国　王旭东　崔　蒙　严季澜　黄龙祥
　　　　陈勇毅　张志清

项目办公室（组织工作委员会办公室）

主　任　王振国　王思成

副主任　王振宇　刘群峰　陈榕虎　杨振宁　朱毓梅
　　　　刘更生　华中健

成　员　陈丽娜　邱　岳　王　庆　王　鹏　王春燕
　　　　郭瑞华　宋咏梅　周　扬　范　磊　张永泰
　　　　罗海鹰　王　爽　王　捷　贺晓路　熊智波

秘　书　张丰聪

前 言

中医药古籍是传承中华优秀文化的重要载体，也是中医学传承数千年的知识宝库，凝聚着中华民族特有的精神价值、思维方法、生命理论和医疗经验，不仅对于传承中医学术具有重要的历史价值，更是现代中医药科技创新和学术进步的源头和根基。保护和利用好中医药古籍，是弘扬中国优秀传统文化、传承中医学术的必由之路，事关中医药事业发展全局。

1949 年以来，在政府的大力支持和推动下，开展了系统的中医药古籍整理研究。1958 年，国务院科学规划委员会古籍整理出版规划小组在北京成立，负责指导全国的古籍整理出版工作。1982 年，国务院古籍整理出版规划小组召开全国古籍整理出版规划会议，制定了《古籍整理出版规划（1982—1990）》，卫生部先后下达了两批 200 余种中医古籍整理任务，掀起了中医古籍整理研究的新高潮，对中医文化与学术的弘扬、传承和发展，发挥了极其重要的作用，产生了不可估量的深远影响。

2007 年《国务院办公厅关于进一步加强古籍保护工作的意见》明确提出进一步加强古籍整理、出版和研究利用，以及

"保护为主、抢救第一、合理利用、加强管理"的方针。2009年《国务院关于扶持和促进中医药事业发展的若干意见》指出，要"开展中医药古籍普查登记，建立综合信息数据库和珍贵古籍名录，加强整理、出版、研究和利用"。《中医药创新发展规划纲要（2006—2020)》强调继承与创新并重，推动中医药传承与创新发展。

2003~2010年，国家财政多次立项支持中国中医科学院开展针对性中医药古籍抢救保护工作，在中国中医科学院图书馆设立全国唯一的行业古籍保护中心，影印抢救濒危珍本、孤本中医古籍1640余种；整理发布《中国中医古籍总目》；遴选351种孤本收入《中医古籍孤本大全》影印出版；开展了海外中医古籍目录调研和孤本回归工作，收集了11个国家和2个地区137个图书馆的240余种书目，基本摸清流失海外的中医古籍现状，确定国内失传的中医药古籍共有220种，复制出版海外所藏中医药古籍133种。2010年，国家财政部、国家中医药管理局设立"中医药古籍保护与利用能力建设项目"，资助整理400余种中医药古籍，并着眼于加强中医药古籍保护和研究机构建设，培养中医古籍整理研究的后备人才，全面提高中医药古籍保护与利用能力。

在此，国家中医药管理局成立了中医药古籍保护和利用专家组和项目办公室，专家组负责项目指导、咨询、质量把关，项目办公室负责实施过程的统筹协调。专家组成员对古籍整理研究具有丰富的经验，有的专家从事古籍整理研究长达70余年，深知中医药古籍整理研究的重要性、艰巨性与复杂性，履行职责认真务实。专家组从书目确定、版本选择、点校、注释等各方面，为项目实施提供了强有力的专业指导。老一辈专家的学术水平和智慧，是项目成功的重要保证。项目承担单位山东中医药大学、南京中医药大学、上海中医药大学、福建中医药大学、浙江省中医药研究院、陕西省中医药研究院、河南省中医药研究院、辽宁中医药大学、成都中医药大学及所在省市中医药管理部门精心组织，充分发挥区域间互补协作的优势，并得到承担项目出版工作的中国中医药出版社大力配合，全面推进中医药古籍保护与利用网络体系的构建和人才队伍建设，使一批有志于中医学术传承与古籍整理工作的人才凝聚在一起，研究队伍日益壮大，研究水平不断提高。

本着"抢救、保护、发掘、利用"的理念，该项目重点选择近60年未曾出版的重要古医籍，综合考虑所选古籍的保护价值、学术价值和实用价值。400余种中医药古籍涵盖了医经、基础理论、诊法、伤寒金匮、温病、本草、方书、内科、外科、女科、儿科、伤科、眼科、咽喉口齿、针灸推拿、养生、医案医话医论、医史、临证综合等门类，跨越唐、宋、金元、明以迄清末。全部古籍均按照项目办公室组织完成的行业标准《中医古籍整理规范》及《中医药古籍整理细则》进行整理校注，绝大多数中医药古籍是第一次校注出版，一批孤本、稿本、抄本更是首次整理面世。对一些重要学术问题的研究成果，则集中收录于各书的"校注说明"或"校注后记"中。

"既出书又出人"是本项目追求的目标。近年来，中医药古籍整理工作形势严峻，老一辈逐渐退出，新一代普遍存在整理研究古籍的经验不足、专业思想不坚定等问题，使中医古籍整理面临人才流失严重、青黄不接的局面。通过本项目实施，搭建平台，完善机制，培养队伍，提升能力，经过近5年的建设，锻炼了一批优秀人才，老中青三代齐聚一堂，有效地稳定了研究队伍，为中医药古籍整理工作的开展和中医文化与学术的传承提供必备的知识和人才储备。

本项目的实施与《中国古医籍整理丛书》的出版，对于加强中医药古籍文献研究队伍建设、建立古籍研究平台，提高古籍整理水平均具有积极的推动作用，对弘扬我国优秀传统文化，推进中医药继承创新，进一步发挥中医药服务民众的养生保健与防病治病作用将产生深远影响。

第九届、第十届全国人大常委会副委员长许嘉璐先生，国家卫生计生委副主任、国家中医药管理局局长、中华中医药学会会长王国强先生，我国著名医史文献专家、中国中医科学院马继兴先生在百忙之中为丛书作序，我们深表敬意和感谢。

由于参与校注整理工作的人员较多，水平不一，诸多方面尚未臻完善，希望专家、读者不吝赐教。

国家中医药管理局中医药古籍保护与利用能力建设项目办公室

二〇一四年十二月

许 序

"中医"之名立，迄今不逾百年，所以冠以"中"字者，以别于"洋"与"西"也。慎思之，明辨之，斯名之出，无奈耳，或亦时人不甘泯没而特标其犹在之举也。

前此，祖传医术（今世方称为"学"）绵延数千载，救民无数；华夏屡遭时疫，皆仰之以度困厄。中华民族之未如印第安遭染殖民者所携疾病而族灭者，中医之功也。

医兴则国兴，国强则医强。百年运衰，岂但国土肢解，五千年文明亦不得全，非遭泯灭，即蒙冤扭曲。西方医学以其捷便速效，始则为传教之利器，继则以"科学"之冕畅行于中华。中医虽为内外所夹击，斥之为蒙昧，为伪医，然四亿同胞衣食不保，得获西医之益者甚寡，中医犹为人民之所赖。虽然，中国医学日益陵替，乃不可免，势使之然也。呜呼！覆巢之下安有完卵？

嗣后，国家新生，中医旋即得以重振，与西医并举，探寻结合之路。今也，中华诸多文化，自民俗、礼仪、工艺、戏曲、历史、文学，以至伦理、信仰，皆渐复起，中国医学之兴乃属必然。

迄今中医犹为国家医疗系统之辅，城市尤甚。何哉？盖一则西医赖声、光、电技术而于20世纪发展极速，中医则难见其进。二则国人惊羡西医之"立竿见影"，遂以为其事事胜于中医。然西医已自觉将入绝境：其若干医法正负效应相若，甚或负远逾于正；研究医理者，渐知人乃一整体，心、身非如中世纪所认定为二对立物，且人体亦非宇宙之中心，仅为其一小单位，与宇宙万象万物息息相关。认识至此，其已向中国医学之理念"靠拢"矣，虽彼未必知中国医学何如也。唯其不知中国医理何如，纯由其实践而有所悟，益以证中国之认识人体不为伪，亦不为玄虚。然国人知此趋向者，几人？

国医欲再现宋明清高峰，成国中主流医学，则一须继承，一须创新。继承则必深研原典，激清汰浊，复吸纳西医及我藏、蒙、维、回、苗、彝诸民族医术之精华；创新之道，在于今之科技，既用其器，亦参照其道，反思己之医理，审问之，笃行之，深化之，普及之，于普及中认知人体及环境古今之异，以建成当代国医理论。欲达于斯境，或需百年欤？予恐西医既已醒悟，若加力吸收中医精粹，促中医西医深度结合，形成21世纪之新医学，届时"制高点"将在何方？国人于此转折之机，能不忧虑而奋力乎？

予所谓深研之原典，非指一二习见之书、千古权威之作；就医界整体言之，所传所承自应为医籍之全部。盖后世名医所著，乃其秉诸前人所述，总结终生行医用药经验所得，自当已成今世、后世之要籍。

盛世修典，信然。盖典籍得修，方可言传言承。虽前此50余载已启医籍整理、出版之役，惜旋即中辍。阅20载再兴整理、出版之潮，世所罕见之要籍千余部陆续问世，洋洋大观。

今复有"中医药古籍保护与利用能力建设"之工程，集九省市专家，历经五载，董理出版自唐迄清医籍，都400余种，凡中医之基础医理、伤寒、温病及各科诊治、医案医话、推拿本草，俱涵盖之。

噫！璐既知此，能不胜其悦乎？汇集刻印医籍，自古有之，然孰与今世之盛且精也！自今而后，中国医家及患者，得览斯典，当于前人益敬而畏之矣。中华民族之屡经灾难而益蕃，乃至未来之永续，端赖之也，自今以往岂可不后出转精乎？典籍既蜂出矣，余则有望于来者。

谨序。

第九届、十届全国人大常委会副委员长

许嘉璐

二〇一四年冬

王 序

中医学是中华民族在长期生产生活实践中，在与疾病作斗争中逐步形成并不断丰富发展的医学科学，是中国古代科学的瑰宝，为中华民族的繁衍昌盛作出了巨大贡献，对世界文明进步产生了积极影响。时至今日，中医学作为我国医学的特色和重要医药卫生资源，与西医学相互补充、相互促进、协调发展，共同担负着维护和促进人民健康的任务，已成为我国医药卫生事业的重要特征和显著优势。

中医药古籍在存世的中华古籍中占有相当重要的比重，不仅是中医学术传承数千年最为重要的知识载体，也是中医为中华民族繁衍昌盛发挥重要作用的历史见证。中医药典籍不仅承载着中医的学术经验，而且蕴含着中华民族优秀的思想文化，凝聚着中华民族的聪明智慧，是祖先留给我们的宝贵物质财富和精神财富。加强对中医药古籍的保护与利用，既是中医学发展的需要，也是传承中华文化的迫切要求，更是历史赋予我们的责任。

2010 年，国家中医药管理局启动了中医药古籍保护与利用能力建设项目。这既是传承中医药的重要工程，也是弘扬优秀民族文化的重要举措，不仅能够全面推进中医药的有效继承和创新发展，为维护人民健康做出贡献，也能够彰显中华民族的璀璨文化，为实现中华民族伟大复兴的中国梦作出贡献。

相信这项工作一定能造福当今，嘉惠后世，福泽绵长。

国家卫生与计划生育委员会副主任

国家中医药管理局局长

中华中医药学会会长

王国强

二〇一四年十二月

马 序

　　新中国成立以来，党和国家高度重视中医药事业发展，重视古籍的保护、整理和研究工作。自 1958 年始，国务院先后成立了三届古籍整理出版规划小组，分别由齐燕铭、李一氓、匡亚明担任组长，主持制订了《整理和出版古籍十年规划（1962—1972）》《古籍整理出版规划（1982—1990）》《中国古籍整理出版十年规划和"八五"计划（1991—2000）》等，而第三次规划中医药古籍整理即纳入其中。1982 年 9 月，卫生部下发《1982—1990 年中医古籍整理出版规划》，1983 年 1 月，中医古籍整理出版办公室正式成立，保证了中医古籍整理出版规划的实施。2002 年 2 月，《国家古籍整理出版"十五"（2001—2005）重点规划》经新闻出版署和全国古籍整理出版规划领导小组批准，颁布实施。其后，又陆续制定了国家古籍整理出版"十一五"和"十二五"重点规划。国家财政多次立项支持中国中医科学院开展针对性中医药古籍抢救保护工作，文化部在中国中医科学院图书馆专门设立全国唯一的行业古籍保护中心，国家先后投入中医药古籍保护专项经费超过 3000 万元，影印抢救濒危珍、善、孤本中医古籍 1640 余种，开展了海外中医古籍目录调研和孤本回归工作。2010 年，国家财政部、国家中医药管理局安排国家公共卫生专项资金，设立了"中医药古籍保护与利用能力建设项目"，这是继 1982～1986 年第一批、第二批重要中医药古籍整理之后的又一次大规模古籍整理工程，重点整理新中国成立后未曾出版的重要古籍，目标是形成并普及规范的通行本、传世本。

为保证项目的顺利实施，项目组特别成立了专家组，承担咨询和技术指导，以及古籍出版之前的审定工作。专家组中的许多成员虽逾古稀之年，但老骥伏枥，孜孜不倦，不仅对项目进行宏观指导和质量把关，更重要的是通过古籍整理，以老带新，言传身教，培养一批中医药古籍整理研究的后备人才，促进了中医药古籍保护和研究机构建设，全面提升了我国中医药古籍保护与利用能力。

作为项目组顾问之一，我深感中医药古籍保护、抢救与整理工作的重要性和紧迫性，也深知传承中医药古籍整理经验任重而道远。令人欣慰的是，在项目实施过程中，我看到了老中青三代的紧密衔接，看到了大家的坚持和努力，看到了年轻一代的成长。相信中医药古籍整理工作的将来会越来越好，中医药学的发展会越来越好。

欣喜之余，以是为序。

中国中医科学院研究员

马继兴

二〇一四年十二月

校注说明

明万历二年甲戌（1574），太医院吏目庄应祺督同孟继孔、祝大年在《袖珍小儿方》的基础上补充为十卷，校对出版，即为《补要袖珍小儿方论》。本次校注以明万历二年甲戌（1574）太医院补要校刻本《补要袖珍小儿方论》十卷为底本，以明嘉靖十一年壬辰（1532）赣州陈琦刻本《袖珍小儿方》六卷为参校本。

本次校注整理的体例和原则：

1. 全书统一使用简化字横排。全书按内容分段，并加标点符号。为便于分辨，方药单独成段时，药后剂量、炮制等附注用小字置于药名后；方药夹在段落中，药名、用量、炮制及其他内容多用正文字体。书中表示文字方位的"右"统一改为"上"，不出校记。

2. 凡底本中字形属一般笔画之误的径改，不出校记。底本中的异体字、古今字、俗写字，统一以规范简体字律齐，不出校记。底本中药名使用音同音近字，若不影响释名，不影响使用习惯，以规范药名律之，不出校。书中同一个字多次校改者，在首见处出校记，余者不出校记。

3. 正文卷之一文前有"提督军务巡抚南赣闽广等处都御史古杭钱宏家传三衢徐用宣古本刊行，南京礼部札付太医院管惠民等局吏目庄应祺补要，督同医士祝大年、孟继孔校正"，今删去。

4. 卷之九实全引《蔡氏痘疹方论》，并有序、目录及正文。今将"《小儿痘疹方》目录"及其内容、正文前的"《小儿痘疹方论》盱眙蔡维藩邦卫著"删去，其目录统一到全书目录中。

　　5. 底本各卷名为"补要袖珍小儿方论卷之×"，统一简称为"卷之×"。

刻补要袖珍小儿方论序

赣州旧有《袖珍小儿方论》一书，先督抚处台江楼钱公重校刊者，公杭之世医钱氏小儿之裔，以太医院医士登科第，历任都宪致仕，最精于幼科。时南赣承阳明公平定之后，不事兵革，公于抚摩疮痍之余，访择明医教习诸业医者，慨幼科为难，乃以家传徐用宣《类纂方论》校刊。赣州徐氏出钱氏之门，源流一派，得其宗旨，方皆经验，论甚明切，书仿古本，经验小儿良方是也。予抵处访江右幼科之所宗尚，及有名之医，经游者皆以是对，始知赣有是书。徐用宣本刻于永乐乙酉，钱公刻于嘉靖壬辰，又至今四十余年矣。岁久字板磨损，不便览观，欲更刻之。值地方多事，未暇。未几，转南部，遂已矣。今年夏六月，甲己化土，太阳寒水司天，太阴湿土在泉，岁土太过，寒湿所化，人病腹满、飧泄、食不化，运气然也。入伏，暑湿盛行，炎蒸之候，予次三幼儿偶伤食中暑，微溏泻，无他证也，且气体素壮，实易治。医违时令，不审病源，方剂杂乱，实实虚虚，非本方合用之药，药与病反，辗转成他证，及仲冬不食而殒，予恸焉。阅诸幼科医书，竟无正方论，寻及是书，并与钱氏宋元诸名医方论符合，乃知予幼儿之为庸医所误也。幼儿以泄泻之小，不善用药，一误至此，病之大者，所误岂少哉？夫业医者，犹业儒也。儒之理，虽深而可求；医之理，尤深而难明。理有未明，知理未至也，其业弗精矣。儒弗精于业必不能治人，医弗精于业而能治病否？即国朝设医教十三科，小儿为一科。方书每言医莫难于小儿。黄帝亦曰吾不能察其幼小者。小儿之医，固难若此矣！业是者不能尽通其说，乃以粗率孟浪之见、滑诈嗜利之私行乎其间，宁无误乎？盖有字义不识方脉，药理不能悉通，假抄誊之方为世传之秘，欺以售人者，幸中则由以原复，不中则巧言他诿，且曰彼无心也，而为亲者不敢怨焉。用医者，可不慎哉！然则为人子者不可不知医，为人父者独不念其子，可不知医乎？予因取是书而尽观之，字句不遗，默识其证治方论之大略。复取古方论，及我国初诸名医所著，兼近代之可采者，参宋元名医诸书与《千金方》等集考订之，而详究其义，竭心思，忘寝食，穷昼夜之力，底一月之劳，晓然有解于心。信夫！小儿之医之为难，非庸医之所易能，而江楼公之独刊是书，意在斯矣。于是札付太医院，选取吏目庄应祺，督同医士祝大年、孟继孔细加校正，以各书方论有资于各证治者，补要于各证治方论之后。又以痘疹一证，小儿最一大事，医所更难，独加详焉。以《蔡氏痘疹》特为一卷，而以《博爱心鉴》为别集，使业是者参互精研，察病证感受之轻重，审处方立论之同异，随运化时令之变迁，为证治用药之加减。分辨其毫厘，不谬于千里，究极其指归，不泥于成法，因论以明理，明理以识证，随证以施治，卓有一定之见，得其缓急之宜，不惑于群议，不乱于耳目，执其枢而应之，业斯精矣则无不可治之病。及人之幼即吾之幼，吾之幼为庸医所误，不使人之幼复误于庸医，是书之所以刻也，并为序之。

万历甲戌闰十二月壬申长沙李棠书

检阅吏目　医官姚坎、梅守信

写字人　林应春、金全、严邦谟、刘应凤

目 录

补要小儿痘疹方论别集

卷之一

虎口三关指掌图

虎口，叉手处是也。三关，第二指三节。风关，第一节寅位；气关，第二节卯位；命关，第三节辰位。男以左手，女以右手，侧看之。

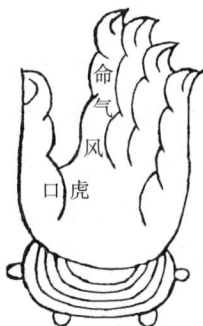

三关指纹要诀

命门死候，气关病深，风关易治。

末关命门，中关风候，初关气候。

婴儿生下一月至三岁，当看虎口内脉两边。

辨虎口手诀

夫三岁以前，若有患，须看虎口脉，次指表节为命关，次气关，次风关。古人所谓初得风关病犹可，传入气命定难陈是也。汤氏云：小儿初生至五岁，血气未定，呼吸至数太过，必辨虎口色脉，方可察其病之的要者，正谓此也。男以左手观之，女以右手观之。

　　阳为男，阴为女。三关虎口纹，男以左手，女以右手验之。盖取左手属阳，男以阳为主；右手属阴，女以阴为主。然男女一身，均具此阴阳，左右两手亦当参验。左手之纹病应心、肝，右手之纹病应肺、脾，于此消息，又得变通之意。惊风初得，纹出虎口，或在初关，多是红色。传至中关，色赤而紫。看病又传过，其色紫青，病势深重；其色青黑，青而纹乱者，病深重。若见纯黑，危恶不治。大抵红者，风热轻；赤者，风热盛；紫者，惊热；青者，惊积；青赤相半，惊积、风热俱有，主急惊风；青而淡紫，伸缩来去，主慢惊风；紫丝、青丝或黑丝隐隐相杂，似出不出，主慢脾风。脉纹从寅关起不至卯关者，病易治；若连于卯关者，有病难治；如寅关连卯侵过辰关者，十难救一；若脉纹小或短者，看病不妨；大抵纹势弯曲入里者，病虽重而证顺，犹可用力；若纹势弓反出外骎骎①靠于指甲者，断不可回。其有三关，纹如流珠、流米，三五点相连，或形于面，或形于身，危恶尤甚。

入门候歌

　　五指梢头冷，惊来不可安。若逢中指热，必定是伤寒。
中指独自冷，麻痘证相传。女右男分左，分明仔细看。
初起寅关浅，纹侵过卯深。生枝终不治，辰位实难禁。

---

　　①　骎骎（qīn 侵侵）：马跑得很快的样子，喻纹势进行迅速。

小儿初病先见面部与虎口之脉色吉凶相合图式

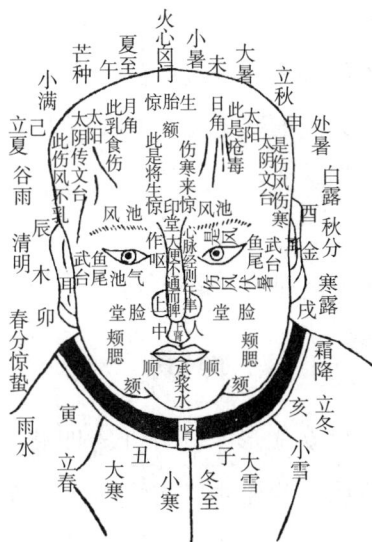

面部图形

百会穴

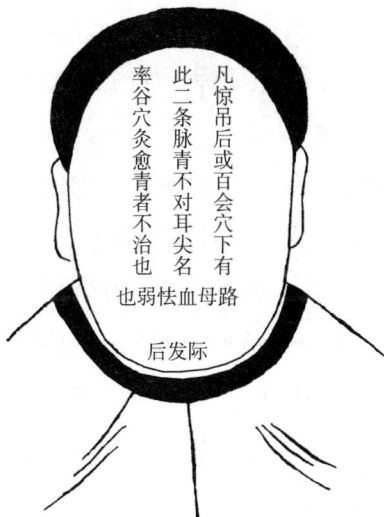

脑背图形

指脉纹验病证

小儿三岁以前，虎口第二指上寅卯关有脉纹见者，可验病状，男左女右。若至辰关，直透巳位，绝地不治。又其间有指纹，不见有病者，必于面部上见；有面部上不见有病者，必于脉息主之，更宜参问。

定指上三关

辰关：指头上节；卯关：指中节；寅关：指下节连掌。

水镜诀

夫阴阳运合，男女成形，已分九窍四肢，乃生五脏六腑。部位各分，逆顺难明。若凭寸口之浮沉，必乃横亡于孩子。须明虎口，辨别三关，参详用药，必无差误。未至三岁，看男左女右虎口，从第二指第一节名风关，若脉见，初交病；第二指节名气关，脉见，则难治；第三节名命关，脉见，病深则死证。又当辨其色，若四足惊，三关必青；水惊，三关必赤；人惊，三关必黑。紫色泻痢，黄色雷惊。如三关脉通度，是急惊之证，必死，余病可治。或青或红，有纹如线一直者，是乳食伤脾及发热惊；左右一样者，是惊与积齐发；有三条或散，是肺生风痰，或似䐀鲺①声；有青，是伤寒及嗽；如红火是泻；有黑相兼，主下痢，红多白痢，黑多赤痢；有紫相兼，加渴不虚。虎口脉纹乱，乃气不和也。盖脉纹见有五色者，曰黄、红、紫、青、黑，由其病盛，色能加变。如黄红之色，红盛作紫；红紫之色，紫盛作青；紫青之色，青盛作黑；青黑之色，至于纯黑

---

① 䐀鲺（shà 沙）：并作"䐀鲺"，哮喘病。

之色者，不可得而治矣。又当辨其形，如流珠形，主膈热，三焦不和，饮食欲吐，泄泻肠鸣，自利，烦躁啼哭；环珠形，主气不和，脾胃虚弱，心腹膨满，虚烦作热；长珠形，主夹积伤滞，肚腹疼痛，寒热饮食不化；来蛇形，主中脘不和，积气攻刺，脏腑不宁，干呕；去蛇形，主脾虚冷积，泄泻，神困多睡；弓反里形，主感受寒热邪气，头目昏重，心神惊悸，倦怠，四肢梢冷，小便赤色；弓反外形，主痰热，心神恍惚，作热，夹惊夹食，风痫证候；枪形，主邪热，痰盛生风，发搐惊风；鱼骨形，主惊、痰热；水字形，主惊积，热积，烦躁，心神迷闷，夜啼，痰盛，口噤，搐搦；针形，主心肺受热，热极生风，惊悸烦闷，神困不食，痰盛搐搦①；透关射指，主惊、风、痰、热四证，皆聚在胸膈不散；透关射甲，主惊风恶候，受惊传入经络，风热发生，十死一生，难治。此十三位形脉，悉有轻重，察其病根，则详其证。

歌三首②

左有红纹似线形，定知发热又兼惊。右有双纹如左状，脾伤惊积一齐生。

纹头有似三叉样，肺气生痰夜作声。青赤应是伤寒证，只是空红泻定生。

又

虎口乱纹多，须知气不和。色青惊积聚，下乳泻如何。青即③慢惊发，入掌内疴多。三关忽通过，此候必沉疴。

---

① 搐搦（chù nuò 触诺）：痉挛，肌肉不自觉地抽动。
② 歌三首：嘉靖本作"歌曰三首"。
③ 即：嘉靖本作"黑"，义胜。

又

指上辨青纹，认是四足惊。虎口脉青色，是猪犬马等惊。

黑色因水仆，黑脉见，仆跌在水。赤色火人惊。赤脉是人惊，仆颠，火惊。

紫色多成泻，紫主泻痢。黄色是雷惊。黄色是雷鼓鸣。

曲反风还盛，曲是伤寒，并有干热。弯弓食上蒸。曲外是伤寒。

但看叉手处，方可辨其形。

辨虎口指脉纹诀

气纹黄盛作红，红盛作紫，紫盛作青，青盛变黑，纯黑则难治。

黄色无形者，即安乐脉也。红若无形，亦安宁脉。有前件形者，即病之脉。次第而变，初作一点子，气关多红，脉至风关，其色方传变紫，病已传过，青色已受之，极黑色，其病危急。纯黑分明，不可疗治。三岁以上，病重危急，指甲口鼻多作黑色，盖儿脉绝神困。证候恶极，虽有妙药良方，不保矣。

虎口三关脉纹十三指形

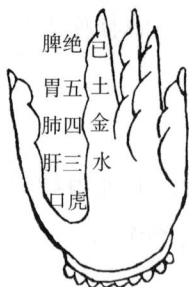

脉纹图式

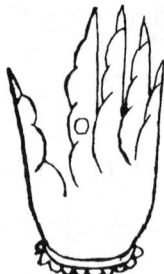

流珠形

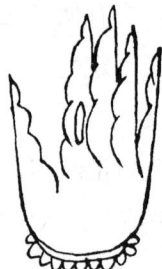

长珠形

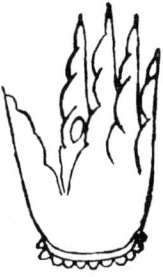
环珠形

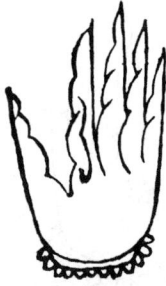
来蛇形

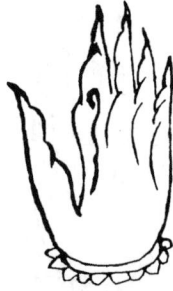
去蛇形

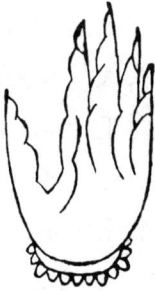
弓反外形

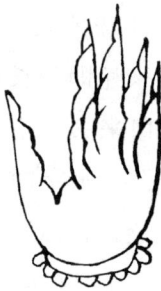
弓反里形

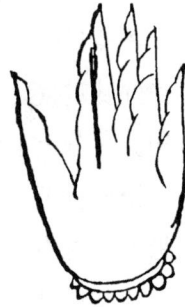
枪形

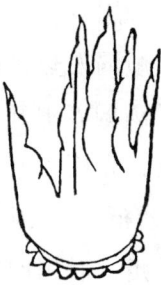
针形

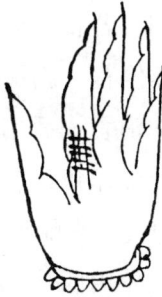
鱼骨形

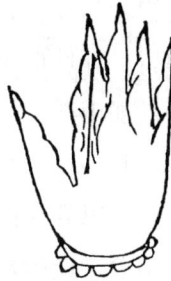
水字形

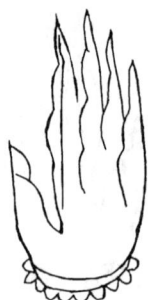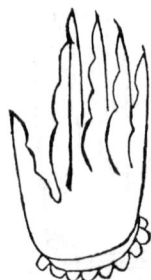

透关射甲形　　透关射指形

流珠只一点红色，环珠差大，长珠圆长，以上非谓圈子，总皆红脉贯气之如此。来蛇即是长珠散，一头大一头尖；去蛇亦如此，分上下朝，故曰来去。角弓反张，向里为顺，向外为逆。枪形直上，鱼骨分开，水字即三脉并行。针形即过关一二粒米许，射甲命脉向外透指，命脉曲里。虽然余常治之，亦有不专执其形脉而投剂者，盖但有是症即服是药，而亦多验。

流珠形，主饮食所伤，内热欲吐，或肠鸣自利，烦躁啼哭，用助胃膏消饮食，分阴阳。若食消而病仍作，用香砂助胃膏以补脾胃。环珠形，主脾虚停食，胸膈胀满，烦渴发热，用五味异功散加山楂、枳实健脾消食，后用六君子汤调养中气。长珠形，主脾伤饮食积滞，肚腹作痛，寒热不食，先用大安丸消其积滞，次以异功散健其脾气。来蛇形，主脾胃湿热，中脘不利，干呕不食，此疳邪内作，先用四味肥儿丸治疳，后用四君子汤补脾。去蛇形，主脾虚食积，吐泻烦渴，气短喘急，不食困睡，先用六君子汤加枳实健脾消积，次以七味白术散调补胃气。弓反里形，主感冒寒邪，哽气出气，惊悸倦怠，四肢梢冷，小便赤色，咳嗽吐涎，先用惺惺散助胃气祛外邪，后以五味异功散加茯神、当归养心血，助胃气。若外邪既解而惊悸指冷，脾气受伤也，宜用七味白术散补之；若闷乱、气粗、喘促、哽气者难治，脾虚甚故也。弓反外形，主痰热，心神恍惚，夹惊夹食，风痫痰盛，先以天麻防风丸祛外邪，又用五味异功散调中气。枪形，主风热，生痰发搐，先用抱龙丸；如未应，用牛黄清心丸。若传于脾肺，或过用风痰之药，而见一切诸证者，专调补脾胃。鱼骨形，主惊痰发热，先用抱龙丸治之；如未应，属肝火实热，少用抑青丸以清肝，随用六味丸以补肾；或发热少食，或痰盛发搐，乃肝木克脾土，用六君子汤加柴胡，补脾土以制肝木。水字形，主惊风食积，胸膈烦躁，顿闷少食，或夜啼痰盛，口噤搐搦，此脾胃虚弱，饮食积滞，而木克土也。先用大安丸消导饮食，次以六君钩藤钩补中清肝；若已服消食化痰等剂而病不愈者，用四君、升麻、柴胡、钩藤钩升补脾气，平制肝木。针形，主心肝热极生风，惊悸顿闷，困倦不食，痰盛搐搦，先用抱龙丸祛风化痰，次用六君子加钩藤钩平肝实脾。透关射指形，主惊风，痰热聚于胸膈，乃脾肺亏损，痰邪乘聚，先用牛黄清心丸清脾肺，化痰涎，次用六君子汤加桔梗、山药，补脾土益肺金。透关射甲形，主惊风，肝木克制脾土之败症，急用六君、木香、钩藤钩、官桂温补脾土；未应，即加附子以回阳气，多得生者。尝闻古人云：小儿为芽儿，如草之芽，水之沤。盖因脏腑脆嫩，口不能言，最难投剂，当首察面色而知其所属，次验虎口以辨其所因，实为治法之简要也。

凡三岁前，宜看形候，兼看虎口。三岁后，宜看两手脉。

察形色之图

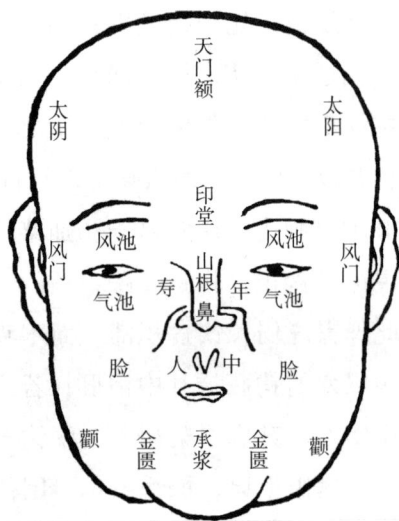

额　印堂　山根

额红大热燥，青色有肝风，印堂青色见，人惊火则红，山根青隐隐，惊遭是两重，若还斯处赤，泻燥定相攻。

年　寿

年上微黄为正色，若平更陷夭难禁，忽因痢疾黑危候，霍乱吐泻黄色深。

鼻准　人中

鼻准微黄赤白平，深黄燥黑死难生，人中短缩吐因痢，唇反黑候蛔必倾。

正　口

正口常红号曰平，燥干脾热积黄生，白主失血黑绕口，青黑惊风尽死形。

承浆　两眉

承浆青色食时惊，黄多吐逆痢红形，烦躁夜啼青色吉，久病眉红死证真。

两　眼

白睛青色有肝风，若是黄时有积攻，或见黑睛黄色现，伤寒病证此其纵。

风池　气池　两颐

风气二池黄吐逆，躁烦啼叫色鲜红，更有两颐胚样赤，肺家客热此非空。

两太阳

太阳青色惊方始，红色赤淋萌芽起，要知死证是如何，青色从滋生入耳。

两　脸

两脸黄为痰实咽，青色客忤红风热，伤寒赤色红主淋，二色请详分两颊。

两颐　金匮　风门

吐虫青色滞颐黄，一色颐间两自详，风门黑疝青惊水，纹青金匮主惊狂。

观形察色

凡看小儿疾病，先观形色，而切脉次之。盖面部气色总见而五位青色者，惊积不散，欲发风候；五位红色者，痰积壅盛，惊悸不宁；五位黄色者，食积癥伤，疳候痞癖；五位白色者，肺气不实，滑泄吐痢；五位黑色者，脏腑欲绝，为疾危恶。面青、眼青，肝之病；面赤，心之病；面白，肺之病；面黄，脾之病；面黑，肾之病。先别其五脏各有所主。次者禀受盈亏，胎气虚实，阴阳二证，补过泻多，当救其失。兼五脏六腑，表里各有相应。若能辨其标本，则神圣工巧矣。

五位所属

心为额，南方火；脾为鼻，中央土；肺为右颊，西方金；肾为颏，北方水；肝为左颊，东方木也。

命门部位之图

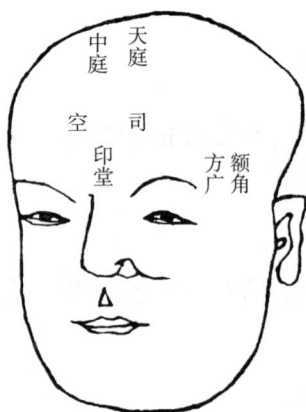

命门部位歌

中庭与天庭，司空及印堂，额角方广处，有病定存亡。
青黑惊风恶，体和滑泽光，不可陷兼损，唇黑最难当。
青甚须忧急，昏黯亦堪伤，此是命门地，医师妙较量。

小儿无疾病歌

小儿常体貌，情态自端然，鼻内干无涕，喉中绝没涎。
头如青黛染，唇似点朱鲜，脸芳花映竹，颐绽水中莲。
喜引方才笑，非时手不宣，纵哭无多哭，虽眠不久眠。
意同波浪静，情似月中天，此儿安又吉，何愁病患缠。

小儿生死候歌

小儿乳后辄呕逆，更兼脉乱无忧虑。弦急之时被气缠，脉缓只是不消乳。

紧数细快亦少苦，虚濡惊风邪气助。痢下宣肠急痛时，浮大之脉归泉路。

小儿外证一十五候歌

眼上赤脉，下贯瞳人，囟门肿起，兼及作坑，鼻干黑燥，肚大筋青，目多直视，睹不转睛，指甲黑色，忽作鸦声，虚舌出口，啮齿咬人，鱼口气急，啼不作声，蛔虫既出，必是死形。用药速救，十无一生。

《难经》曰：五脏有五色，皆见于面。《素问》云：神之变也，其华在面。又云：视其五色，黄赤为热，白为寒，青黑为痛，此所谓视而可见者也。钱氏云：左颊为肝，右颊为肺，额上为心，鼻上为脾，下颏为肾，赤者热，随证治之。凡小儿有疾病，须宜速治，失治则变成大患。小儿面红色，乃为童颜，外实也，不宜服药。小儿大粪黄稠腻，内实也，不宜服药。

脉　法

钱仲阳云：小儿之脉，气不和则弦急，伤食则沉缓，虚惊则促急，风则浮，冷则沉细，脉乱者不治。《水镜诀》乃论三岁以上之法。若三岁以下，更用一指按高骨，乃分三关，定其息数，呼吸八至为平脉，九至不安，十至危困。浮主风。沉迟主虚冷。实主有热。紧主癫。洪主热盛。沉缓主虚泻。微紧有积有虫。迟涩主胃脘不和。沉主乳食难化。沉细主乳食停滞。紧弦主腹中热痛。牢实主大便秘。沉而数者，骨中有热。弦长是肝膈有风。紧数乃惊风为患，四肢瘈疭。浮洪乃胃口有热。沉紧主腹痛有寒。虚濡者有气，又主慢惊。芤主大便利血。四岁以下用一指转寻三部，以关为准，七八岁移指少许，九岁次第，依三关部位寻取，十一、十二岁亦同，十四、十五岁依大方脉部位诊视。凡看脉先定浮沉迟数，阴阳冷热，沉迟为阴，浮数为阳。更兼看部位，青主虚泻，赤主痰热，黑色病甚，黄主脾疳。以此相参，察病治疗，庶无误矣。又《全幼心鉴》云：小儿半岁之际，有病当于额前、眉端、发际之间，以名、中、食三指曲按之。儿头在左举右手，在右举左手，食指为上，中指为中，名指为下。三指俱热，主感风邪，鼻塞气粗，发热咳嗽；若三指俱冷，主外感风寒，内伤饮食，发热吐泻；若食中二指热，主上热下冷；名中二指热，主夹惊之疾；食指热，主胸满食滞，又当参辨脉形主之。

诊脉歌三首

小儿有病须凭脉，一指三关定其①息，浮洪风盛数多惊，虚冷沉迟实有积。

又

小儿一岁至三岁，呼吸须将八至看，九至不安十至困，短长大小有邪干。小儿脉紧是风痫，沉脉须知乳化难，腹疼紧弦牢实秘，沉而数者骨中寒。

又

小儿脉大多风热，沉细原因乳食结，弦长多是膈肝风，紧

---

① 其：原作"真"，据嘉靖本改。

数惊风四肢掣。浮洪胃口似火烧，沉紧腹中痛不歇，虚濡有气更兼惊，脉芤多痢大便血。前大后小童脉顺，前小后大必气咽，四至洪来若烦满，沉细腹中疼切切。滑主露湿冷所伤，弦长客忤分明说，五至夜甚浮大昼，六至夜细浮昼别，息数平和八至九，此是圣人传妙诀。

小儿脉三岁以上，五岁以下，然后可看候，与大人有异者，为呼吸至八是常也，九至病，十至困。

尝观《黄帝内经》谓小儿元气未全，无脉。中古有巫妨氏作《颅囟经》，以占婴孩疾病寿夭。晋王叔和谓小儿不能言，惟观形、察色、听声究病，世所相传。后明医辈出，以变蒸一十八次，未满五百七十六日之前，以三脉互相参验，定其吉凶。先观面部金、木、水、火、土五行生克制化，休囚死绝，谓之一脉。以三指齐铺额上发际之下，定其寒热，谓之一脉。虎口食指风、气、命三关，指纹青、黄、白、赤、黑，合内肝、心、脾、肺、肾，谓之一脉。三脉之形，兼以十三总脉，辨婴孩疾病，生死而未明，风始何经，气属何脏，命关危殆，已乃绝地。予日夜精究诸家之书，或有方而缺脉诀，但有证而无治法，或知经络而不识标本，知虚实而不知补泻，至于寝食俱废，终无获其奥旨，临病诊视惟遵省翁八法，有按考推备，审查究详之妙，明生克制化，休囚死绝之理，及指纹青惊、赤热、黄积、白虚、黑危，合内肝心脾肺肾，按明标本、寒热、虚实，疗理投治，虽然侥幸瘳痊者，十有四五。奈何风气命三关脉纹茫然无知，而终是犹豫不决，似天明而日月不明，如瞑目而夜行无路矣。朱丹溪先生有云：大抵小儿得疾，肝与脾经受病尤多。虽则剖露脾肝之蕴，而俗医不能知此未发之旨，昧于标本虚实，蒙于阴阳偏盛，辄投瞑眩①之药助邪伐正，安有不毙者哉？且人之肝、心、脾、肺、肾在身中藏而不见，若夫口、鼻、耳、目则露而共见者也。余发丹溪未发之旨。风者，肝受之，肝不和则风纵；痰者，脾受之，脾不壮则痰盛，痰与风，惊与热，四证互驰，则流行经络之间，传变他疾。盖由饮食冷热不散，遂成吐泻，或作痀龄，或作喘急，或硬牙关，或肿颐颊。临于肺则咳嗽，传乎心则恍惚，善医术者，疗以抑肝实脾为上，不致传散，若失主见惊即作痫热，即成风积，成痞癖，虚作疳痢，冷致吐泻，逆为哕呕，欲与下其痰，恐风猖狂，欲遂其风，又疑痰作梗，须是风痰并化如贼，方会极力一冲，尽使散败，用药须徐徐减瘥，不致伤害也。如肝、心、脾、肺、肾，子母相生；肺、肝、脾、肾、心，五脏相克。左腮属肝，所不胜者肺，所胜者脾，所喜者酸，所伤者辛辣。初变六蒸之脏和，则魂神壮，志意生。五位色青者，惊积不散，欲发风候，其神彩不定，病变生风，拳挛搐搦，眼目牵引。右腮属肺，所不胜者心，所胜者肝，所喜者辣，所伤者焦苦。二变七蒸之脏和，则欢喜气爽，神清和，颜色强，病则喘满咳嗽，伤风作热，虚痰壅盛。额属心，所不胜者肾，所胜者肺，所喜者苦，所伤者咸卤。三变八蒸之脏和，则情性悦，病主惊痫，恐悸虚躁，啼哭谵语，狂烦，口角流涎。颏属肾，所不胜者脾，所胜者心，所喜者咸，所伤者甘。五变十蒸之脏和，则行坐嬉戏笑语，病主崩砂黑齿，龂齿咬牙，聤耳脓汁。鼻属脾，所不胜者肝，所胜者肾，所喜者甜，所伤者酸酽。四变九蒸之脏和，则消谷气，美饮食，病主呕哕、疳疾、泻痢、痞癖、潮热、不思乳食。脾胃者，乃清

---

① 瞑眩（míng xuàn 明玄）：服药后出现恶心、头眩、胸闷等反应。

纯冲和之气，位居中州，其属土也。经云：胃为水谷之海，无物不入，无物不包。又云：胃为市，无物不有，荣卫出焉，生发诸阳上升之气，元气由此而充，滋养百骸则百病不生。一或不慎脾胃受伤，胃气之本弱，饮食自倍，不能生长万物，是春夏之令不行。脾脏之气不生，其他四脏皆虚，则诸疾生焉，病主疳伤泻痢，面黄潮热，酷嗜咸酸，不思乳哺，不美饮食，呕哕吐虫。又云：饮食不节，肠胃乃伤。或曰：人之手足乃胃土之末，脾胃有热，手足必热；脾胃有寒，手足必冷，如手冷过肘，足冷过膝，乃真寒也。此五脏受证，所以视其外而应乎内，以此观形察色，则小儿之脉洞然明矣。

论颅囟要略

凡医工看视婴孩百晬①之后、周岁以前视其囟而对。

初涎论

婴儿在胎，禀阴阳五行之气以生，五脏六腑百骸之体悉具，必借胎液以滋养之，气受既足，自然分娩，初离母体，口有液毒，啼声未出，急用软绵裹指，拭去口中恶汁，此虽良法，然仓卒之际，或有不及如法者。古人有黄连法、朱蜜法、甘草法，用之殊佳，免使恶物咽下，伏之于心，遇天行时气，久热不除，乃乘于心，心主血脉，得热而散，流溢于胃，而胃主肌肉，发出于外，故成疮疹之候，世之长幼，无有可免者。若依初生拭口之法，得免痘疮之患，或有时气侵染，只出肤疮细疹，易为调理，亦孩童之幸也。

---

① 百晬（zuì 醉）：指婴儿满百日。

甘草法

临月预以甘草细切少许，以绵裹，产卧时沸汤泡浸盏内，候儿出来未作声，急以软绵裹指，蘸甘草汁拭其口，次用黄连朱蜜法。

黄连法

临月用黄连五分，细切搥碎，绵裹沸汤同甘草一处泡浸，如前法拭口。

朱蜜法

《葛氏肘后方》：先用黄连甘草汁法拭口，吐其恶汁，更与朱蜜定魄、安神、镇心。

上用朱砂大豆许，细研，以蜜一蚬壳许，和朱砂，旋抹口中，非独镇心安神，能解恶物之毒，一生免痘疮之患。

刺泡法

小儿才生下即死，用此法可救活。急看儿口中悬雍、前腭上有泡，以手指摘破，用帛捏拭血令净。若血入喉，即不可治。

回气法

初生，气欲绝，不能啼者，必是难产，或胃寒所致。急以棉絮包裹抱怀中，未可断脐带，且将脱衣置炭火炉中烧之。仍作大纸捻，蘸清油点着，于脐带上往来遍带燎之，盖脐带，儿得火气由脐入腹。更以热醋汤荡洗脐带，须臾气回，啼叫如常，方可浴洗，了却断脐带。

通便法

初生，大小便不通，腹胀欲绝者，急令妇人以温水漱口了，吸哑儿前后心并脐、两手足心共七处，每一处凡三五次，漱口吸哑，取红赤为度，须臾自通。不尔，无生意。遇有此证，依此法可得再生。

贴囟法

治出胎时被风吹，鼻塞，服药不退。

上用大南星为末，生姜自然汁调成膏，贴囟上自愈。

奇　方

治初生下遍身无皮，但是红肉，宜速以白早米粉干扑，候生皮方止。

又　方

治生下遍身如鱼泡，又如水晶，碎则成水流渗，用密陀僧研极细干掺，仍服苏合香丸。

又　方

七日肾缩，乃初生受寒所致。

硫黄　茱萸各五钱

上为细末，研大蒜调涂其腹，仍以蛇床子微炒，火烧熏。

葱号散

治初生小儿，七日不小便。

葱白三四寸　人乳

上同捣如泥敷儿口内，即与吮乳。

安脐散

羚羊角一钱，略炒　乱发一团，烧令存性　蜈蚣一寸，赤脚者，炙

上为末，断脐后即敷之，以绢帕紧束，恐犯风也。

封脐散

红绵灰半钱　黄牛粪灰　龙骨　干胭脂各五分

上为极细末，湿干掺干，清油涂脐。

又　方

治脐内出水汁不干。

当归头去芦，一钱　绵缚脐带烧灰，二钱，或旧绵

上为极细末，入麝香一小字，同研少许，干掺脐。

凡下胎毒，只宜用淡豆豉浓煎汁，与三五口，其毒自下，又能助养脾气，消化乳食。用淡豆豉是无盐的。

杨氏曰：小儿在胎受病非一，大抵里气郁结，壅闭不通，宜取下胎毒。

又有牛黄法

钱氏曰：用真牛黄一小豆大块，用好蜜搜和成膏，每服一小豆大，乳汁化服，时时滴口中，形色不实者，不宜多服，胎热或身体黄色宜服。

《千金方》有云：牛黄益肝胆，除热，定精神，止惊痫，辟恶气，除百病也。

《圣惠方》云：取猪乳须令猪儿饮母，次便提猪儿后脚起，口自离乳，急用手捋之，即得乳矣。非此法不可取。张焕论云：初生儿或未有奶子，产妇之乳未下，可用猪乳代之，可免惊痫痘疮等毒。

钱氏曰：初生小儿至满月内，可当取猪乳滴口中最佳。浴儿汤熟，添少许清浆水，一捻盐，浴儿讫，以腻粉摩儿，既不畏风，又引散诸气。夏中盛暑时，乳母浴后，或儿啼不可与奶吃，能令成胃毒，秋成赤白痢，浴后可令定息良久，熟揉乳之，故无患。

初生儿浴，用猪胆一枚投于汤中，周岁以前可免疮疥。浴时调和，汤看冷热，令儿惊而成疾也。第三日宜用五根汤除恶气不惊，疮毒之患，浴儿良，去不祥。《千金方》云：猪胆汁倾放水中，免生疮。三日后，桃李根煎汤浴，可辟不祥，不生疮。

新生儿戒灸

愚尝戒之：有北人居于南方，新生儿多与灸囟，其害非浅。古云：河洛土地多寒，儿生三日灸囟以防惊。今者东南地土多温，新生芽儿无病不宜逆灸，大抵察地土寒温虚实，儿禀赋何如。

断脐法

《千金》论曰：凡断脐，切不可刀割，须隔单衣咬断后，将暖气呵七遍，缠结所留脐带，令至儿足跗①上，当留六寸，长则伤肌，短则中寒，令儿肚中不调，或成内癀。若先断脐，然后浴者，水入脐中，则令腹痛。其脐断讫，连脐带中多有虫者，宜急剔拨去，不然则入腹成疾。大抵芽儿初生断脐之后，宜用熟艾厚裹爱护，白绵柔软，方方四寸，新绵厚半寸。若乳母不谨，或因洗浴水入脐中，或遇尿在裙袍之内，湿气伤于脐中，或因解脱为风冷邪气所侵，皆能令儿脐肿多啼，不能乳哺，即成脐风也。

钱氏曰：断脐后，绷袍讫，看儿形色，若面红润色赤，声响快者，宜用米粉半钱，令儿呚之，有脐粪下最佳。

王氏曰：或热在胸膛，伸引努气，亦令脐肿，宜服龙胆汤。

《千金》论曰：小儿始生，其气尚盛，若有疾病，即须下之，若不时下则成别证。

护养法论

巢氏曰：小儿始生，肌肤未实，不可暖衣，暖甚则令肌骨

---

① 足跗（fú 敷）：脚面，脚背。

缓弱；宜频见风日，若不见风日，则肌肤脆软，易得损伤。当以故絮着衣，勿加新绵，天气和暖之时，抱出日中嬉戏，数见风日，则血凝气刚，肌肉坚硬，可耐风寒，不致疾病；若藏于帷帐之内，重衣温暖，譬如阴地草木，不见风日，软脆不任风寒。当以薄衣，但令背暖。薄衣之法，当从秋习之，不可以春月卒减其衣，否则令中风寒，所以从秋习之者以渐稍寒，如此则必耐寒，冬月但着两薄褥①一复裳耳。若不忍见其寒，适当略加耳。若爱而暖之，适所以害之也。又当消息，无令出汗，如汗出则表虚，风邪易入也。昼夜寤寐，常当慎之。其乳哺之法，亦当有节，不可过饱，饱则胃弱，易伤积滞难化。陈氏所谓忍三分寒，吃七分饱，频揉肚，少洗澡，及要背暖、肚暖、足暖，又要头凉、心胸凉，至论也。《千金》论曰：夏不去热乳乳儿，令儿呕逆；冬不去冷乳乳儿，令儿咳痢。葛氏曰：乳者，奶也；哺者，食也。乳后不可与食，食后不可与乳。缘小儿脾胃怯弱，乳食易伤，难以消化，初得成积，久得成癖、成疳。自我致寇，又何咎焉？

养子日用

吃热，吃软，吃少，则不病。

吃冷，吃硬，吃多，则生病。

小儿忽见非常之物，或见未识之人，或鸡鸣犬吠，或见牛马等兽，或嬉戏惊吓，或闻犬声，因而作搐者，缘心气乘惊而精神离散故也。当用补心温气药治之。如用镇心法水银、牛黄、朱砂、金银、麝脑等药，则成慢惊搐。如腹胀足冷者，难救也。

---

① 褥（rù入）：短衣，短袄。

经云：脾为黄婆，胃为金翁，主养五脏六腑。若脾胃全固，则津液通行，气血流转，使表里冲和，一身康健。盖脾胃属土而恶湿冷。饮乳小儿多因变蒸，上唇肿而头热，或上气身热，父母不晓，妄作伤风伤食治之，或以解药出汗，或以食药宣泄，或以凉药镇心，或以帛蘸汤水搌①缴②唇口，致令冷气入儿腹内，伤儿脾胃，搏于大肠，故粪便青色。久不已者，即吐，吐而不已者作搐。见儿作搐，又言热即生风，转用凉药治之，因此败伤真气而不救者多矣。经云：脾土虚弱，肝木乘冷，故筋挛而作搐。宜用补脾温胃下气药治之，其药性温则固养元阳，冷则败伤真气，不可不知此理也。

勿服轻朱药

水银粉、轻粉，味辛性冷，下痰损心气。

辰砂、朱砂，味甘性寒，下涎损神。

二味相合，虽下痰涎，其性又寒又冷，损心损神，不可独用。

小儿胎受壮实，服之软弱；小儿胎受怯弱，服之易伤。新生褓褓婴孩，下胎毒，坠痰涎，多致损害，皆轻粉、朱砂二味之所误也。凡十岁以下，饮食切勿用黏硬难化，油腻生痰，甜酸成疳。

小儿一周之内，皮毛肌肉，筋骨髓脑，五脏六腑，荣卫气血，皆未坚固，譬如草木茸芽之状，未经寒暑，娇嫩软弱，今婴孩称为芽儿故也。一周之内，切不可频频洗浴，恐湿热之气，

---

① 搌（zhǎn 展）：轻轻擦抹。

② 缴：搅动，扭动。

郁蒸不散，身生赤游丹毒，俗谓之流丹，片片如胭脂涂染，皆肿而壮热，若毒入腹者，则腹胀哽气，以致杀儿，此因洗浴而得也。若肌肉宽缓，腠理开泄，包裹失宜，复为风邪所乘，而身生白流，皆肿而壮热者，或憎寒壮热，鼻塞脑闷，或上气痰喘，咳嗽吐逆，种种之疾，因洗浴脱着而得也。

消乳丸

又名消食丸，治宿食不消，脾胃虚冷，乳食不化。

砂仁　陈皮　三棱煨　蓬术煨　神曲炒　麦芽炒。各五钱　香附子炒，一两

上为末，面糊丸如麻子大，食后紫苏汤送下。

乳子歌

养小须调护，看承莫纵弛。乳多终损胃，食壅即伤脾。衾厚非为益，衣单正所宜。无风频见日，寒暑顺天时。要得小儿安，多受饥与寒。但能依此法，疾病永无干。

小儿不宜食肉太早，伤及脾胃，免致虫积疳积。小儿食鸡肉生蛔虫，未三岁勿食。

小儿食，忌甜成疳，饱伤成积，肥生痰，焦苦、辛辣、馊酸、热毒尤不可食。

小儿匍匐①以后，逢物便吃，父母喜之，或饮食之间，必须以口物饲之，此非爱惜之法，乃害之一端。殊不知小儿脾胃嫩弱，肠胃脆软，不禁杂物，未能克化。今之患食癖疳积，肚疼面黄，肚大胫小，好覆冷地者，得患皆由此也。

小儿在胞胎，必须饮食有常，起居自若，使神全气和，胎

---

① 匍匐：爬行。

受常安，生子必伟。怀娠之后，最忌食热毒等物，庶生儿孩免有脐突疮癣。

乳母常须养其血，和其气，乐以忘忧，使乳汁温平，纵儿疾作自安，平过半矣。

初生儿必忌外客所触，庶免致客忤，古人因忌客一腊①。

小儿毋容入神庙中，恐神情闪烁，必生怖畏。

小儿患鼻孔黑如煤，耳轮郭焦黑，眼翻，指甲黑，作鸦声，或吼叫数声，及手寻父娘衣，皆无可治。

小儿受病在腑，有自愈者，故先贤惟理其脏，未言其腑，腑阳脏阴，如麻子一证，乃是腑病。

小儿生谷道无穿，多致不救，药无速验，必假物透以通之。

小儿常入夏令，缝囊盛杏仁七个，去皮、尖，婴孩小儿佩带之，闻雷震自然不惧。

小儿不可令就瓢及瓶中饮水，语言多讷。

拔剑倚门儿不惊。

小儿平常无病，不必服药饵，恐遇疾不即为效。

小儿难任非常之热，亦不堪非常之冷，稍有太过不及则病从而生，抑之冷药，以水济水，冰冷胃气为吐利，腹胀，重则成慢惊、慢脾。助之热药，以火益火，则热势太盛，荣卫壅遏，重则热，则生风。盖解表不致于冷，调养不致于热，治热当令热去而不冷，治冷当令冷去而不热。汤氏曰：不为热过，毋为冷误，补过泻多，当救其失，乃前贤调理小儿之良法也。

小儿易虚易实，易冷易热，用药切须谨慎。

---

① 一腊：宋代民间风俗，生子七日为一腊，有一腊、二腊、三腊、满月等说法。

《圣惠》论曰：小儿一期之内，造衣服皆须用故帛为之，不可用新绵。若用新绵，则令儿壮热或惊痫。

小儿未期，勿衣新绵绢，为蒸郁太暖而伤于肉，春勿覆顶裹足，致阳气不出，故多发热。

《保幼须知》云：小儿不令暖衣，但用故絮要洁净，仍勿露星月下，恐惹邪祟生天吊①，如失收，用醋炭熏过可也。小儿无辜疾者，古云天上有一鸟名无辜，因晒儿衣物，失收过夜，遇此鸟过尿之，令儿啼叫，诸病所生，日渐黄瘦者，非也。此盖是八邪所得之也，其八邪者，饥、饱、劳、役、风、惊、暑、积，谓之八邪。久则令人日渐黄瘦，吃食不长肌肉，夜间多哭，身上或发微微壮热，多渴，吃食不知饥饱，或生疮癣是也。

钱氏曰：小儿须着帽顶衣护风池。取干菊花为枕，清头目，令儿枕。吕氏云：乳母每日三时②，令摸儿项后风池，若壮热者即熨之，使微汗出即愈。风池在头项筋两辕之边。

小儿若能调和奶食，并看承爱护如法，则别无疾病，亦不须令儿常服汤药，此宜审之。

小儿又当消息，无令汗出，汗出则致虚损，便受风寒。昼夜寤寐，皆当慎之。

妇人乳汁者，血也。其血属阴，味甘性冷，饮乳小儿，因用汤水撋缴唇口，致令冷气入腹，伤动脾胃遂成大患。

小儿所以少病痫者，其母怀娠时，须时劳役，运动骨血则气强，胎养盛矣；若少运动，血气微，胎气弱，则儿软弱易伤，故多病痫。小儿春夏间有疾，不可乱有动下，使下焦虚，上焦

---

① 天吊：小儿蕴热，痰塞经络，头目仰视，名为天吊。
② 三时：早、中、晚。

热，变成大病矣。

初生儿韭根汁灌，即吐出恶水，令无病。

抱儿勿哭泣，泪入儿眼令眼枯。

剃头法

《集验方》云：小儿初剃头，俱不择日，皆于满月日剃之。盖风俗所尚，前产妇未得出房，于满月即与儿俱出，谓胎发秽恶有触神灶，令小儿不安，故于此日必剃头而出。凡剃头就温暖避风处，仍剃后须以杏仁三枚，去皮、尖，研碎，入薄荷三叶，再同研，却入生麻油三四滴，腻粉拌和，头上擦以避风邪，免生疮疥热毒。其后小儿亦用治法。

悲喜莫乳

悲喜令儿乳，痰涎嗽不通，停留胸膈上，吐逆必生风。《保幼须知》云：小儿饱食后不可食乳，恐生走马疳。

丹溪云：十六岁以前，阴气未成，不宜过于温饱，下体主阴，得寒凉则阴易长。又肠胃尚脆而窄，凡鱼肉、果面、烧炙、稠黏等物，皆宜禁绝，苟务姑息所欲，即与积成痼疾，虽悔何及？

初生之儿，审其胎气少稳；断乳之子，究其饮食伤脾；离母之孩，察其暑湿寒邪；丱角①鬌童②，觉其驰逐斗力。劳则伤气，动则伤神，役则伤形，饱即伤滞，毋有四意，医工次焉。若能顺事致敬，婴孩何疾加之？一曰调护，谓调适其寒温，护

---

① 丱（guàn 罐）角：头发束成两角形。旧时多为儿童或少年人的发式。

② 鬌（tiáo 调）童：幼童。

令不受邪触，春不怯冻，秋不乘凉，夏知清冷，冬觉温燠①。二曰保摄，谓保娇情所欲，摄所经任之意，乳须及时，食无过剂，睡无令饫，戏勿令饥，坐卧起止，惟母当知。三曰抚育，谓幼则顺其娇痴，长则变其情志，抚之常存其神而知其体，育之乃安其形而调其性。四曰鞠养②，谓儿长成宜鞠问之，毋令纵恣，毋令忽暴，毋令悖逆，毋令顽慢，四者慈母之道也。大抵小儿得疾，所受无过惊积冷热，疗理不致散漫者，乃为上工。其候传散，斯为下客。传散者，惊即作痫，热即成风，积成痞癖，虚作疳痢，冷致吐泻，逆为呕哕，其证泛泛，其医慌慌。若不寻其源流，渐入江海，愈远愈深，弥开弥大。上士治之未萌，不待传变；中士治之已行，疾作它证；下士治之纵横，或有得失；盲者治之峥嵘，无规法也。用药规矩，行道精专，婴孩无隐疾之情，药饵有专功之羡，勿致矜哀③乃招庆善矣。

---

① 燠（yù 玉）：暖，热。
② 鞠：抚养，养育。
③ 矜哀：哀怜。

卷之二

噤风撮口脐风方论

初生噤风、撮口、脐风，三者一种病也。夫噤风者，眼闭口噤，啼声渐少，舌上聚肉如粟米状，吮乳不得，口吐白沫，大小便皆通。盖由胎中感受热气，流毒于心脾，故形见于喉舌间也。抑亦生下复为风邪击搏所致，自满月至百二十日见此，名曰犯风噤，依法将护，防于未然则无此患。撮口者，面目黄赤，气息喘急，啼声不出。盖由胎气夹热，兼风邪入脐，流毒心脾之经，故令舌强唇青，聚口撮面，饮乳有妨。若口出白沫，而四肢冷者，不可救。其或肚胀，青筋吊肠卵疝，内气引痛，皆肠胃郁结不通致之，治法贵乎疏利。撮口最为恶候，一腊内见之尤急。脐风者，断脐之后，或为水湿风冷所乘，风湿之气，入于脐而流于心脾，遂令肚胀脐肿，身体重者，四肢柔直，日夜多啼，不能吮乳，甚则发为风搐。若脐边青黑，撮口，是为内搐不治，爪甲黑者即死。其或热在胸膛，伸引努气，亦令脐肿，可与千金龙胆汤。此三者受病之源，非一朝一夕，大抵里气郁结，壅闭不通，并用取下胎毒，天麻丸、定命丹、朱银丸之类，可量与之。《千金》云：小儿始生，其气尚盛，若有微患，即须下之，若不时下，即成大疾则难疗矣，紫霜丸可量服之；治风噤，用控痰散，吐风痰，不若用甘草汤极稳，然后和胃益脾散加减用之，又用辰砂膏利惊即愈；或手握拳，噤口不开者不治。撮口用僵蚕膏，敷唇中，或甘草汤、撮风散。脐风用瓜蒂散。汤氏治小儿因剪脐伤于外风，致脐疮不干，用白矾龙骨为末，少许敷之，又用旧绵烧灰为末，少许干掺之。断脐不盈尺，一腊之内，随其根蒂自腐，实者深之，弱者浅之，深浅之理，以其禀赋得之。盖初生之儿，有热在胸，则频频伸引，呃呃作声，努胀其气，抑入根本之中，所以脐突肿赤，虚大可畏，将谓断脐不利而使之然者，非也，此乃胎中母多惊悸，或因食热毒之物所作，宜大连翘饮子，其热自散。又有小儿脐风撮口，初生七日内，患此证者，百无一生，如坐视其毙者，良可悯焉。凡患此证者，看小儿齿龈上有小泡子如粟米大，以温水蘸热帛，裹指擦破，即开口便安，不须服药，亦良法也。

安脐散

治脐中汗出，或赤肿，用白石脂一日三度敷之，或油发灰，或当归末敷亦佳。

千金龙胆汤

治胎惊，月内气盛发热，脐风撮口壮热，血脉盛实，四肢惊掣，发热大吐，及变蒸不解，中恶客忤鬼气，并诸惊痫，悉皆治之，十岁以下，皆可服之，及有魃①气者，加人参、当归、草龙胆，数十百日儿加三铢，一岁加五钱。

龙胆草　钩藤　柴胡　黄芩　桔梗　芍药　茯苓　甘草各五钱　蜣螂二枚，去足翅，炙　大黄二钱半，煨

上剉散，每服二钱，水一酒盏，煎半盏服之，以渐加服，得下即止。《直指方》加防风、麦门冬以导心热，黄芩减半，北枣煎服。去蜣螂亦可。

控痰散

治噤风，先用此吐风涎，次与益脾散和胃。

蝎尾　铜青各五分　朱砂一钱　腻粉一字　麝少许

---

① 魃（bá 拔）：传说中造成旱灾的鬼怪。

上为细末，每服一字，茶清调下，或用甘草汤，吐痰亦可。

甘草汤

治撮口，取吐风痰。

甘草一钱

上剉散，煎服，令吐出痰涎，却以猪乳点入口中即瘥。

益脾散

和胃进乳食。

白茯苓　人参　草果煨　木香湿纸裹，煨　甘草　陈皮　厚朴制　苏子炒。各等分

上剉散，每服一钱，姜、枣煎服滓，乳母服之。

辰砂膏

治眼闭口噤，啼声不出，吮乳不得，口吐白沫，大小便皆通。

辰砂三钱　硼砂　牙硝各一钱半　玄明粉二钱　全蝎　真珠各一钱　麝一字

上为末，和毕，用好油纸封裹，自然成膏，每服一豆粒许，薄荷金银汤下。潮热，甘草汤下。月内用乳汁调敷奶上，令儿吮下。

天麻丸

治因断脐后为水湿风冷所乘，入于脐，流于心脾，遂令肚胀脐肿，四肢柔直，日夜多啼，不能吮乳。此药利惊化痰。凡钓肠①、锁肚②、撮口，并宜服之。

南星炮，二钱　白附子炮　牙硝　天麻　全蝎炙　五灵脂各一

---

① 钓肠：指肛门脱出。

② 锁肚：中医指小儿初生后二、三日内大便不通。下同。

钱　轻粉五分　巴霜一字

上为末，稀糊丸麻子大，每服三丸，薄荷、姜煎汤送下。若脐边青黑及爪甲黑者，不治。

定命丹

治急惊天钓撮口，通利痰热。

全蝎七个　天麻　南星炮　白附子炮，各一分　朱砂　青黛各一钱半　轻粉　麝香各五分　脑子①一字

上为末，粟米糊丸，绿豆大，每服一丸，荆芥、薄荷汤磨下，先研半分，吹入鼻中。一方无脑子。

僵蚕方

治撮口。

僵蚕直者二枚，去嘴爪，略炒

上为末，用蜜调，敷唇口中立效。

蝎梢散

治胎风及百日内撮口脐风。

蝎梢四十九个　僵蚕四十九个　生姜汁炒干，去嘴爪、丝　脑子另研　麝各少许

上先将蝎梢每一个用薄荷叶包定，以线扎，放砂铫②内炒，令薄荷干为度，同僵蚕研细，入脑子、麝香末研匀，用紫雄鸡肝二片煎汤调下。

牛黄散

治初生七日口噤。

牛黄一钱

---

① 脑子：冰片别名。

② 铫（diào 掉）：煎药或烧水用的器具。

上为末，以竹沥调一字灌之，更以猪乳点于口中。

撮风散

治撮口。

蜈蚣赤足者半条，炙　钩藤　朱砂　蝎梢　僵蚕炒。各一钱
麝香一字

上为末，每服一字，用竹沥调下，竹沥解热。

立圣散

治口噤。

蝎梢七个　干蜘蛛一个，去嘴足，以竹沥浸一宿，炙令焦　腻粉
少许

上为末，入腻粉研匀，每一字乳汁调，时时滴入口中。

蜈蚣散

治口噤不开，不能收乳。

赤脚蜈蚣半条，去头足，炙令焦

上为末，入麝少许，以猪乳一合，分三服。猪乳治小儿口
噤不开最良。

蜘蛛散

治口噤不开。

蜘蛛一枚，去足嘴，炙令焦

上为末，猪乳调灌，神效。牙疳亦用蜘蛛、麝香。

朱银丸

治脐风壮热痰盛，翻眼口噤，取下胎中蕴受之毒。亦治惊
积，但量用之。

全蝎一钱　白附子一钱半　南星炮　朱砂一字　牛黄　芦荟各

五分 天浆子① 麝香各五分 脑子一字 僵蚕十个，炒 水银一钱，蒸，枣肉研如泥 铅霜五分，和水银研

上为末，粟米糊丸如芥子大，每一丸，薄荷汤下。如未利，加至二三丸。

麝香散

治脐风撮口。

赤脚蜈蚣半条，酒炙 川乌头尖三个 麝香少许

上为末，每服半字，金银汤调下。

立圣散

治脐风撮口。

赤蜈蚣一条，酒炙 蝎梢七个 瞿麦五分 僵蚕七个，炒

上为末，先用鹅毛管吹少许入鼻内，嚏则可医，仍用薄荷汤调下。

安脐散

小儿断脐后，便敷之。

赤蜈蚣一寸，炙 羚羊角一钱，烧存性 麝香少许 雀瓮三枚 乱发一团，烧存性

上为末，敷于脐上，与前安脐散小异。

瓜蒂散

治脐风撮口，吹入鼻内，嚏则可治。又疗小儿三岁忽发心满坚硬，脚手心热则变为黄病，不急治杀人。

瓜蒂七个 赤豆七粒 秫米七粒

上为末，用一豆许，吹两鼻内，令黄水汁出，残药未尽，

---

① 天浆子：又名雀瓮。味甘，性平，无毒。主治寒热结气，蛊毒鬼症，小儿惊痫。

水调服之，得吐黄水即瘥。

一方：瓜蒂一两，赤豆四两为末，每服一钱，温水调下，以吐为度，出黄水为妙。

敷脐膏

瓜蒂　南星　白蔹　赤小豆

上为末，每三钱用芭蕉自然汁调，敷脐四周边。

大连翘汤方见胎疾门

不乳方论

婴儿初出胞胎而不吮乳者，盖由产妇取冷过度，胎中受寒则令儿腹痛，故不吮乳。又儿初出胎，其声未叫，急以手拭其口，令恶血净尽，不得下咽，则无他疾。若拭口不前，恶秽入腹则腹满气短，不能吮乳，宜茯苓丸服之。

茯苓丸

赤茯苓　黄连　枳壳炒。各等分

上为末，炼蜜丸如梧桐子大，每一丸乳汁磨下。一方冷证者，去黄连，加芍药。

木香散

治恶秽入腹，呕吐不止。

木香　干姜　茯苓　木瓜　甘草炙　丁香各等分

上剉散，每服一钱，姜煎，绵蘸灌之。

奇　方

治初生不乳及不小便，即葱号散。

上用葱白一寸四界破之，以乳汁砂铫内煎灌之，立效。与前葱号散小异。

巢氏曰：小儿在胎受母热毒，生下遍身面目俱黄，身热，大便秘，小便黄色，多啼不乳。

小儿身皮目皆黄者，黄病也。身痛膊背强，大小便涩，一身皆黄，面目指爪皆黄，小便如屋尘色，看物皆黄，渴者，难治，此黄疸也。生下百日及半周，不因病后身微黄者，胃热也。又有面黄、腹大、食吐、渴者，脾疳也。有自生而身黄者，胎疸也。古书云：诸疸皆热，色深黄者是也。若淡黄兼白者，胃怯，胃不和也。

胎疾方论

胎疾，谓月数将满，母失爱护，或劳动气血相干，或坐卧饥饱相役，或饮酒食肉，冷热相制，或恐怖血脉相乱，胎气有伤，儿形无补，有胎热、胎寒、胎黄、胎肥、胎弱等证。胎热则儿在胎中，母多惊悸。或因食热毒之物，降生之后，儿多虚痰，气急喘满，眼目眵泪，神困呵欠，呃呃作声，大小便不利，或通利即有血水，盛则手常拳紧，脚常搐缩，眼常斜视，身常掣跳，皆由胎中受热，宜速与大连翘饮子，解散诸热，次服消风散数服。胎寒者则儿在胎中，母因感寒邪，或喜食生冷过度，寒盛则肠鸣泄利，血气以乱，当用和解治。脏寒则温脏，寒甚则有盘肠内吊，皆寒而得之，大便青者是也。胎黄者，则小儿生下，遍体面目皆黄，状如金色，身上壮热，大便不通，小便如栀汁，乳食不思，啼叫不止，亦因乳母受热而传于胎也，凡有此证，乳母服生地黄汤，仍忌热毒之物。胎肥者，则生下肌肉兼遍身血色红，满月以后，渐渐羸瘦，目白，五心烦热，大便难，时时生涎，宜浴体法治之。胎弱者，则生下面无精光，肌肉薄，大便白水，身无血色，目无精采，亦宜浴体法治之。凡胎气禀赋，有壮有弱，其母饮食嗜欲无节，起止无忌，故令儿得病，不寒即热，不虚即怯，热乃作壅，寒乃作泄，虚则作惊，怯则作结，寒则温之，热则凉之，虚则壮荣，怯则益卫，惊则安神，结则微利，详审用之，可保无虞。不若古人胎教之法，则自然无诸证矣。

大连翘饮

治胎热，大小便不利，诸般疮疖、丹毒、脐风、疮疹，壮热，小便不通。

连翘　瞿麦　荆芥　木通　赤芍药　当归　防风　柴胡　滑石　蝉蜕　甘草炙。各一钱　山栀　黄芩各五分

上剉散，每服一钱，加紫草煎服，热甚加大黄。

消风散

治胎热胎寒，兼治诸风上攻头目昏痛，项背拘急肢疼，目眩眩晕，鼻塞多嚏，皮肤顽麻，痒疮瘾疹，小儿虚风。

茯苓　川芎　羌活　荆芥　防风去芦　藿香　僵蚕炒　蝉蜕去嘴、爪　甘草　厚朴制　陈皮

上为末，每服五分，茶清调下，薄荷汤亦可。急慢风，乳香、荆芥汤调下。或加雄黄，名雄风散。

生地黄汤

治小儿生下遍体皆黄色，壮热，大小便不通，不思乳食，啼哭不止。乳母服之，并略与儿服之。

生地黄　赤芍药　川芎　当归去芦，洗　天花粉各等分

上剉散，每服半两，水一盏煎至六分，温服。

酿乳方

解胎中受热，生下面黑，眼闭不开，大小便不通，不进乳食。

泽泻一两半　猪苓五钱　茯苓五钱　天花粉五钱　茵陈四钱

甘草三钱　生地黄五钱

上剉散，每服五钱，水一盏煎，食后令乳母捏去宿乳，却服此药。

赤芍药散

治胎热发疮，小便不利。

生地黄　黄芩　川芎　当归　木通　甘草　芍药各等分

上剉散，每服二钱，用淡竹叶同煎。

川白姜散

治胎中受寒，腹痛不乳。

木香　陈皮　官桂　槟榔　甘草炙　白姜炮。各等分

上剉散，每服一钱，水一合煎，以绵蘸灌之。呕加木瓜、丁香。

当归散

治小儿胎中受寒，面色青白，四肢厥冷，大便青黑，心腹疼痛，盘肠①内疴，并宜治之。

当归　官桂去粗皮　川芎　白姜炮　香附子　木香　甘草各等分

上为末，每服一字，以乳汁调下，日三服，看大小加减服。

浴体法

天麻二钱　蝎梢去毒　朱砂五分　白矾　青黛各三钱　麝香一字　乌蛇肉三钱，酒浸，焙为末

上同研匀，每用三钱，水三碗，桃枝一握，并叶五六叶同煎，至十沸，温热浴之，勿浴背。

---

① 盘肠：指大肠。

胎赤眼

吕氏曰：初生小儿，须洗令净，若洗不净，则秽汁浸渍于眼眦中，使睑赤烂，至长不瘥，毋食热物热药，名曰胎赤。

真金散

黄连去须　黄柏　当归去芦　赤芍药各一钱　杏仁去皮、尖，半钱

上剉，乳汁浸一宿，晒干，为极细末，用生地黄汁调一字，频频点眼。新绵裹，荆芥煎汤浸，放温，时时洗浴母眼。

洗心散

甘草生　当归去芦　麻黄去节　芍药　白术　荆芥穗　大黄煨。各半钱

上为极细末，用生姜、薄荷煎汤调化，食远服。

变蒸方论

变蒸者，阴阳水火蒸于血气，而使形体成就，是五脏之变气，而七情之所由生也。盖儿生之日，至三十二日一变，每变蒸毕，即觉性情有异于前，何者？长生脏腑意志故也。何谓三十二日长骨添精神？人有三百六十五骨，以象天数，以应期岁，以分十二经络，故初生至三十二日一变生癸，属足少阴肾，藏精与志。六十四日二变生壬，属足太阳膀胱，其发耳与骱冷。至九十六日三变生丁，属手少阴心经，心藏神，其性为喜。至一百二十八日四变二蒸生丙，属手太阳小肠，其发汗出而微惊。至一百六十日五变生乙，属足厥阴肝，肝藏魂，喜哭。至一百九十二日六变三蒸生甲，属足少阳胆，其发目不闭而赤。至二百二十四日七变生辛，属手太阴肺，肺藏魄，生声。至二百五十六日八变四蒸生庚，属手阳明大肠，其发肤热而汗，或不汗。

至二百八十八日九变生己，属足太阴脾，脾藏意与志。至三百二十日十变五蒸生戊，属足阳明胃，其发不食，肠痛而吐乳。又手厥阴心包络、手少阳三焦，此二经俱无形状，故不变而不蒸也。前十变五蒸，乃天地之数以生成之，然后始生齿，能言，知喜怒，故云始全也。太仓云：气入四肢，长碎骨于十变。后六十四日为一大蒸，计三百八十四日，长其经脉手足，手受血故能持物，足受血故能行立。经云：变且蒸，谓蒸毕而足一岁之日有余也。师曰：不汗而热者，发其汗。大吐者，微止，不可别治。又六十四日为二大蒸，计四百四十八日，又六十四日三大蒸，计五百一十二日，五百七十六日，变蒸既毕，儿乃成人也。变者，变生五脏也，蒸者，蒸养六腑也，所以成人。变者上气，蒸者体热，每经一变一蒸，情态既异，轻则发热微汗，其状似惊，重则壮热脉乱而数，或吐或汗，或烦啼燥渴，轻者五日解，重者七八日解，其候，与伤寒相似。亦有变蒸之余，续感寒邪者，但变蒸则耳冷骩冷，上唇发泡，状如浊珠，若寒邪搏之，则寒热交争，腹中作痛，而啼叫之声，日夜不绝。变者，易也，蒸于肝则目眩微赤，蒸于肺则嚏嗽毛耸，凡五脏六腑筋脉骨节，循环一匝，各有证应。其治法，和平之剂微表，热实者微利之，或不治亦自愈，可服紫霜丸一丸或二丸，并黑散子、柴胡汤。若吐泻多啼者，当归散、调气散主之。变蒸之外，小儿自此平安。夫人得中道，以为纯粹，阴阳得所，刚柔相济，气血相和，百脉相顺，所以心智益通，精神俱备，脏腑形体壮固，自然无病也。

紫阳黑散

解利热气，治变蒸。

麻黄一两，不去节　大黄五钱　杏仁一两半，去皮、尖，炒上剉散，烧存性为末，每服一字，水煎服。抱儿于温暖处连服之，有微汗，身凉即瘥。

一方为末，再以杏仁少许，研膏和，每用一豆许，乳汁调下。

柴胡汤

治变蒸，骨热心烦，啼叫不已。

人参　甘草炙　麦门冬去心。各二钱　防风一钱　柴胡三钱　龙胆草一钱

上剉散，每服三钱，煎服。

紫霜丸

治变蒸发热不解，并夹伤寒温壮，汗后不歇，胸中有痰癖，哺乳不进，乳则吐呕，先寒后热者。又治食积，乳哺失节，宿滞不化，或因食而发痫，大便酸臭，并宜服之。

代赭石醋煅七次　赤石脂各一两　杏仁五十枚，去皮、尖　巴豆三十粒，去皮、膜、心、出油

上先将杏仁、巴豆入乳钵内，细研如膏，却入代赭石、赤石脂末研，和匀，以汤蒸饼丸，如粟米大。一岁儿服三丸，米饮吞下，一二百日儿三丸，亦要看儿肥瘦加减，微利为度。百日儿，乳汁下此药。兼治惊积诸疾，虽下不虚人。

惺惺散

治变蒸发热，或咳嗽痰涎，鼻塞声重，疮疹发热。

人参　白术　茯苓　甘草　芍药　桔梗　细辛　天花粉各等分

上剉散，每服一钱，姜煎服。有热加柴胡，去天花粉。

人参散

治变蒸骨热，心烦啼叫。

人参　甘草　麦门冬去心　柴胡各二钱　防风去芦　龙胆草各一钱

上判散，每服三字，水一盏煎服。

当归散

治变蒸，有寒无热。

当归二钱　木香　肉桂厚者　人参　甘草炙。各一钱

上判散，每服一钱，姜、枣煎服。

调气散

治变蒸，吐泻、不乳、多啼。

木香　香附子制　人参　陈皮　藿香洗　甘草各等分

上判散，每服三字，姜二片，枣一枚，水一盏煎，温服。

若小儿果系变蒸，虽不服药亦可。峻厉之药，恐脏腑难胜，反伤气血。有一小儿一变，发热有痰，投抱龙丸一粒不救者。又有不热不惊暗变者，胎气实故也。

急慢惊风方总论

小儿急慢惊风，古所谓阴阳痫是也。急者，属阳，阳盛而阴亏；慢者，属阴，阴盛而阳亏。阳亏而阴盛，阳动而躁疾，阴静而迟缓。其始也，皆因脏腑而得之。虚能发热，热则生风，是以风生于肝，痰生于脾，惊出于心，热出于肺，而心亦生热，惊、风、痰、热四证已具，八候生焉。凡搭眼、摇头、张口、出舌、唇红、脸赤、面青、眼青、唇青、泻青、太阳发际印堂青筋、三关虎口纹红紫或青者，皆惊风状也。大抵热论虚实，证别逆顺，治有先后。盖实热为急惊，虚热为慢惊，慢惊本无热，所以发热者，虚使然尔。急惊用药以寒，慢惊用药以温，甚不可以阴阳无别，故曰热论虚实者此也。男搐左视左，女搐

右视右。男眼上窜，女眼下窜。男握拇指出外，女握拇指入里。男引手挽，左直右曲，女引手挽，右直左曲。凡此皆顺，反之则逆。亦有先搐左，而后搐右者。但搐顺则无声，搐逆则有声。其指形势变曲入里者顺，出外者逆，出入相半者难痊，故曰证别逆顺者此也。热盛生痰，痰盛生惊，惊盛生风，风盛发搐。治搐先于截风，治风先于利惊，治惊先于豁痰，治痰先于解热。其若四证俱有，又当兼施并理，一或有遗，必生他病，故曰治有先后者，此也。纲领如此。若析急慢脾风而言之，则暴烈为急惊，沉重为慢惊，而慢脾则又重而深矣，其证各论之于类下。

急惊方论

夫急惊者，牙关紧急，壮热涎潮，窜视反张，搐搦摇头，唇口、眉眼眨引频并，口中热气，颊赤唇红，大小便黄赤，其脉浮数细洪紧。盖由内有实热，外夹风邪，心家受热而积惊，肝家生风而发搐，肝风心火，二脏交争，血乱气并，痰涎壅塞，所以百脉凝滞，关窍不通，风气蕃盛而无所泄，故暴烈也。治法大要，用药有序，通关以后，且与截风定搐，痰热尚作乃下之，痰热一泄，又须急与和胃定心之剂，如搐定而痰热无多，则但用轻药消痰除热可也。盖急惊虽当下，切不可过用寒凉之药及巴、粉、银、硝辈，荡涤太骤，银、粉、巴、硝、脑、麝等剂，医家不得已而用之，仅去疾即止，或不当用而用，或当用而过用，往往由此而成慢惊矣。欲下之法，须当审问，前人已下未下，或曾经吐泻否。已下及吐泻者，不可再下，但祛风化痰消热而已。然急惊在一时治之，不可宽缓，稍缓则证转深。若一时体认未明，又不可妄施药饵，截风定搐，先与通关嚏惊辈，次与人参羌活散、定搐散，以意择用。下剂有三，轻下则利惊丸，稍重则疏风散、柴胡加大黄汤，重则用天麻丸、牛黄凉膈丸。下后和胃助气，生气散、茯苓二陈汤、苏合香之类，宁心定志则用定志丸、全蝎散、温胆汤。不冷不热，祛风镇惊之剂又当继此，以防其再发也。

全蝎散

治惊风不语，通窍豁痰。

全蝎七枚，每一枚用紫苏叶包，涂蜜炙，去叶，再包再炙

上为末，每服一字，姜汁入蜜少许，搜和含化下。

通关散

治惊风搐搦，关窍不通。

南星泡，一钱　麝香一字　猪牙皂角二挺　赤蜈蚣一条，炙　僵蚕炒，一钱

上为末，以手点姜汁，蘸药少许擦牙，或用筋引，滴入药两三点，涎出自开，皂角略烧存性，为末。

嚏惊散

半夏一钱　猪牙皂角五分

上为末，用一豆许，用管子吹入鼻，立醒。

开牙散

细辛　南星　朴硝各一钱　全蝎五枚　麝香五分

上为末，以少许用乌梅肉揉和擦牙，兼用细辛、皂角、荆芥末，吹入鼻中。

人参羌活散

治惊风热涎潮，牙关紧急或中风。

柴胡五钱，去芦　地骨皮去土　天麻酒炙　前胡各二钱半　人参　川芎　独活　枳壳炒　茯苓　羌活　桔梗各五钱　甘草三钱

上剉散，每服三钱，生姜、薄荷煎服。加蝉蜕治惊热；体

硬加麻黄、干葛、薏苡仁。

芎活汤

治急惊风，角弓反张。

人参　黄芩　杏仁　石膏各一钱　麻黄　甘草　肉桂　川芎
干葛　升麻当归　独活各三钱

上剉散，每服二钱，姜煎服。

钩藤饮

治一切惊风潮搐，眼视昏迷，但是惊风变易宜服。

麻黄去节　甘草　蝉蜕五个，去翅足　升麻　川芎　龙胆草二
钱　天竺黄　钩藤　羌活　独活　防风各三钱

上剉散，每服二钱，竹叶三片，薄荷三片，煎。

琥珀散

治小儿急慢惊风，涎潮昏冒，目瞪搐，惊钓肚疼，及和顺
痘疮，小可惊哭，眠卧不安，入口立效，治惊痫。常服安心
定志。

辰砂　琥珀　牛黄　僵蚕炒　全蝎去毒　南星牛胆制　白附
子炮　天麻　代赭石　乳香　蝉蜕各一钱　麝香五分　脑子一字

上为末，三岁半字，薄荷金银汤下。慢惊加附子。

金箔镇心丸

治风痰壅盛，发热，心神恍惚，急惊搐搦。

雄黄　辰砂　天竺黄各一钱　茯苓　南星牛胆制　人参各二钱
山药一钱半　牛黄　麝香各五分　金箔五片

上为末，炼蜜为丸，如梧桐子大，以金箔为衣，每一丸钩
藤、薄荷、灯心煎汤下。常服定志安心。

天麻防风丸

治一切惊风，壮热痰盛恐怖。

僵蚕五钱，炒　天麻煨　防风　人参各一两　牛黄一钱　全蝎五钱　辰砂　雄黄各二钱半　甘草一两，炙　麝香二钱半

上为末，炼蜜丸如梧桐子大，每服三丸，薄荷汤下。

凉惊丸

治惊疳有热发搐，心神恍惚，牙关紧急，目窜上视，潮热，手足动摇。

黄连　防风　脑子五分　青黛　龙胆各三钱　钩藤二钱　牛黄　麝香各一字

上研极细，面糊丸粟米大，每服三五丸至一十丸、二十丸，煎金钱、薄荷汤送下。

定心丸

温惊用此。

茯神　白附子　南星炮。各三钱　人参　全蝎　僵蚕十四个，炒　乳香三字　远志各一钱。去心

上为末，牛胆汁丸如梧桐大，每一丸金钱、薄荷汤化下。

镇心丸

治惊，常服安心镇惊。

桔梗　山药　山栀　甘草各等分

上为末，炼蜜丸如樱桃大，金银箔为衣，每一丸薄荷汤下。

利惊丸

治急惊，身热面赤，引饮，口中气热，大小便黄赤。

青黛　轻粉各一两　黑豆五钱，生，末　天竺黄二钱

上为末，炼蜜丸如小豆大，每一岁一丸，薄荷汤下，白糊丸亦可。

朱砂膏

治惊风痰盛。

朱砂　牙硝各二钱　川灵脂　芦荟各一钱半　麝香五分　脑子一字

上研细，甘草膏丸，绿豆大，金箔为衣，每一丸薄荷汤下。

疏风散

治惊风痰热俱盛。

槟榔　陈皮　牵牛　大黄煨。各等分

上为末，每服五分，生蜜少许调下。

牛黄凉膈丸

治热盛涎潮。

牙硝寒水石煅　石膏　甘草各五钱　胆星二钱半　牛黄　紫石英一钱　麝香　脑子各五分　寒水石煅，五钱

上为末，甘草膏如绿豆大，每一丸橘皮汤下。

柴胡加大黄汤

最利痰热。

柴胡一两　黄芩　人参　半夏　甘草一钱　生姜各三钱半　大黄量虚实加之

上剉散，每服三字，枣子煎服。

金星丸

治风热结聚喉内，痰鸣喘粗咳嗽，两颊红，夹腮赤肿，喉膈壅塞，目闭不开，发热狂言，烦躁多渴，欲生惊风，或大便不通，小便如血并宜服之。

郁金　雄黄各分　腻粉五分　巴豆七粒，去油、膜、心

上为末，米醋糊丸如麻子大，薄荷汤下。

又方加蝎梢一钱，南星一个尤佳。

揭风汤

利下痰热。

青黛　芦荟　全蝎各一分　南星五钱，为末，水调作饼，包前药三味，煨　朱砂一钱半　轻粉　牙硝各三字

上将南星饼包黛、蝎、荟三味煨，令赤色取出，同为细末，每服一字，金钱薄荷汤调下。

丁香　白术各二钱　青皮二钱　木香　人参　甘草炙，各一钱

上为末，每服五分，沸汤调下，如更有余热，不宜服此温药，必用凉药以解之。

和中汤

和胃气，止吐泻。

茯苓　莲肉各二钱。去心　藿香洗　天麻　人参　扁豆炒　木香　白术　甘草各一钱

上剉散，服二钱，姜、枣煎。

定志丸

治惊风已退，神志未定，以此定之。

琥珀　茯神　远志肉　人参　天麻　天门冬　白附子　酸枣仁　甘草各等分

上为末，炼蜜丸如皂子大，辰砂为衣，灯心、薄荷汤磨下一丸或二丸。

奇　方

治惊镇心。

雄黄　大辰砂各一钱

上为末，猪心血水调下。

温胆汤

治惊悸积痰。

半夏　枳实各二钱半　陈皮　甘草各一钱半　茯苓半两　酸枣仁去壳，二钱半

上剉散，每服二钱，入竹茹少许，姜、枣煎。

全蝎子散

治急慢惊风，发搐。

僵蚕炒，三个　全蝎七个　薄荷叶炙　麝香少许

上为末，煎石榴皮汤下。

酸枣仁散

治惊心不宁，怕怖恍惚。

人参二钱　茯神五钱　粉草一钱　辰砂五分　麝香少许　麦门冬二钱　远志肉　酸枣仁

上为末，钩藤汤调下。内钓，加木香。

防风散

治风热痰壅，大便不通。

羌活　防风　枳实　川芎　甘草炙　大黄煨。各等分

上剉散，每服二字，姜、枣煎，可加赤芍药。

宣风散

疏导风热。

槟榔　甘草　橘红各五钱　牵牛二两，半生半炒

上为末，每五钱用蜜汤调下。

芦荟散

治惊风痰盛发搐。

全蝎五个，炙　巴霜一字　轻粉五分　芦荟　南星泡　朱砂川郁金一分　脑子　麝香各一字

上为末，每服一字，煎金钱薄荷汤调下。

青金丹

疏风利痰。

芦荟　牙硝　青黛各一钱　使君子三个　硼砂　轻粉五分　蝎

梢十四个

上为末，香墨水丸如麻子大，每一丸薄荷汤下。

王监京墨丸

治痰热惊积。

青黛　使君子煨热　芦荟　川墨二钱　胆星各二钱　腻粉　麝香五分　脑子一字

上为末，面糊丸梧桐子大，每服一丸，薄荷汤磨下。楚州王监卖此药著名，大利痰热惊积疳积。

镇心丸

治急惊，化痰，镇心。

朱砂　龙齿　牛黄各一钱　铁粉　琥珀　人参　茯神　防风　全蝎七个，炙

上为末，炼蜜丸梧桐子大，每一丸薄荷汤磨下。如无牛黄，以胆南星代之。

珍珠丸

治急惊风，涎潮热盛。

滑石　白附子　轻粉　巴豆十五粒，去膜、油

上为末，面糊丸如绿豆大，三岁服一丸二丸，葱白汤送下。一方加南星、全蝎。

犀角汤

治热盛心惊

犀角另磨　防风去芦　木通去节　甘草　茯苓　桑白皮各等分

上剉散，每服三钱。

银枣汤

治惊热潮热。

麦门冬　地骨皮　远志肉　人参　茯苓　防风　甘草各三钱

大黄二钱，煨

上剉散，每服一钱。

清心丸

治惊热烦躁。

人参　茯苓　防风　柴胡　辰砂各二钱　金箔二十片

上为末，炼蜜丸如梧桐子大，用竹沥汤磨下一丸。

胆星丸

镇心压惊，利痰解热。

胆南星五钱　辰砂　防风各一钱　麝香少许

上末，用牛胆皮汤浸为丸，如梧桐子大，每服一丸，井水下。

导赤散方见诸淋

辰砂七宝散方见口疮

至宝丹方见惊风

天麻丸方见撮口

异功散方见慢脾风

茯苓二陈汤加莲肉、石菖蒲、姜、枣煎，和胃助气。

急惊鼻中出血者，其热已散，易治；口出血者，心血妄行，难治。

慢惊方论

夫慢惊者，因病或吐或泻，脾胃虚损，遍身冷，口鼻气出亦冷，手足瘛疭，昏睡露睛，此无阳也，瓜蒌汤主之。凡慢惊之证，或吐或泻，涎鸣微喘，眼开神缓，睡则露睛，惊跳搐搦，乍发乍静，或热，身冷，或四肢热，口鼻冷气，面色淡青，眉间、唇间或青黯，其脉沉迟散缓。盖由急惊，过用寒冷，或转下太骤，传变成之，又有吐利下而成者，有气虚暴吐泻而成者，有脏腑虚洞泄而成者，有久痢气脱而成者，有下积取泻而成者，有吐血泻血而成者，有感风误药成者，有伤寒转变阴证者，有得久嗽发痫不已者，有虫积冲心者，有得之疝气腹痛者，其或日夜汗出，脾困多睡，烦躁引饮，四肢浮肿，大小便闭，丹瘤毒，龙带缠腰，走马急疳，并传慢候，惟吐泻积痢成虚致之，则传变甚速。治法大要须当审问源流，不可一概用药。曰慢候，如吐泻得之，则理中汤加木香以温其中，五苓散以导其水。脏寒洞泻得之，先与术附汤。下积取转得之，则先与调气散。外感寒邪，则先与桂枝汤、解肌汤，其他可以类推矣。然慢惊虽属阴，亦须准校阴阳亏盛，浅深如何，不可纯用温药及燥烈大热之剂。惟于生胃气中，加以截风定搐，如全蝎、花蛇、僵蚕、白附、天麻、南星辈为良方。传慢候而尚有阳证者，不必回阳，但与截风调胃，可冷可热，均平阴阳而已，太乙保生丹、聚宝丹、蝉蝎散、神保既济丹、来复丹、王氏惺惺散、醒脾散、温白丸可选而用之。若阳亏阴盛，病传过，纯属阴，慢惊，无搐掣反引窜视之证，而但昏沉者，星香全蝎散、定命饮、四圣散、乌蝎四君子汤、乌沉汤、沉香散之属。若手足冰冷者，方可回阳，用硫黄附子。下痰，身暖者，天南星丸、苏合香丸、白丸子；痰盛者，神宝既济丹、礞石散；虚甚而不可下痰者，灵脂丸、七珍丸，但不可服脑、麝、巴霜、朴硝通关利肠辈。如未发慢惊，先要睡，吐舌摇头，面青毛发坚，吐乳作腥，额上有汗，此证乃吐后胃虚生风，当下截风，省脾散，四君子汤加全蝎、防风，银白散，钩藤饮去麻黄，更宜多方，走变药饵，不可轻服。又有慢惊正发，吐泻，冷汗，双眼闭，唇红，摇头发直，两胁动，心闷气粗口疮，当用南星末贴脚底心尤好。少间口疮，不纳乳食，名曰锁膈，则难救矣。

瓜蒌汤

治慢惊。

瓜蒌根二钱　白甘遂一钱，按本草内白甘遂乃蚕体也，又名甘遂，不用赤甘遂

上为末，同于铫内慢火上炒焦黄，研匀，每服一字，煎麝香、薄荷汤调下，无时。

太乙保生丹

治慢惊尚有阳证。

全蝎　白附子生　僵蚕　胆南星　蝉蜕　琥珀　辰砂各一钱　麝香五分　防风一钱

上为末，粟米糊为丸梧子大，金箔衣，每一丸薄荷汤下。

蝉蝎散方

传慢惊可用。

全蝎七个，去毒　蝉蜕二十一个　甘草炙，二钱半　南星大一个，炮

上为末，每服五分，姜、枣煎服。

聚宝丹方

传慢惊可用。

人参　茯神　琥珀　天麻　僵蚕炒　防风　南星炮　白附子生　全蝎炒。各一钱　朱砂五分　乌蛇肉酒浸，焙，一钱　麝香少许

上为末，炼蜜丸如梧桐子大，每一丸菖蒲汤化下。

神宝既济丹

分阴阳，平冷热，定吐泻，豁痰涎。

硫黄　焰硝　五灵脂　青皮　陈皮　半夏曲炒。各等分

上将焰硝研，用磁器溶汁倾出，候冷，再研细，入诸药末

内拌和，粟米糊丸，麻子大，每服三丸，食前米饮下。

王氏惺惺散

治吐泻脾困内虚。

人参　茯苓　木香　天麻　扁豆炒　全蝎炙　陈米炒。各等分

上剉散，每服二钱，姜、枣煎服。

大醒脾散

治吐泻脾困不食。

南星　茯苓　橘红各一分　全蝎炙　甘草　莲肉　白附子　人参　木香　陈米炒，二百粒

上剉散，每服二钱，姜、枣煎。

醒脾散

治吐泻，脾困不思乳食。

人参　全蝎　白附子　天麻　甘草炙　茯苓　石菖蒲　木香　莲肉　白术

上为末，每服三字，姜、枣煎服。有热去木香，祛风醒脾两方皆可用。酿乳小儿，胃虚不消乳食，尤须节约。

术附汤

治风湿相搏，身体烦疼，不能转侧，不呕不渴，大便坚硬，小便自利，及风虚头目眩重，甚者不知食味。

白术四两　甘草炙，二两　附子一两半，炮，去皮脐

上剉散，每服三钱，水盏半，生姜五片，枣三枚，煎，食前温服。此药暖肌补中，助阳气，止自汗。

乌沉汤

治慢惊，祛风助胃。

天麻　人参　川芎生　全蝎炙　南星炮　木香　沉香各一钱

甘草五分，炙

上剉散，每服三字，姜煎服。

沉香散

生胃气，止吐泻。

茯苓二钱　沉香　丁香　木香　藿香洗　厚朴制，炒　甘草各
一钱

上极细末，每服一字，米汤调下。

星香全蝎散

治慢惊风昏迷痰搐。

南星　木香　人参　橘红各一钱　全蝎　甘草五分，炙　有
热加防风

上剉散，每一钱入紫苏、姜、枣煎服。

定命饮

治慢惊，吐泻困重，欲传慢脾通用。

半夏生　茯苓　木香　生姜末各二钱　白术一钱　甘草一钱，
炙　天麻二钱

上为末，每五分，姜、枣煎汤调下。

温白丸

祛风豁痰。

人参　防风　白附子生　僵蚕　全蝎炙。各一钱　南星炮　天
麻各二钱

上为末，面糊丸如梧桐子大，每一丸姜汤磨下。

天南星散

祛风豁痰。

南星一个，重八九钱者

上将南星就地上作小坑，深七寸许，用火炭五斤烧通红，

以好米醋半盏洒入坑中，即纳南星于内，次以火炭条密盖之，又用盆盖其上，一伏时取出洗切，焙为末，入琥珀、全蝎末一钱，每服五分，煎生姜、防风汤调下。

灵脂丸

治慢惊痰盛搐搦。

五灵脂　白附子炮　木香　僵蚕炒。各一分　全蝎炙，半分　朱砂一钱　南星炮，五钱

上为末，米醋煮生半夏糊丸，麻子大，每服三丸，姜汤下。

七珍丸

治诸风顽痰壅盛，大小通用。

细辛　川灵脂　僵蚕炒。各一钱　白附子一钱　朱砂五分　全蝎四个，炙

上为末，用大南星末煮糊丸，麻子大，每服五丸，姜汤下。

钩藤散

治吐利，脾胃气虚生慢风。

钩藤钩三分　蝉蜕　天麻　防风　蝎尾　人参各五钱　麻黄去节　僵蚕炒　甘草　川芎各一分　麝香少许

上剉散，白水煎。寒多加白附子五分，可与后蝉蜕钩藤饮，兼看对证用。

礞石丸

又名夺命散。大能利痰，不问急慢惊、脾风，痰涎潮盛，塞于咽间，其响如潮，名曰潮涎，百药俱不能过其咽，命在须臾，但先用此药，入喉其痰坠下，功有万全，夺天地之造化，起危笃之疾。

青礞石一两，另研　焰硝五钱。一方用一两，同礞石入锅子内，用白炭火煅过，红须消尽为灰，药冷如金色

上为末。急惊风痰壅上，身热如火，用生薄荷自然汁入蜜调，微温服之。良久，其药自裹痰坠下，随大便过，痰涎与药夹和，如稠涕胶黏，乃药之效也。次服退热、祛风、截惊等药。

又方为末，稀糊丸绿豆大，每服二丸。急风，薄荷荆芥汤下；慢脾风，用木香汤磨下。

慢惊、慢脾虚风，亦痰涎潮上，塞住咽喉，药食俱不能入，用此药，以青州白丸子再研为末，稀糊丸，入熟蜜汤调下，其涎即坠入腹，次服治慢惊药。其痰过时一如前说，不动脏腑，不伤真气，但见药杂其稠涎，亦无粪，始知此药神验。

天南星丸

治慢惊痰壅，惟身热者可服。

南星一斤，每个重一两者，汤泡去外乳皮，酒浸一宿，用桑柴蒸，不住添熟汤令釜满，内气猛，更以酒洒之，常令药润，取出一个嚼少许，不麻舌为熟，未即再炒，候熟，用铜刀子切细　麝香　丁香各一两　龙脑一两半辰砂二两半为衣

上为细末，炼蜜丸，入酒少许，朱砂为衣，每服一丸，生姜煎汤磨下。

四圣散

治惊，痰滞虚热，若有窜视搐搦证。

全蝎七个　僵蚕十四个　南星七钱半　川乌三钱三字

上将南星末，水调作饼，裹蝎、蚕、川乌，用湿纸重包，慢火灰中煨令赤色，顿地上一伏时为末，每一字，煎金银汤，点好细茶清少许调下，更以少许用管吹入鼻中亦好。

酿乳法

治慢惊睡多啼，凡面黄、脉细者，难治。

人参　木香　藿香洗　沉香　陈皮　神曲炒　麦芽炒　丁香

各等分

上剉散，每服四钱，姜十片，紫苏十叶，枣三枚，煎。乳母食后，捏去奶汁服之，即仰卧霎时，入乳之，略令儿吮，不可过饱，亦良法也。

乌蝎四君子汤

上四君子汤加川乌、全蝎，为末，每服五分，姜、枣煎汤调下，再服去川乌。

封囟法

麝香一字　蝎尾五分，去毒　薄荷半字　青黛一字　蜈蚣一字

上为末，枣肉和成膏，新绵上涂匀，贴囟上，四方可出一指许，火上炙，百日里外儿，可用此。

银白散方见慢惊

琥珀散方见急惊

四君子汤方见脾胃

理中汤方见霍乱吐泻

五苓散方见伤寒

调理散方见变蒸

苏合香丸一倍

白丸子二倍夹和，每服五分，姜汤调下

慢脾风方论

夫慢风之候，面青额汗，舌短头低，眼合不开，困睡中摇头吐舌，频呕腥臭，噤口咬牙，手足微搐而不收，或身冷，或身温而四肢冷，其脉沉微，阴气极盛，胃气极虚，十救一二。盖由慢惊之候，复吐泻损脾，病传已极，总归虚处，惟脾所受，故曰脾风。若逐风则无风可逐，若疗惊则无惊可疗，但脾间痰

涎，虚热往来。其合眼者，脾困气乏，神志沉迷，痰涎凝滞，然尔世所谓慢风难疗者，慢脾风是也。然慢脾一名虚气。凡小儿或吐泻之后，面色虚黄，大势虚损，若因虚而发热，继此必得慢脾风。才见摇头斜视，以手扑人，昏困喜睡，额上多汗，身亦黏汗，其声沉小而焦，即是脾风之证，不必皆由急慢惊风传至。治法大要生胃回阳，黑附汤、川乌散、金液丹、白丸子各一半、生附四君子汤可酌斟用之，胃气渐复，则异功散温平而调理之，如蝎附散、阴痫散等亦可参用。若是眼半开半合，手足不冷，证候尚在慢惊，则不必用回阳，或已入慢脾而阳未甚脱者，亦不可用硫黄附子辈。凡服回阳汤剂，手足渐暖者，仍以醒脾散类。慢惊下痰，轻者，神保既济丹、白僵蚕丸；重者，辰砂膏。此治慢脾风之大要也。

黑附汤

治慢脾风盛，四肢厥逆。

附子三钱，炮，去皮　木香一钱半　甘草五分　白附子一钱

上剉散，每服三钱，姜五片煎服。若手足暖而苏省，即止。

川乌散

祛风回阳。

川乌生，二分　全蝎　木香各一分

上剉散，每服三字，姜四片煎服。如呕吐者，加丁香。

蝎附散

回阳气，豁风痰。

全蝎七个，去毒　附子二钱，炮　南星炮　白附子炮　木香各一钱

上剉散，每服五分，姜五小片，慢火熟煎服。

生附四君子汤

助胃回阳。

上以四君子汤加生附子四分之一，厥逆者对加，每一钱，姜三片，煎熟，以匙送下。

白僵蚕丸方

传慢惊，脾阳气未甚脱者，可用此截风痰。

胆星二钱　僵蚕炒　地龙　全蝎炙　五灵脂各一钱

上为末，煮半夏糊丸，麻子大，每服五丸，姜汤下。

星苏散

治慢脾风，口噤不语，痰热，及治诸惊风口噤。

大南星一个，泡

上剉散，每服三字，姜四片、紫苏五叶同煎出，入雄猪胆汁少许，温和服。凡不语者，大小便须要调导，慢脾风不语只用南星，以人参、石菖蒲为佐。

木香汤

治慢惊脾风得效。

南星泡　白附子煨　天麻　木香　陈皮　茯苓　莲肉各二钱，去心　黄芪炙　白术　石菖蒲去毛　甘草各一钱

上剉散，每服三钱，姜、枣煎服。

快脾汤

治慢惊，脾困不食，和胃祛风。

大南星一两，切棋子块，用生姜一两、厚朴一两同煮熟，去姜、朴，用南星焙干　木香二钱半　茯苓五钱　天麻二钱半　全蝎七个

上为末，甘草生姜汤调下。

金液丹

治吐利日久，脾胃虚损，手足厥逆，精神昏倦，多睡露睛，

口鼻气凉，欲成慢惊风者。又治大人阳虚阴寒，身冷，脉微，自汗，小便不禁。

舶上硫黄十两，研极细，用磁合盛，令八分水和赤石脂封缝，盐泥固脐，晒干，地上埋一小罐子，盛水满，安合子在上，又以盐泥固脐，以三日三夜加火一煅，候冷取出为末

上以柳木槌乳钵内研细，每服二钱，生姜汤下。大人药末一两，用蒸饼丸如梧桐子大，每服五十丸，米汤下。

异功散

温中和气，吐泻不思饮食，及治虚冷病，先服，正气。

人参　茯苓　白术　甘草　橘红　木香各等分

上剉散，每服三字，姜、枣煎。一方无木香。

阴痫散

祛风豁痰，回阳正胃。

白附子生　附子生　南星生　半夏各等分。生

上剉散，井水浸七日，逐日换水，浸去水干，入全蝎末二钱，同研极细，每服一字，生姜汤下。

至圣保命丹方见胎惊

醒脾散方见前慢惊

治小儿食痫，先用真珠天麻圆推下，次服定痫妙良药味。

治小儿风痫者，先用化风丹去其风热，次服定痫妙药。

急惊，阳症也，俱腑受病，乃小儿客痰热于心膈。丹溪云：属热痰，宜降火下痰，养血。按：东垣云急惊者，小儿平常无事，忽发壮热，手足搐搦，痰涎壅塞，身热面赤；或因大声大惊而发搐，发过如故，此无阴也；或因素热；或食生冷油腻，膈实有痰，肝有风热而致，宜凉惊丸下之。

慢惊，阴症也，脏受病尔，虽静乃危症。一名瘛疭，似搐

而不甚搐。按：东垣云面青白，身无热，口中气冷，多啼不寐，目上视，牙紧，呕涎或自汗。多因病后或吐泻，脾胃虚损，身冷，气出亦冷，手足瘈疭，昏睡露睛，此无阳也。丹溪云频泻利将成慢惊，用钱氏白术散加减用。

慢脾风多于吐泻病后得之。医谓脾虚以温补之；不已，复以凉药治之；又不能已，谓本伤风又乱攻之，脾气即虚，内不能散，外不能解故然。一云：凡小儿头虽温而足冷，或兼腹胀，或眼珠青白，或呕，或渴，或泻，以上五症，忽然吐而作搐者，名慢脾风，速与补脾益真汤。如因惊而搐者，宜前朴散。若身冷黏汗，直卧如尸，喘嗽头软，气粗，二便不禁，不可治。又谓即慢惊之甚尔。凡治慢惊，宜去龙脑，虽合用，亦须温药佐之，或少用。

七宝妙砂丹

治婴孩、小儿慢惊风及慢脾候，神情昏困，膈上有虚痰，不能得化，不可服巴豆轻粉，恐动脏腑，只将神仙所留妙方与服。其痰须臾自下，良久神情已定，眼目微开，渐与温平药调理胃气，兼顺理惊风药与服，勿更攻击。其方乃一文开元通宝铜钱，名七宝妙砂丹。 钱样见后，其钱背上下有两月字，只有一个月字者不用，钱色淡黑，颇小诸钱。将钱顿铁匙头，于炭火内烧，霎时，四维上下各出黄白珠子，遍舷都是，将出候冷，倾放茶盏中，入朱砂末少许，只作一服。煎金银薄荷汤送下。多收此钱，准备缓急；或先烧成珠子，收拾亦得。此方坠下小儿虚痰，别无它作证候者用之，乃保十全，功效无可疑讶。

此是钱样。

议曰：调治婴孩小儿，慢脾风候，无过前件药，对证克效，须审慢脾已传未传之理。其儿眼开未合，尚在慢惊，脚手不冷之时，未可便与回阳，且与七宝妙砂丹一二服。眼合沉困，阴证极盛者，方可与服回阳。凡服回阳醒脾汤剂，手足渐暖，仍与观音全蝎散及醒脾散兼服。凡慢脾风候最为恶证，只可前方调治，虽曰紧急，不得并杂用之，泛泛不惟无益，枉劳其功，虚延其候，闲养其疾。此疾传阴，阴重病盛，如灯无油，只见次第蜕去。若不助阳生胃，只知截风去惊，儿疾转见增重，且儿阴证未至十分，与药如其寒凉，攻得阴重阳亏，难以救疗。若也失其阳气，随阴而化，所谓制之在始，无在于末医。慢脾风证候如其所述，用药犹可救活。若鄙夫意见不同，难以省活呼哉！

真珠天麻圆

治急惊风，请量用之，以通为度。此方仍治吊肠、锁肚、撮口，至为妙绝，功效无比。圆如麻子大，初生患者，三日三圆，五日五圆，七日七圆。加青黛，名青黛圆。

天南星炮　天麻　白附子炮。各一钱　巴霜一字　腻粉半钱重芜荑炒　全蝎麸炒　滑石各钱半

上各治为末，水煮细曲，糊丸如麻子大，每服一岁五圆，随大小加减，薄荷汤点茶清送下。此方乃下惊风，又去痰热，须先服截风定搐，次与下之，切不可以多利之，但通为度。宜询问前人已未曾下，惟恐病家不晓此理，遂致疏失。若初医在我，则当循证截风定搐，或朱蝎散。尚有痰热，宜与下之，免作风候。且小儿被惊发风，殊不知先有热在脏。若知有热在脏，甚勿惊看。盖热盛即心气虚，一惊触心，心气逆散，所以面青唇白。良久惊气却收，其或肝虚入肝，肺虚入肺，五脏六腑皆

由虚处，其惊气自然投入，因而作疾。然急惊之急，痰热相触，触乱神情，气脉互驰，经络乘热即生风，风热不散，筋吊脉缩，或搐，或搦，或掣，或引，各于轻重，所适而然。善医者，截风定搐，有热与痰随而下之，其搐搦自定，惊悸自舒，吊缩自宽，风热自散，何患气不苏醒，神不舒畅？直言至简，良士当知之矣。

补脾益真汤

治胎禀怯弱，因吐利后成慢惊风，或因变蒸客忤，或因惊吓，或因误服镇心寒凉药而作。

木香　当归　人参　黄芪　诃子肉　丁香　陈皮　厚朴姜制　甘草炙　草果　肉豆蔻麸裹煨　茯苓　官桂　白术　半夏姜制　附子炮。各等分　全蝎微炒，去毒，每服用一个

上剉，每三钱，姜二片，枣一枚，水煎服讫，揉腹以助药力。渴者，去附子、丁香、肉豆蔻，倍参、苓；泻，倍丁香、诃子肉；呕，倍丁香、半夏、陈皮；腹痛，倍厚朴，加良姜；腹胀，加前胡、枳壳，倍厚朴、丁香；咳嗽，去桂、附、草果、豆蔻，加前胡、五味子；痰喘，去桂、附、丁香、豆蔻、草果，加前胡、枳壳、赤茯苓；足冷，倍附子、丁香、厚朴；气逆不下，去附子、当归、豆蔻；恶风自汗，倍官桂、黄芪。

前朴散

治心腹急气，或呕哕泄泻，腹胀时痛，或发惊悸并治。

白术　前胡　人参　陈皮　良姜　藿香　甘草炙　厚朴制

上剉，每服五钱，水煎。

议：婴孩有患在痰热，未有惊风者，只可退热化痰，不宜妄投惊风药味，何也？惊风之药，其味多寒凉，经络本自无事，稍有攻击，透其痰热，入于经络，却成风痰之疾，搐搦致之。

议：婴孩五脏经络虚即生风，既虚所受之惊自然而有作惊风，有作八候，次第而生。所谓儿童无病，不可与服攻击所治之药。

议：婴孩有大小，有壮弱，惊风发作有浅深，但轻重大小加分剂，重者多与服，脉数乃合其理。

议：婴孩闻响掣跳者，乃肝肺不足，魂魄不稳，故神有不安。即闻响掣跳者，非谓惊也，犀角地黄圆主之。又儿心气虚怯，神不安定，连并掣跳者，宜与四君子汤加辰砂。脾胃气壮，神魂俱清，自然不恐。

议：婴孩欲发惊风候，先神不定，顾左复右，觑上及下，或已定其睛，凝其神，恍恍惚惚，怕物惧人，不若常日嬉戏者，急当疗之。如有热先退热，有惊散惊。热退不生痰，惊散不作风。良久自然安定，神情和悦，气脉舒畅。若待风变而理惊，痰盛而退热，事由至缓，以至四证俱全，难可治疗。

议：婴孩急惊风发搐，手足不可执捉，及以手用力。灸之即伤经络，经络既伤亦无所益，则废肢害体。

议：医急惊风候，有大有小，有轻有重，有顺有逆，有偏有正，详审久暴，次第进药。且病家无不仓皇惊恐，医家须是正定无自昏惑。

议：急惊即日用医，其惊气和平，方可调理。若以急惊之谓，调理事致缓也，慢医准此消息。

议：医急惊，初用药在我，则我依证候，遵法度，参传变，审缓急，治之切不可信病家及左右人说其所欲，稍顺人情，有乎得失。主治在我，岂可妄信致之差缪，罪累谁耶？

议：急惊初无痰而后痰盛，初有搐而后不搐者，此证所传，候之至盛，人少知之。盖由初医纵恣，病家不谨，经三五家用药，或庸士所见不同，有太过不及之害，如此曷不谨与？

议：医急惊，须量轻重下之，得其中为良。且惊风顿去，痰热已化，不作后患。所下之药稍多，巴霜、腻粉为重，即传慢候无疑。

议：婴孩有患风痉、风瘛、风中等证候，皆上窜拳搐，号曰天吊。书载甚多，初无痰，后有痰，初作惊风，更与下之，为害必也。

议：急惊欲下之理，须在急惊，上窜斜视，反张，所作之时可下。若传过，或已搐定，少缓之间，未可直便紧下，有乎得失？

议：急惊用药，先与服截风定搐，次与下热。热去则无风，风散则不搐。是知以药之功，在我意设，不至恣妄为咎，到此显功，方知难易。

议：急惊有上急窜者，有搐有搦，有引有反，有僵有扑，有哭者，有泪者，有痰涎潮盛，有温壮发作，各随四证轻重而受之。急惊截风定搐为要，风搐既定，诸证渐息。定搐须用通关，非搐鼻之谓通，截风乃用调理。

议：世方有云：治急慢惊风候者，言之失意。急惊乃阳痫，慢惊乃阴痫。正恐治阳作阴，治阴反阳，岂一药以全两证？又有云：治阴阳二证，伤寒之说能晓此理，可谓通变。

议：急惊至为要紧，急在于片时之间，若或差殊，互有得失。

议：急惊头额心背元被灸了者，决定发痫，不可常药。仆尝谓风痫可灸，惊热不可灸。盖风与痫，痰涎壅盛，冒触胸膛，昏乱迷闷，不能省知，心如所失。既灸着穴，痰化心开，即渐安愈。惊之与热，心神常存，闻知被灸，忍痛不能，惊悸转盛，其疾差重，所以用艾在先，药必未有益。

议：惊风疾愈，未尝见因灸而活，每见老妪鄙妇无术，只投艾炷。儿生三五日之间，便以艾烧之，不惟失穴，因痛增悸，经络未全，如何愈病？智者请详，不可枉究。

议：初生尚为腐血，三五七日，有患吊肠锁肚，世言人带锁匙相冲。愚曰：非也，客忤所致。初生气弱，不任其邪，肚紧青筋，胁肋胀满，气促，噤口不乳，斯证但用真珠天麻圆下之，才通即愈，屡救初生，无不获安。若经患服药得痊，长大皆肥壮重实，未详其意，请较之。答曰：初生之儿，方离淤淖，分降之后，偶被邪气干乱脏腑，微怯不受其触，故作疾，曰吊肠、撮口、锁肚。乃以天麻圆推下，恶毒虚邪之气悉去，血脉顺得流行，脏腑和调充实，自然胀消气壮，形神俱备，体质醇厚，诚为可爱。

议：婴孩又有脐风，因断脐不如法，有伤脐带，受湿乘风，由此成患。皆能撮口，乳食不下，膨胀青筋，脚直无力。只依脐风治法。

议：发急惊风，吼叫两三声者，难治。心受惊，触痛绝于内，乃伤其根本之谓也。

议：发急惊风，未投药味，四证俱全，已服药味，四肢睡觯①者，难治。

议：急惊喷药者，难治；又药不下者，难治。

议：急惊搐搦之后，四体俱软者，难治。

议：急惊发作之后，脚作摆跳者，难治。

议：惊风搐搦已往，神情缓慢，手寻娘衣或寻自身体者，

卷之二

六七

亦不可治。

议：惊风者，证候尽皆已往，但神情昏慢，气促者，未可保治。

议：惊风证候已往，其儿拈物不舍，情性缓缓于中，非谓十全，必有再发之理；如或再发，不可调治矣。

议：惊风屎尿已遗者，难治；大小便闭者，易治。

婴孩急惊风候，先须审察四证而作八候。治惊截风、退热、化痰，药宜并理。八候者，一搐、二搦、三掣、四颤、五反、六引、七窜、八视。一搐者，臂肘搐缩；二搦者，十指开合搦之不已，即成握拳，男看大拇指，其指握在外为顺，在里为逆，女反看之；三掣者，肩头搐掣或连身跳起；四颤者，或手或脚，或头或身，四体颤动；五反者，身首反张；六引者，以手引如反弓状，男左手直右曲为顺，右直左曲为逆，女反看之；七窜者，眼上窜觑高，男上窜为顺，下窜为逆，女反看之；八视者，男斜目视左为顺，视右为逆，女反看之。

慢脾风候即是慢惊风所传，原由吐泻脾虚，惊与风传入，故曰脾风。谓其脾家受风，若见合眼即是脾风。

婴孩所患急惊、慢惊、脾，三者皆由风痰所作，以渐传及。

卷之三

胎惊方论

胎惊风者，以妊妇调食乖常，饮酒嗜欲，忿怒惊扑，母有所触，胎必感之，或外夹风邪，有伤于胎，故子乘母气，生下即病也。其候，月内温壮，翻眼握拳，噤口咬牙，身腰强直，涎潮呕吐，抽掣惊啼，腮缩囟开，或颊赤，面青眼合。更胎风眼合，不可误作慢脾风，妄用温药，要视其眉间气色，若红赤鲜碧者可治，若黯黑青黑者不治，虎口指纹曲入里者可治，出外者不治。其治法解散风邪，利惊化痰，调气贴囟，甚则以朱银丸利之，面青拳搐者，宜服保命丹、钩藤散、全蝎散。初生婴儿，难以用药，凡有此候，急取猪乳，细研辰砂、牛黄、麝香各少许，调抹入口中即愈矣。

猪乳膏

治胎惊。

琥珀　防风各一钱　大辰砂五分

上研极细，猪乳调一字，拭入口中。

全蝎散

治胎惊、痫、诸惊。

全蝎一个　琥珀　辰砂各少许

上为末，麦门冬汤调下一字。

至圣保命丹

治小儿惊、内痫，腹肚坚硬，睡不安，夜多啼哭，及治急慢惊风，眼目上视，手足抽掣，不省人事，悉皆疗之。

全蝎十四个，去毒　防风二钱　白附子一钱，煨　南星泡，用牛

胆制　蝉蜕去毒　僵蚕炒，去毒　天麻各二钱　辰砂一钱，另研　麝香五分，另研

上为末，揉糯米饭丸如芡实大，以金箔十片为衣，每一丸钩藤灯心煎汤磨下。有热加牛黄、脑子、硼砂。一方加羌活二钱。此药常服镇心化痰。

独活汤

治胎惊，发散风邪。

羌活　独活各二钱　槟榔　天麻　麻黄去节　甘草各一钱

上剉散，每服一钱，白水煎，内加天南星末蜜调，可贴囟门上。

朱银丸方见前噤风撮口

钩藤散方见前慢惊

惊风方论

惊风者，虚惕怔忡，气怯神散，痰涎来去，其泻必青，渐生风而未至风也。惊邪入心，则面红颊赤，惕惕夜啼。惊邪入肝，则面目俱青，眼睛窜视。惊邪入肾，则面黑恶叫，啮齿咬牙；惊邪入肺，则面色淡白，喘息气乏。入脾，则呕吐不食，虚汗多睡，面色淡黄。㨃①脉观之，虚则散而濡，实则数而駃②，治法镇惊化痰，安神定志，亦须究竟何脏受病之处而调理之。然有所谓温惊，有所谓利惊，有所谓凉惊。虚者温之，实者利之，热者凉之，是为治法。睡中惊啼，声浮者易治，声沉不响者难痊。又有惊积者，受惊日久而积成之，其状额上有

---

① 㨃（chuài 揣）：用手掌压、揉。
② 駃（kuǎi 快）：古通"快"，迅疾。

汗，喘息烦渴，潮热往来，肚皮有热，睡中觉腹中有物跳动，泻下如白脂豆汁是也。治法量轻重而疏导之，与调气和胃取愈。大凡小儿腹中，或热或胀或硬，皆为内实，法当疏利，辰砂膏、青龙丸主之。凡疏利之剂，皆可随证而用之。热甚心经烦渴者，至宝丹解之，羌活散、防风导赤散、蝉蜕钩藤饮、天麻丸可选而用之。大便秘涩者，七宝洗心散加辰砂服之。大小便不利者，神芎丸、宽热散。轻者化风丹、安神丸主之。

青龙丸

治惊有热。

青黛　茯神　芦荟　南星各一钱。泡　麝香少许　轻粉　巴霜　全蝎三个，炙

上先将巴豆研如泥，次入主药末，研极细，揉饭丸粟米大，朱砂为衣，每服一丸，薄荷汤送下。

至宝丹

治诸痫急惊，心热卒中客忤，不得眠睡，烦躁，风涎搐搦，及伤寒狂语，伏热呕吐，并宜服之。

生犀角　玳瑁屑　琥珀　朱砂　雄黄各一两　金箔　银箔各五十片，一半为衣　片脑一分　麝香一分　牛黄五钱　安息香一两半，为末，以无灰酒飞过，滤去沙土石，熬成膏

上生犀、玳瑁为极细末，入诸药同研匀，将安息香膏以重汤煮凝，成和搜为剂，如干入蜜，盛不津器中，旋丸如梧桐子大。二岁儿服二丸，以人参汤化下，大小以意加减。又治大人卒中不语、中恶气、中热、暗风、产血晕、死胎不下，用童子小便一合，生姜自然汁三五滴，同温化下三五丸，立效。

防风导赤散

治小儿初惊。

生地黄　木通去节　防风　甘草各等分　有热加黄芩、赤芍药、羌活

上剉散，每服三钱，水一盏，竹叶三叶，煎服。

蝉蜕钩藤饮

治肚疼惊啼。

钩藤　天麻　茯苓　川芎　芍药各三钱　甘草　蝉蜕各一钱

上剉散，灯心煎，加木通、麦门冬、防风、羌活各一钱。

七宝洗心散

治惊风烦热，兼治小儿烦热生疮。

生地黄　荆芥　防风　甘草　黄芩　羌活　赤芍药各等分　一方加当归

上为末，入辰砂减半，每服一钱，灯心薄荷汤调下，空心服。

神芎丸

治风热壅滞，头目昏眩，口舌生疮，牙齿疳蚀，或遍身疮疥，咬牙惊惕，心忪①躁烦，多渴，大小便涩滞，或积热腹满，惊风潮搐，并皆治之。

大黄　黄芩　牵牛　滑石各四两　黄连　薄荷　川芎各五钱

上为末，热水叠如梧桐子大，每四十丸至五十丸，温水吞下。一方加蒲黄，止血症。

清心丸

治惊热烦躁。

人参　茯神　防风　朱砂　柴胡各三钱

上为末，炼蜜丸如梧桐子大，每一丸竹沥调下。

---

① 忪（zhōng 中）：怔忪。

宽热散

治小儿中天吊，手足搐搦，肚腹有热，兼治食癖、积乳癖，服此则下恶物，或成块如鼻涕，腥臭，觉得肚腹潮消。

枳壳去瓤，一两，以水泡之，以巴豆四十九粒，去皮膜，炒去豆　朴硝五钱　甘草三钱

上为末，每服一字或五分，用薄荷汤调下一呷；或如砂糖，一块皂子大小，以薄荷汤调匀，空心乳食服，看儿肥瘦加减服之；或小儿通身生疮，可早晨服，推出毒气。

安神丸

治惊。

人参　茯神　麦门冬　山药各二钱　龙齿一字　片脑一字朱砂一钱　甘草五分　寒水石五分

上为末，炼蜜丸如鸡头实大，金箔为衣，灯心汤磨下。钱氏有牙硝，无龙齿、人参、金箔。

天麻丸方见药风撮口

辰砂丸方见前脐风撮口

化风丹方见伤风咳嗽

泻青丸

治脾热搐搦，脉洪实。

当归　龙胆草　川芎　山栀　大黄　羌活　防风

上等分，蜜丸鸡头大，每服一丸。

凡病或新或久，皆引肝风，风动而上于头目，目属肝，风入于目，上下左右如风吹，不轻不重，儿不能任，故目连劄①也。若热入于目，牵其筋脉，两眦皆紧，不能转视，故目直也。

---

① 劄：指两眼频繁眨动。

若得心热则搐，以其子母俱有实热，风火相搏故也。治肝，泻青丸，治心，导赤散主之。

天瘹内瘹方论

天瘹者，阳也，内瘹者，阴也。盖天瘹壮热惊悸，眼目翻腾，手足抽掣，或啼或笑，喜怒不常，甚者爪甲皆青如祟之状。盖由乳母酒肉过度，毒气入乳，儿吮遂使心肺生热，痰郁气滞，加之外夹风邪，致有此耳。治法解利风热则愈。又有内瘹者，腹疼多啼，唇黑囊肿，伛偻反张，眼内有红筋斑血。盖风气壅结，兼惊风而得之。经云：内瘹胸高，肘后安，眼尾红脉见是也。此病胎中有风有惊，故有此证。先是内脏抽掣，极痛狂叫，或泄泻缩脚，忍疼啼，瘹证一过，外证抽掣又来，内外交攻，极难调理，须分两项下药。内证服聚宝丸、钩藤膏、魏香散，外搐服钩藤饮、保命丹，最要进得乳。小儿受此病，间有好者，杨氏乳香丸、木香丸，治内瘹之要药也。

钩藤膏

治小儿腹中极痛干啼，名盘肠内瘹。

乳香别研　没药别研　木香　姜黄各四钱半　木鳖子十二个，去壳

上为末，炼蜜丸皂子大，煎钩藤汤化下，一岁可服半丸，次服魏香散。

魏香散

蓬术五钱　真阿魏一钱

上将阿魏用温酒化，浸蓬术一昼夜，焙干为末，柴苏汤调下。

钩藤饮

治小儿夜啼，乃脏冷也。阴盛于夜则冷动，冷动则为阴极

发躁，寒盛作疼，故夜啼不歇，宜服之。

钩藤钩　茯神　茯苓　川芎　当归　木香　甘草　芍药各
等分

上剉散，每服一钱，姜、枣煎服。其或心热烦啼，必有脸红舌白，小便赤色，去木香，加辰砂一钱，研极细，和前药末，每服一钱，木通汤调下。如惊啼，加蝉蜕、防风、天麻。

木香丸

治惊风内瘹，肚痛惊啼。

没药　木香　茴香　钩藤各一钱　全蝎　乳香各五分

上将乳香、没药另研细，入诸药末，揉大蒜，糊丸如梧桐子大，每服二丸，钩藤灯心汤化下。

钩藤饮《直指》

钩藤　茯苓五钱　大黄煨　防风　朱砂另研　蝉蜕　羌活
独活　青皮　甘草各二钱半

上剉散，每服一钱，姜、枣煎，调辰砂术服。

又钩藤饮

治天瘹潮热。

钩藤　人参　犀角屑各五钱　甘草半分　全蝎　天麻各一分
上剉散，每服一钱。

保命丹

全蝎　蝉蜕　僵蚕炒　天麻　犀角　天麻子有子者　白附子
南星炮　青黛　朱砂　姜黄各等分　麝香少许

上为末，雄猪胆汁为丸，如绿豆大，先将井水调开一丸，入鼻令嚏，次以钩藤煎汤磨下。

乳香丸

治惊风内瘹，腹疼惊啼。

乳香五分　没药　沉香各一钱　蝎梢十四个　槟榔一钱半

上为末，炼蜜丸如梧桐子大，每服二丸，菖蒲钩藤汤化下。

中风方论

小儿中风者，以其血气未定，寒温失调，内则盛热蕴蓄，外则腠理虚开，故风邪乘其外虚而暴中之，其状昏不知人，热壮狂躁，搐掣气粗，口噤涎潮是也。心中风则偃卧不能倾侧，发热失音，其舌焦赤，若汗流唇赤者可治，灸心俞。或唇间白黑青黄，乃心坏为水，或面目停停，时时悚动者并不治。肝中风则踞坐不能举头，左胁疼痛，诸筋挛急，头目瞤动，上视多怒，其目青，若达两目连额微青，唇青面黄者可治，灸肝俞。大段青黑，其目一黄一白者不治。肾中风则踞坐面浮，腰脊痛引小腹，其耳黑，若两胁未有黄色起者可治，灸肾俞。或胁间如黄土，发直而齿黄赤者不治。肺中风则偃卧胸满，喘息咳嗽，躁闷汗出，其鼻白，若目下至鼻四围，唇口皆白色可治，灸肺俞。或色带黄，肺坏为血，并手寻衣缝者不治。脾中风则踞坐腹满，皮肉瞤动，四肢不收，其唇黄，若一身通黄，口吐咸汁者可治，灸脾俞。或手足厥冷者不治。凡人为风邪所中，皆自背上五脏俞而入，风入于颔颊之筋，则口喎而牙噤。风塞于咽喉声音之门，则语不出而失音。风与气搏，气以痰隔，则喉间如齁船之声响。是风也，始入于腠肤，次达于经络而搏于筋脉，筋得寒则拘急挛痛，得热则缓弛不随。风夹寒邪，即挛急也；风夹热气，即缓弛也。拘挛脉必浮紧，缓弛脉必浮洪。寒者小续命汤，热者追风毒剉散之类。脉浮者病在表，脉实者病在里，脉促者病在上，在表者散之，在里者泄之，在上者涌之。若虚而寒者，则乌、附之类，古人治法，以灼艾为本，亦须消息权度而投剂焉。虽然风寒暑湿，皆能中人，况又有因气而中者，人之骤病，莫若中风，一时仓卒，若未能审，且先与化气下痰。盖诸中因痰郁气滞而作，通关以还，急以南星生姜木香汤，调苏合香丸灌之，牙紧者，南星、细辛末，入麝、乌梅肉点擦牙自开，进药之后，痰消气下，病势稍苏，即详审五脏外证而调理之，省风汤、羌活散，势甚者防风通圣散、化风丹、牛黄散、钩藤散、至宝丹，选而用之。心中风先灸，可服牛黄丸。肺中风，急以陈皮、桑白皮、罂粟壳煎汤，化百部丸，仍急灸肺俞。

通关散

治卒暴中风，昏塞不省人事，牙关紧急，药不得咽下。

细辛　薄荷　牙角　雄黄各二钱

上为末，每用少许吹入鼻中，候喷嚏，然后进药；或用白梅擦牙，更以菖蒲末着舌下，牙关即开，仓卒可用。

排风汤

治中风昏愦，或狂语失音，精神错乱。

白鲜皮　白术　芍药　桂心　川芎　当归　杏仁去皮、尖，炒　防风　甘草各五钱　独活　麻黄去节　茯苓各二钱半

上剉散，每服一钱，姜、枣煎，温服。

追风毒剉散

治中风内外皆热。

大黄一分　槟榔　桑白皮　羌活二两　防风五钱　郁李仁一分，炒

上剉散，每服一钱，黑豆三十粒同煎，乳后服。

小续命汤

治中风不省人事，涎鸣，反张，失音，厥冷。

麻黄　人参　黄芩　川芎　芍药　甘草　杏仁　防己　肉

桂各五钱

上除杏仁、附子在外，并为粗末，入杏、附夹和，每服一钱，姜三片，枣一枚，煎服。有热去附子，桂减半。

星香散

治中风。

南星二钱，泡　木香　陈皮各一钱　全蝎二个，炙　甘草五分

上剉散，每服一钱，姜三片煎。虚冷者，加附子、川乌少许。

百部丸

百部炒　麻黄各五钱。去节　杏仁四十粒，去皮、尖

上为末，炼蜜丸如芡实大，常服，温水化下，治壅嗽。若肺受风邪不散，喘息，煎陈皮桑白皮汤化下。

阿胶散

治小儿肺风喘促，涎潮窜视。

透明阿胶炒成珠

上用柴苏、乌梅肉、人参各少许同煎，温服。

防风通圣散

治小儿热甚，诸般风热，或斑疹未出不快者，更热极黑陷将欲死者，或风热疮疹久不愈者，惊风发热，并宜服之，或卒中久不语，或暴暗不语，皆治。

防风　川芎　当归　薄荷　大黄　芍药　麻黄去节　连翘　芒硝各五钱　石膏　黄芩　桔梗各一两　滑石六两　山栀　荆芥　白术各一钱　甘草二两

上剉散，每服二钱，生姜二片煎服。

牛黄丸

治惊风，中风，五痫，天瘹，客忤，涎潮。

白花蛇酒浸肉　白附子　全蝎　川乌生　天麻　薄荷各五钱
雄黄五钱，另研

上件一处和匀。麻黄去根二两，酒一升，煎麻黄至一盏许，去麻黄，用酒熬药，得所丸如芡实大，每一丸煎金银薄荷汤磨下，分作五服。大能发散惊邪。

省风汤

治惊风，中风，口噤，筋脉挛急，抽掣疼痛，风盛痰实，旋晕僵仆，头目眩，胸膈烦闷，恍惚不定，神志昏愦。

天南星生　防风各四钱　甘草　半夏米汁浸一宿　黄芩各二两

上剉散，每服三钱，姜五片煎服。

化风丹方见伤风咳嗽

钩藤饮方见天瘹

至宝丹方见惊风

人参羌活散方见急惊

朱氏曰：治风先理气，不可专服风药，攻治愈急则风势愈甚。且调理气活血，和平荣卫，调畅则风疾不治而愈。治风先理气良剂，小续命汤为上，排风汤次之。然二药主风不主气，须以人参顺气散、乌药顺气散，佐助其间，气一流行，则风自疏散矣。顺气则苏合香丸、南木香辈，消痰则白丸子、天南星、半夏可用。如银、粉、铅、硝等谨勿妄。寒毒入胃，则血脉凝滞，其气销铄而成废人。先以搐鼻开关，搐鼻而嚏者，可医，不嚏者，不治。

开关搐鼻散

皂角略煨，去皮、弦　细辛去叶　天南星去脐，生　半夏去皮，生。各一分

上为极细末，用小芦管盛药末，吹入鼻中。牙关紧者，乌

梅、盐梅去核，同药末擦牙，加麝香一字。须用吐逐风痰之药，病可愈也。

夜啼客忤惊啼方论

夜啼者，脏冷也，阴盛于夜则冷动，冷动则为阴极发躁，寒盛作疼，所以夜啼而不歇也，钩藤散主之。或心热烦啼，必有脸红舌白，小便赤涩之证，钩藤散去当归、木香，加辰砂、木通，煎汤调下。有触犯禁忌而夜啼者，当用醋炭熏，服苏合香丸。客忤者，小儿神气嫩弱，外邪客气，兽畜异物，暴触而忤之。其候惊啼，口出青黄白沫，水谷鲜杂，面色变易，喘急腹痛，反侧瘈疭，似惊痫，但眼不上窜耳，脉来弦急而数，视其口中悬雍左右，若有小小肿核，以竹针刺之，或以抓摘破之，治法辟邪正气，散惊定心为上，延大则难为力也。凡客忤、中恶，急作醋炭，或降真香、皂角，并用熏之，服苏合香丸即自痊愈。惊啼拗哭，龙齿散主之，花火膏亦卒急可用也矣。心藏神，神安则五脏和，故小儿昼得精神安，而夜得稳睡，若心气不合，邪气乘之，则精神不安，暴惊而啼哭也。又有躽①啼之证，小儿胞胎中，母将养失宜，伤于风冷，则邪气入于胞胎，既生之后，冷气停留，复因乳哺不节，邪气与正气相搏，故腹痛躽张，蹙②气而啼也，牛黄丸主之，冷甚者理中丸主之。

钩藤散

钩藤　茯神　茯苓　川芎　当归　木香各一钱　甘草五分

上剉散，每服二钱，姜、枣煎。或心热烦啼，脸红舌白，

---

① 躽（yǎn 眼）：身体向前弯曲。
② 蹙（cù 促）：收缩。

小便赤涩，去木香、当归，加辰砂末、木通，煎汤调下。

乳头散

治夜啼不止，腹中疼痛。

黄芪　当归　甘草　赤芍药　木香各等分

上为末，每挑少许乳头上，令吮之。

花火膏

治夜啼，脏冷而痛也。

灯花三颗　硼砂　辰砂各少许

上为末，入热蜜调成膏，涂乳上，令儿吮。

蝉蜕散膏

蝉蜕二十七枚，去毒　辰砂少许

上为末，炼蜜丸，令儿吮之。

六神散

治腹疼啼哭，面青口中冷气，四肢赤冷，曲腰而啼，或大便泄泻，及不吮乳。

人参　山药　白术各五钱　甘草二钱，炙　茯苓　扁豆各一两。炒

上为末，每服一钱，姜二片，枣一枚煎。

一方用当归、白芍药、人参各二钱半，甘草、桔梗、陈皮各一钱为散，每服二钱，水煎时时服之。

雄麝散

治客忤腹痛危急。

雄黄一钱　明乳香五分　麝香一字

上为末，每服一字，刺鸡冠血，调灌之。

黄土散

治小儿卒客忤。

灶中黄土　蚯蚓粪各等分

上研细，水调，涂小儿头上及五心上为良。

龙齿散

治拗哭，肚疼，惊热。

龙齿　蝉蜕　钩藤　羌活　茯苓　人参　天麻　防风　全蝎各等分

上为末，灯心煎汤调下，煎服亦可。

理中丸方见霍乱吐泻

牛黄丸方见诸痫

小儿夜啼者，非是鬼神为祟，盖因胎热伏心。阴则与阳相形，热则与阳相合，腹中躁闷，所以惊啼。然各有阴阳、冷热之不同，惟夜啼乃阴盛于夜，为脏冷之证，阴极发躁，寒盛作痛。啼而不哭是痛，故直声来往而无泪。哭而不啼是惊，故连声不绝而多泪。

《演山》① 云：啼而不哭为烦，哭而不啼是躁，阴阳之分也。小儿中客邪为病者，无时不有此病也。而秋初一切小儿皆病者，岂是一切小儿悉中客邪？小儿所以春冬少病，秋夏多病，夏秋小儿阳气在外，血脉嫩弱，夏末秋初，晨夕时有暴冷，小儿嫩弱，其外则易伤，暴冷折其阳，阳结则壮热，胃冷则下痢，是故夏末秋初，小儿多壮热而下痢也，未必皆是中客及魅也。若治少小法，夏末秋初常宜候天气温凉。若有暴寒卒冷时，其少小则多患壮热而下痢者，慎不可先下，皆先杀毒后下之尔。

客忤、物忤、中恶，面变五色，状若惊痫，但目不上视，当补心温气药治，不可妄用大寒之剂，妄作惊风峻下，恐成慢

---

① 演山：即《演山集》，宋代黄裳著。

惊。盖精神未痊，多得此证。

小儿惊栗客忤，乃累遭惊扑，气虚而作。若见四肢疲惫不止，面色黑，目上视无光，涎流不收，牙噤气冷，此证不治。

《客忤吐沫客气方》云：入房喘息未定，便乳儿者，则成客忤，杀小儿。

又有中恶者，卒然心腹刺痛，闷绝烦死。腹大而满，其脉紧细而微者生，紧大而浮者死。

苏合香圆，研雄黄、麝香，用降真香煎汤，研化，食远服。

卒忤者，盖阴阳否隔，气道厥逆，上下不通，阳气散乱，故不知人。气还则生，不还则死。

真中恶卒死者，方用雄黄，否则只以痰论。华佗真人方：雄黄，水飞研极细末，用桃树枝煎汤灌。

惊痫方论

发痫者，小儿之恶病也。幼血气不敛，气骨不聚，为风邪所伤，惊悚所触，乳哺失节，停滞结癖而得之。其候神气怫郁，瞪眼直视，面目牵引，口噤涎流，腹肚膨紧，手足抽掣，似生似死，或声或嘿，或背项反张，或腰脊强直，但四体柔软，发而时醒者为痫，若一身强硬，终日不醒，则为痉痓矣。痫有五痫，病关五脏：面赤目瞪，吐舌露齿，心下烦躁，曰心痫。面青唇青，其眼上窜，手足拳挛，抽掣反折，曰肝痫。面黑而晦，振目视人，其吐清沫，不动如尸者，曰肾痫。面如枯骨，目白反视，惊跳摇动，亦吐涎沫，曰肺痫。面色痿黄，眼睛直视，腹满自利，四肢不收，曰脾痫。此五脏之证然也。调理之法，惟以惊、风、食三种，阴阳二证，别而治之。风痫者，汗出解脱，风邪乘虚，其初屈指如计数，有热生痰是也。惊痫者，震骇怀怖，打坠积惊，其初惊叫大啼，恍惚神魂是也。食痫者，食时得惊，停宿结滞，其初吐乳不哺，大便酸臭，或结成乳癖，先寒后热是也。别之以阴阳，则始身体有热，抽掣啼叫，是为阳痫。阳病脉浮，面色光泽，病在腑、肌肤，此犹易愈。始者身体无热，手足青冷，不抽掣啼叫，是为阴痫。阴病脉沉，面色黯晦，病在五脏骨髓，此最难痊。或以仰卧属阳，覆卧属阴，亦可参验。盖阳证不可温，阴证不可寒。风痫则先为之散风，惊痫则先为之利惊，食痫则先为之消积，续以定痫汤等剂调之。大抵血滞心窍，邪气在心，积惊成痫，通行心经，调平心血，顺气豁痰。盖小儿有热有痰，不欲乳哺，眠睡不安，常常惊悸，此皆发痫之渐，即以紫霜丸导之，时与之，减其盛气，则无惊风痫病之患。其证方萌，耳后高骨间，必有青纹纷纷如线，见之急与抓破，须令血出啼叫，尤得气通。瀚濯①儿衣，不可露天，恐为雌鸟落羽所污染，触其间，未有不为痫也。夹邪怪者，面色变易不常，见人羞怕。诸痫喑不能言者，盖咽喉为气之道路，风伤其气，以掩其道路之门，抑亦血滞于心，心窍不通所致耳。南星和雄猪胆汁少许，名星苏散，唂之即效。若钱氏五痫丸，并南星散，以菖蒲煎汤调下，甘遂猪心汤，以和苏合香丸，皆治痫之要药也。许叔微治小儿癫痫欲发，眼暗瘈疭，声恶嚼舌，雌黄丸主之。治风痫宜服薄荷散，有热服细辛大黄汤、蛇黄丸、断痫丹、散风丹、保安丸、独活汤、牛黄丸。惊痫则用比金膏、虎睛丸、七宝镇心丸、清神汤、密陀僧饮。食痫则用妙圣丹、天麻丸、当归大黄汤、蝎虎散、代赭石散、日应丹、地龙散、全蝎五痫丸、星珠散，轻者化风丹可选而用之。

---

① 瀚濯（wò zhuó 卧浊）：取水洗涤。

南星散

又名星苏散。治痫后喑不能言，诸风口噤不语。

大南星一个，煨

上为末，每三字雄猪胆汁调下。

又方以姜四片，紫苏五叶煎，入雄猪胆汁少许，温和服。

凡不语者，大小便须要疏导。治慢风不语，只用南星，更以人参、石菖蒲为佐。

散风丹

治风痫，先用此。

胆南星二钱　羌活　独活　防风　天麻　人参　荆芥　川芎　细辛各一钱

上为末，炼蜜丸如梧桐子大，每服二丸，紫苏汤磨下。

独活汤

治风痫，解表通里。

独活　麻黄去节　川芎各一钱　大黄煨　甘草各五分

上剉散，每服三钱，姜三片煎服。

七宝镇心丸

治惊痫心热。

远志肉　雄黄　铁粉　琥珀各二钱　辰砂一钱　麝香五分　金银箔一十五片①

上极细末，枣肉丸，每服一丸，麦门冬汤下。

当归大黄汤

治诸痫，热壮，利下心中恶血。

大黄　甘草　当归　芍药各三钱　半夏泡　川芎各一钱半

---

① 一十五片：嘉靖本为"二十片"。

上剉散，姜、枣煎之。

全蝎五痫丸

治小儿五痫。

蜈蚣一条，去头足，炙　南星　麝香一字　全蝎　防风　远志肉姜汁炒　白附子　芦荟　延胡索　辰砂各一钱　金银箔各三片　一方加麝香少许

上为末，糊丸梧子大，每服一丸，菖蒲紫苏汤下。

细辛大黄汤

治风痫、热痫。

细辛　大黄煨　防风各五钱　甘草一钱五分

上剉散，每服一钱，磨犀角入，少许服。一方加天麻、川芎。

断痫丹

治痫，瘥后复作，证候多端，连绵不除。

黄芪蜜炙　钩藤　细辛　甘草各五钱　牛黄一字，另研　蛇蜕二寸，酒涂，炙　蝉蜕四个，洗

上为末，煮枣肉为丸如麻子大，煎人参汤下，一岁十丸。

牛黄丸

治风痫，迷闷，抽搐，涎潮。

南星牛胆制　全蝎　蝉蜕各二钱半　防风　天麻　白附子生僵蚕各一钱半①　麝香五分

上为末，煮枣肉丸如绿豆大，荆芥生姜汤下。一方加水银五分，入枣肉内丸。

妙圣丹

食痫通用。

---

① 各一钱半：嘉靖本为"各一钱半，炒"。

代赭石醋煅七次　雄黄　蝎梢　辰砂各一钱　轻粉　麝香各一字　杏仁二钱，去皮、尖，炒　巴豆三粒，去心、膜、油

上为末，煮枣肉丸梧子大，每一丸杏仁煎汤下。

密陀僧饮

治惊痫入心不语神效，诸惊失音，大人通用。

密陀僧

上为细末，每服一字，米醋汤下。大人用二钱热酒下。

星朱丸

定痫利痰。

南星一两，纸包煨　辰砂一钱

上为末，猪心血丸梧桐子大，每一丸防风汤下。

代赭石散

阴阳通用。

代赭石醋煅七次

上为极细末，每服五分，以金银汤和金箔调下，连进二服良。又小儿脐胫上自有赤斑，即邪气发出，其病即瘥；若无赤斑，则难治也。

五痫丸

治食痫。

朱砂五钱　水银一分　铅二两，熔开，次入水银结炒　雄黄一两　珍珠一两，研细

上为末，炼蜜丸麻子大，每二丸金银煎汤下。

雌黄丸

治癫痫搐搦，恶声嚼舌。

雌黄　黄丹各五钱。炒　麝香少许

上为末，用牛乳汁三合熬成膏，入药末，杵三百下，丸如

麻子大，每服二丸，温汤下。

杨氏蛇黄丸

治诸痫。

蛇黄一个，醋煅七八次　青礞石一钱　郁金　雄黄各二钱　朱砂一钱　铁粉筛净，二钱，研细

上为末，揉饭为丸，如梧桐子大，每服二[①]丸，人参汤下。

钱氏蛇黄丸

治惊痫。

蛇黄三个，醋煅碎　郁金三分，另研　麝香一钱，另研

上为末，揉饭为丸如梧子大，每服二三丸，煎金银汤磨刀水化下。

养生必用蛇黄丸

蛇黄细研，二钱　青礞石二钱　辰砂　雄黄各二钱　铁粉四钱，研极细

上为末，化蒸饼丸，用金银汤，五岁以上吞下，幼者化下如麻子大。

保安丸

治诸痫，久远亦验。

川乌生，去皮，二钱半　五灵脂五钱

上为末，猪心血丸如梧子大，每一丸姜汤化下。

比金膏

治惊痫，先用此。

人参　琥珀　茯苓　远志肉姜制，焙　朱砂　天麻　川芎麝香一字　青黛一钱

---

① 二：嘉靖本为"一"。

上为末，炼蜜丸梧子大，每服一丸，金银汤化下。

虎睛丸

治惊痫，邪气入心。

虎睛　远志肉姜制，焙　犀角　石菖蒲　大黄煨　麦门冬①　蛀螂三枚，去足、翅，炙

上为末，米糊丸梧子大，每服一丸，竹叶煎汤调下，或金银煎汤化下。

清神汤

治惊痫。

犀角　远志肉姜制　白鲜皮　石菖蒲②　人参　甘草各一钱半　茯神五钱　半夏一分，泡　大黄一钱半

上剉散，每服三字，麦门冬去心煎汤下。

断痫丸

治诸痫痰盛。

皂角盈尺者，五节，去皮，槌碎，水三升浸取汁，滤过，银器内熬成膏　白矾一两半，焙　南星一两，泡　蝎梢炙　僵蚕炒　雄黄另研　白附子各五钱　麝香一钱，另研　乌蛇酒浸，炙，肉一两　赤蜈蚣一条，酒浸，炙，去头、足　朱砂另研

上为末，用水煎半夏糊，和皂角膏，为丸如梧子大，每一丸，姜汤化下。

蝎虎散

治惊痫屡效。

生蝎一个，连血细研

---

①　麦门冬：嘉靖本此下剂量为"各一分"。
②　石菖蒲：嘉靖本此下剂量为"各一分"。

上入朱砂末并麝香少许同研，薄荷汤调下，作一服，数年癫痫亦效。盖痫疾皆心血虚滞，生蝎可以管守其血，继是即以二陈汤服。若无生蝎，当取带性雄猪血代用，入于代赭石散中亦效。

日应丹

治癫痫连年不瘥。

黑锡　硫黄　水银　铁粉各五钱　金银箔各三十片

上水银、铁粉、金银箔夹和一处，先将黑锡入铫熔开；次入硫黄，不住手，就铫内研搅，候硫黄烟气欲熄；次入余药，就火上同搅，少顷出，在地一宿，出火毒，再研细，粳米饭丸麻子大，朱砂为衣，每服三丸，食后人参汤下。

雄朱丸

治癫痫，狂言妄语，哭呼奔走，及惊失心，忧虑过度，积成痰涎，在心包塞心孔。

雄黄　朱砂各等①分　附子

上为末，猪心血丸如梧子大，朱砂为衣，每一丸人参煎汤下。一方加麝香尤妙。

地龙散

治诸痫发歇无时。

地龙五钱，焙　虎睛一双，炙　人参　天竺黄　朱砂　铁粉各一分　金银箔二十片　代赭石醋煅碎　雄黄一钱半　轻粉五分

上为末，每服五分，紫苏汤下。

镇惊丸

治一切惊痫。

----

① 等：嘉靖本为"一"。

紫石英醋煅　铁粉　远志肉姜制　轻粉三字　茯神　人参　琥珀　滑石　南星　龙齿半分　蛇黄各一分，煅　熊胆半分

上为末，粉炼蜜丸，朱砂为衣，梧子大，每服一丸，金银汤下。

至实丹方见惊风

化风丹方见伤风咳嗽

开牙散方见急惊

风痫之因　因将养失度，血气不和，或厚衣汗出，腠理开舒，风邪入为之者曰风痫。其病在肝，肝主风，验其证目青、面红、发搐是也。

惊痫之因　因血气盛实，脏腑生热，或惊怖大啼，精神伤动，外邪所入为之者曰惊痫。其病在心，心主惊，验其证忽然哭声，发搐是也。

食痫之因　因乳食过多，伤动脾胃，或食停中脘，内生痰热，气逆上冲为之者曰食痫。其病在脾，脾纳食，验其证嗳吐气，即发搐是也。

以上三证大同小异，并属阳也，各目睛鲜斜，手足潮搐，或作猪声，发过即瘥，皆十生一死也。

缘惊风有三种所作：忽发痫，荏苒失治，风涎流滞心包络间，或因惊而再发，或感风而发，或伤食而发，发过如旧，或进退不定，潮作有时也。古书论说猪痫、羊痫等类，皆因象立名，强为饰文，其实辨阴阳二证也。

洗浴散

截小儿风痫。

菖蒲三两五钱　防风去芦头，二两五钱　荆芥二两　石膏　梅根各一两

上为粗末，每用三匙，水二碗，煎五七沸，适寒温浴儿，先洗面后浴身体，避风处佳。

一方《医方集成》治小儿癫痫及妇人心风诸疾，用甘遂末一钱，猪心一个，取三管头血三条和甘遂末，将猪心批作两片，以药入在内，用绵缚定，以皮纸包裹，水湿，入文武火内煨熟，不可过度。除纸，以药细研辰砂末一钱和匀，分作四丸，每服一丸，猪心煎汤化下，再服别取猪心煎汤，此方神效。

痓痉方论

夫发痓之候，先伤于风，又感寒湿致之，此虚极生热，热极生风之甚者也。伤寒发热，头疼汗出，又自呕逆，汗之必发痓。湿家发汗稍多亦发痓。其证项背强直，腰身反张，摇头瘛疭，噤口不语，发热肠痛，其状可畏，病在足太阳经。刚痓无汗，柔痓有汗。其面红眼赤，牙紧手张，痰涎壅盛，昏愦烦渴，小便赤涩，先谵语而发者，此刚痓也，无汗当发汗。其大便滑泄，不语不渴，先手足冷而发者，此柔痓也，有汗当解肌。并以小续命汤加减，刚痓去附子用麻黄，柔痓去麻黄用附子，大便利厥者，则以熟附佐之。其间一证，身体壮热，谵语口干，手足反微寒，大便反滑泄，为此刚柔不分之痓，无汗葛根汤主之，有汗桂枝加葛根汤佐①之。无汗则用麻黄，有汗谨勿用也。其若痰塞气盛，则南星、半夏、茯苓以消其痰，枳实、陈皮、紫苏以顺其气。消痰则风止，气顺则神清，然后审其热之轻重而解利之，热轻者败毒散，热盛者小柴胡汤。壮热有汗，胸满口噤咬齿，而大便秘者，是为内实，大承气汤下之，后用大柴

①　佐：嘉靖本作"主"。

胡汤解之。痓最难痊，十救其一，三日难治，宜早疗之。

桂枝加葛根汤

治头疼，项背强几几，汗出恶风者。

桂枝　芍药　甘草各六钱半　葛根一两三钱

上剉散，生姜、枣煎，每服二钱。

大承气汤

治刚痓，胸满内实，口噤大热，发渴，大便闭塞。

大黄　芒硝各五钱　厚朴一两　枳实二枚

上剉散，每服二钱，姜三片，水一盏煎服。

大柴胡汤

治伤寒十余日，邪气结在里，往来寒热，大便秘涩，腹满胀，谵语，心中痞硬，饮食不下，或不大便五六日，绕脐痛，时时烦躁，及汗后如疟，日晚发热，脉有力者可服。

柴胡八钱，去芦　黄芩　芍药各三钱　半夏七①分，炮　枳实五钱

上剉散，每服三钱，姜三片煎。

败毒散方见伤寒

小柴胡方见伤寒

小续命汤方见中风

刚柔二痓亦如阴膈阳、阳膈阴之类。治法先与消痰顺气为上。痓则举身强直，痓则手足冰冷，强直反如弓，神昏似中风，涎流唇口动，瘛疭与痫同。

---

① 七：嘉靖本作"一"。

卷之四

伤寒方论

或问小儿伤寒可得闻乎？曰：小儿伤寒得之与大人无异，所异治者，兼惊而已，又或有夹食而得，治法与大人则同，但分剂小，用药稍殊耳，请发明药证而调析之。恶风恶寒者，必偎人藏身，引衣密隐，是为表证，可微取其汗也。恶热内实者，必出头露面，扬手掷足，烦渴燥粪，掀衣气粗，是为里证，可略与疏利也。至若头额冷，足凉，口中冷气，面色黯淡，大便泻青，此则阴病，里虚当以救其里也，则用温药以治之。举是三者，汗下温之法可以类推矣。发汗，用桂枝麻黄各半汤加黄芩；解肌，用芎芷香苏散加干葛；通利，四顺清凉饮；微利，人参败毒散；温里，理中汤；厥冷，甘草干姜汤。寻常感冒，惺惺散、参苏饮；伤风发热，人参羌活散；热者，升麻葛根汤；潮热者，小柴胡汤加大黄；小便不通者，导赤散、五苓散；夹食，柴霜丸；夹惊赤，当发散退热，莫令发渴，如渴便欲饮水，不渴截风化痰，则用抱龙丸、羌活散辈。然亦视其小便或赤或白，可以知里热之有无，或清或浊，可以知里热之轻重。幼而婴孩，则以辨虎口指纹之色形验之。长而童孺，则以一指按其三关，据左手人迎之紧盛者断之。所谓七十二证，某方某证皆无越张朱格例，特不过小小分剂，而中病则止也。不然《幼幼新书骈集》《小儿伤寒》岂略举巢源一二而已哉！

升麻汤

治小儿时行瘟疫，头疼发热，肢疼，及疮疹已发未发，疑二之间。伤寒中风，所痛憎寒壮热，肢疼发热，恶寒鼻干，不得睡。兼治寒暄失时，人多疫疠，乍暖脱着，及暑热之次忽变，身体疼痛。头重如石，加柴胡，无汗加麻黄。

升麻　干葛　芍药各三钱　甘草一钱半

上剉散，每服三钱，服药身凉即止。

加紫苏、陈皮、香附子，名升苏散。有热加黄芩，咽喉痛加桔梗，发斑丹毒加玄参，亦效。

解肌汤

治伤寒温病，头疼项强，发热恶寒，肢体拘急，骨节烦痛，腰脊强痛，胸膈烦闷，无汗恶风，壮热。

干葛一两　麻黄去节　芍药　甘草各五钱　桂枝二钱半

上剉散，每服三钱，枣子一枚，水一盏煎，热服，取汗为度。夏月加石膏。一方加升麻。

香苏散

治四时伤寒，头疼，发热恶寒。

香附子　紫苏各四钱　陈皮二钱　甘草一钱

上剉散，每服三钱，葱根三个，姜三片，水一盏煎，热服。头疼加川芎、白芷；夏月伤暑感冒发热，加香薷散，名二香散；如有食，加草果、砂仁、麦芽；如呕吐泄泻，加茯苓、半夏。

十神汤

治时令不正，瘟疫妄行，感冒发热，或欲出疹，此药不问阴阳两感风寒湿痹，皆可服之。

川芎　甘草　麻黄去节　升麻各四钱　干葛七钱　赤芍药白芷　陈皮　紫苏　香附子各四钱

上剉散，每服三钱，生姜五片。头疼发热，葱白五个煎，热服，取汗为度。

麻黄汤

伤寒头疼，发热身痛，恶风无汗，喘满。又治太阳病，脉芤紧，无汗，八九日不解，表证仍在。此当发其汗，服药已略除，其人必目瞑，剧者必衄。

麻黄去节，一两　甘草四钱　桂枝七钱　杏仁二十九枚，去皮、尖

上剉散，每服三钱，水煎服，取微汗。夏至后，须加知母、石膏、黄芩，盖麻黄汤性热，夏月温之，必有发黄斑出之失。凡伤寒热病，药性须①凉，不可太温，唯春冬病用正方。

桂枝麻黄各半汤

治太阳病八九日，如疟状，发热恶寒，热多寒少，其人不自呕，清便欲自行，一日三度发，脉微缓者，欲愈也。脉微而恶寒者，此阴阳不和，更发汗吐下也。面色反有热者，未欲解也，以其不能得少许汗出，身必凉。

桂枝一两　芍药　生姜　甘草　麻黄各五钱。去节　杏仁十二枚，去皮、尖　大枣二枚

上剉散，每服三钱，水一盏，煎八分服。

参苏散

治感冒发热，头疼，伤风咳嗽火食，伤寒呕吐，胸膈不快，痰饮凝结。

紫苏　前胡去芦　陈皮　半夏泡七次　干葛　茯苓　枳壳炒桔梗各三钱　甘草一钱半，炙　人参三钱

上剉散，姜、枣煎。本方有木香随意加减，《易简方》无木香。

---

① 须：原作"虽"，据嘉靖本改。

桂枝汤

治太阳中风，阳浮而阴弱。阳浮者，热自发，阴弱者，汗自出，啬啬恶寒，翕翕发热，鼻鸣干呕者。

桂枝　芍药各七钱　甘草五钱　生姜七钱　大枣三个

上剉散，每服三钱，服后须更啜①热粥一盏以助药力，温覆身，一时许通身热，絷絷微似有汗者佳。

加减桂枝汤，四时行之，无不应验。江淮间唯冬及春可行，自春末及夏至以前，桂枝证，加黄芩一分，谓之阳旦汤。夏至后有桂枝证，加知母二钱半、石膏五钱、升麻一分。若病人素虚寒者，依上方，不可加减也。戒曰：桂枝最难用，虽云表不解可发汗，宜桂枝汤，须是病人常自汗出，小便不数，手足温和，或手足稍作微冷，须臾却温，虽似烦，而又憎寒，始可行之。若病人身无汗，小便数，或手足冷，不恶寒，或饮酒家不喜甘者，不可服桂枝也。

人参败毒散

治伤寒时气，头疼项强，壮热恶寒，身体烦疼，及寒壅咳嗽，鼻塞声重，风痰，头寒，热疮毒，并宜治之。

柴胡去芦　甘草　桔梗　人参去芦　川芎　茯苓去皮　枳壳炒　前胡去芦　羌活　独活各等分

上剉散，每服三钱，生姜、薄荷煎。

桂枝加芍药汤

治太阳病，反下之，因腹痛，有里证宜服。

桂枝七钱　芍药一两半　生姜七钱　大枣三个　甘草五钱

上剉散，每服三钱，水煎服。属太阴证，加大黄五钱。

---

① 啜（chuò 绰）：喝。

小柴胡汤

治伤寒温热病，身热恶风，颈项强急，胸满胁痛，呕哕烦渴，寒热往来，身面皆黄，小便不利，大便秘，或过经未解，或潮热不除。

半夏三钱，泡　柴胡一两　人参四钱　甘草　黄芩各四钱

上剉散，每服三钱，生姜三片、枣一枚同煎。

一方加干葛、枳壳、桔梗，治胸胁痛。

五物人参汤

治天行壮热，咳嗽，心腹满。

人参　甘草各五钱　麦门冬一两，去心　生地黄五钱　茅根一握

上剉散，每服二钱，水煎服。

葱白汤

治头痛不止，身疼发热，渴，小便赤黄，脉浮数，无汗。

干葛　芍药　知母各五钱　川芎一两

上剉散，每服二钱，生姜二片，葱白四枚煎，热服，出汗；如有汗，温服。加甘草，治小儿夹惊伤风；呕者，加半夏。

五苓散

治伤寒温热病，表里未解，头痛发热，口燥咽干，烦渴饮水，水入即吐，或小便不利，及汗出表解，烦渴不止，又治霍乱吐泻，烦渴饮水。

泽泻二两半，去毛　猪苓　茯苓去皮　白术各一两半　肉桂一两，去粗皮

上为末，每服二钱，沸汤调下。黄疸，加茵陈汤调下。

四顺散

解小儿膈热，退壅盛，凉心经。

大黄　甘草　当归　芍药各等分

上剉散，薄荷叶二叶煎服。

薄荷散

治热极生风夹惊，伤寒痰涎壅盛。

薄荷五钱　羌活　全蝎去毒　麻黄　甘草半分　僵蚕炒　天竺黄　白附子

上为末，薄荷汤调下一匙，略煎数沸，加竹沥少许。

七宝散

治时气头昏，体热，夹食，伤寒，乳母同服。

紫苏三钱　陈皮　桔梗　香附子各三钱　甘草　川芎　白芷各二钱　加麻黄去节

上剉散，姜、枣煎。有热，加干葛、升麻、荆芥。

竹叶石膏汤

治伤寒表里俱虚，胸中烦闷，或得汗已解，内无津液，虚羸少气，虚烦。如伤寒未解不可服。

石膏二两　半夏四钱　人参二钱　甘草二钱　麦门冬六钱，去心

上剉散，每服二钱，水一盏，青竹叶、生姜各四片，粳米六七十粒，同煎。呕加生姜、竹叶。

柴胡石膏汤

治时行瘟疫，壮热恶风，头痛体疼，鼻塞咽干，心胸烦闷，寒热往来，痰实咳嗽，涕唾稠黏。

桑白皮　黄芩各三钱　升麻　石膏　前胡　柴胡　干葛各五钱　荆芥三钱　赤芍药五钱

上剉散，每服二钱，水一盏，姜三片，淡豉十粒煎。无汗加麻黄、半夏。

阴旦汤

治伤寒肢节疼痛，内寒外热，虚烦。

桂心六钱半，去皮　芍药　甘草各三钱半　干姜炮　黄芩各五钱

上剉散，每服二钱，枣一枚同煎，温服，略出汗。

白虎加人参汤

治伤寒若吐若下后，七八日不解，热结在里，表里俱热，恶寒，大渴，大汗出，烦渴不解，脉洪大者。

石膏二两　知母五钱　甘草二钱半　粳米五勺　人参一分

上剉散，每服三钱，水煎米熟为度，去滓温服。

玉露散

凉心经，解诸热，口燥咽干，烦渴躁啼，小便不利。

寒水石　石膏各二两，水飞　甘草三钱

上为末，每服五分，麦门冬汤下。加辰砂、金箔，名桃红散，亦治急惊；入栀子，名金莲散；加滑石五钱，名玉真散；汤氏方治小儿秋夏伏暑，多有热，吐黄涎，头温，五心热，小便赤少；或干呕无物，先服香茹散，又宜服此方，生姜汁和白汤调下。

四逆汤

治阴证伤寒，自利不渴，呕吐，小便或涩或利，脉微欲绝，腹痛胀满，手足厥冷，吐利俱作，或咳或悸，内寒外热，四肢沉重，或汗出，身疼痛而恶寒者。

甘草一两　干姜一两半　附子一枚，生用

上剉散，每服三钱，水一盏，温服。

脱甲散

治伤寒体热，头目昏沉，不思饮食，夹惊夹食寒热，大小便闭涩，或赤白，烦躁作渴，冷汗妄流，夹积伤滞，膈满腹急，

日夜大热，及治伤风伤暑，惊痫客忤，疳热并宜服。

柴胡　当归　龙胆草　茯苓各三钱　人参二钱　知母三钱
甘草　川芎各二钱

上剉散，每服二钱，连须葱根三枚，水一盏煎服。此方散热扶表救里，表虚令汗不妄行，里热令气不闭结，外即通关，内即开渠，通关流行经络，开渠不壅脏腑。热在表里之间，施无不可，积传惊痫之候，用攻必效。

理中汤方见吐泻

大柴胡汤方见痉痓

大承气汤方见痉痓

羌活冲和汤

治太阳无汗，发热头疼，恶寒脊强，脉浮紧。又治非冬时天有暴寒中人，亦头痛，恶寒发热，通宜此汤治之。以代麻黄汤用，太阳经之神药也。

羌活一钱半　防风一钱　苍术一钱　黄芩一钱　白芷一钱　甘草一钱　生地黄一钱　细辛五分　川芎五钱

上水一钟，煎六分，温服。

凡小儿饮食停滞中焦不化而发热者，必恶食也，或噫气作酸，或恶闻食臭，或欲吐不吐，或吐之不尽，或恶心，或气短痞闷，或胃口作疼，或心下痞满、按之则痛，此皆停食之候也，不可不辨。皆因乳哺不节，过餐生冷坚硬之物，脾胃不能克化，积滞中脘，外为风寒所搏。或因夜卧失盖，致头疼，面黄身热，目胞微肿，腹痛膨胀，足冷壮热，喜睡神昏，不思饮食。或呕或哕，口噫酸气，大便酸臭，此为陈积所伤也。若停食或感寒邪者，则左手人迎气口俱大，外证头疼，恶寒拘急，中脘痞闷，或吐或呕或痛者，以藿香正气散或人参养胃汤加木香、砂仁之类。若肉食不化，必加棠球子①末；面食不化者，加神曲、大麦芽；生冷肉食菜果之类不化者，必加草果、砂仁、枳实、青皮主之；如食在胃口上，未入于胃，乃可吐之，不吐则消导之，待食下胃，胃变化糟粕，外证已解，乃可下其食也，宜三物厚朴汤。热多者，大柴胡汤。如无外感，但只伤食者，以紫霜丸下之。凡治夹食伤寒，不可先攻其食，且先发散寒邪，次可消导之也。

小归命散

治婴孩小儿伤湿变蒸，伤寒潮热，惊热齘牙，鼻流清涕，咳嗽，浑身温壮，咽喉有涎，及退惊热，坠涎安神，百病不生。

人参去芦　白术　茯苓去皮。各五钱　甘草炙，三钱　辰砂水飞，研，二钱　龙脑少许　麝香少许

上为极细末，用金银薄荷煎汤调化，食远服。

大归命散

治婴孩小儿伤食伤寒伤风，夹惊伤寒，惊潮虚热，面色红赤，鼻流清涕，浑身温壮，手足心热，气微粗喘，齘牙，口气温热，似渴不渴，夜卧不安，或时呻吟，目白微红。

石膏煅，五钱　白术　甘草炙　麻黄去节　川芎各五钱　陈皮去白，三钱半　荆芥穗七钱五分　龙脑少许　麝香少许

上为极细末，用枣一个，去核煎汤，调化，食远服。

蜜导法

治小儿阳明病自汗出。若发汗，小便自利者，此为津液内竭，屎出硬，不可攻之，当须自欲大便，宜蜜煎导而通之。若土瓜根及猪胆汁皆可为导。

---

① 棠球子：山楂的别名。

上以蜜不拘多少，铜器中微火煎之，稍凝如饴糖状，搅之勿令焦着。欲可圆捻作铤①如指许，长一寸以上，当热时急作令两头尖，纳谷道中，以手急抱，欲大便时乃去之。

伤风咳嗽方论

夫嗽者，肺感微寒。八九月间肺气大旺，病嗽者，其病必实，非久病也，其证面赤痰盛身热，法当以葶苈丸下之，若久嗽不可下。冬月嗽，乃伤风也，当以麻黄汤汗之。有热证，面赤饮水，涎痰浓实，咽喉不利者，宜甘桔汤。有肺盛者，咳而后喘，面肿欲饮水，有不饮水者，其身即热，以泻白散泻之。有嗽而吐痰涎乳食者，以白饼子下之。然肺主气，应于皮毛，肺为五脏华盖，小儿感于风寒，客于皮毛肌肤，入伤肺经，微者咳嗽，重者喘急。肺伤于寒，则嗽多痰涎，喉中鸣急。肺伤于暖，则嗽声不通壅滞。伤于寒者，必散寒邪。伤于暖者，必泄壅滞。发散属以甘辛，即桂枝、麻黄、细辛者是也；涌泄系以酸苦，乃葶苈、大黄是也。更五味、乌梅之酸，可以敛肺气，亦治咳嗽之要药也。久嗽不已，必主惊悸顽涎，血脉贯脸，其嗽传受五脏，或吐逆，或痰涎，或厥冷，或恐悸，甚而至于眼目两眶紫黑如物伤损，眼白红赤如血，谓之血眼。治之法，当用生地黄及黑豆，温研成膏，掩于眼上，而眼眶黑自消，其血于眼泪而出，真良方也，兼服麦煎散而嗽自止。久嗽成痫，当服散痫等剂。凡治嗽，先要发散寒邪，然后服宽气化痰止嗽之药，宜九宝饮、华盖散、葶苈丸、抱龙丸、细辛五味子汤。如有热，可服凉肺之药柴胡、黄芩等剂，泻白散。痰多气喘，用

---

① 铤（dìng 定）：条块状。

金星丸利痰，却服前药，后服百部丸、天麻定喘饮，调理而安。冷证咳嗽，小青龙汤加杏仁去麻黄。自热及时气咳嗽，柴胡散、柴胡石膏汤、生犀散。有惊咳嗽，天麻防风丸、惺惺散、化风丹。金沸草散、三拗汤加减，乃治伤风咳嗽之常剂也。和解汤，治四时感冒，可加减服。

九宝饮

治小儿咳嗽，是肺感寒，须是表散了，却服此嗽药。

麻黄去节　大腹皮　紫苏各五钱　陈皮　肉桂去皮　杏仁去皮、尖　桑白皮炙　枳壳各二钱半　甘草一钱半　加龙脑叶

上剉散，每服二钱，生姜、乌梅煎。冷嗽去龙脑叶；热去桂、陈皮。

三拗汤

治感冒风邪，鼻塞声重，语音不出，或伤风头疼目眩，四肢拘倦，咳嗽多痰，胸满气短。

麻黄①　杏仁不去皮、尖　甘草各等分

上剉散，每服三钱，姜、葱根煎，温服，取汗为度。一方加荆芥、桔梗。嗽甚加五味子、细辛。

又方：麻黄去节，杏仁去皮、尖，甘草炙，名三和汤。有热加前胡，有痰加半夏。

华盖散

治肺感寒邪，咳嗽上气，胸膈烦闷，项背拘急，声重鼻寒，头目昏眩，痰气不利。

麻黄去节　紫苏子炒　桑白皮炙　杏仁去皮、尖　茯苓　陈皮各五钱　甘草二钱

---

① 麻黄：嘉靖本此下有"不去节"三字。

上剉散，每服二钱，水半钟煎，食后服。

金沸草散

治伤风化痰，头自昏痛，往来寒热，肢疼烦闷，痰涎不利，咳嗽喘，涕唾稠黏，壮热恶风。

金沸草　荆芥一两半　前胡　麻黄各一两，去节　甘草五钱　半夏七钱　赤芍药七钱

上剉散，每服三钱，姜、枣煎汤服。有寒邪则汗出；嗽甚加杏仁、五味子。

加减金沸草散

治伤寒中脘有痰，令人吐热，头疼，筋紧急，时发寒热，皆类伤风，但不头疼为异。

前胡　旋覆花各一两　荆芥一两五①钱　细辛②　赤茯苓③　甘草　半夏各四钱，泡

上剉散，姜、枣煎，热服。未愈再服。

麦煎散

治小儿夹惊伤寒，吐逆壮热，表里不解，气粗喘急，面赤自汗，或狂语惊叫，或不叫语，无汗，及瘾疹遍身赤痒，往来潮热，时行麻痘疹子，余毒未尽，浑身浮肿，痰涎咳嗽，或变急慢风，手足搐，眼目上视，及伤风头疼并治。

滑石　地骨皮　赤芍药　石膏　茯苓　杏仁去皮、尖　知母甘草　葶苈炒　人参各五钱　麻黄去节，一两半

上为末，每服一钱，用麦子煎汤调下。如小儿初生感冒风冷，鼻塞身热，喷嚏多啼，每一字小麦子煎汤调下。

---

① 五：嘉靖本作"三"。

② 细辛：嘉靖本此下有"四钱泡"三字。

③ 赤茯苓：据嘉靖本此下有"七钱"二字。

一方去地骨皮、滑石，加羌活、川芎，薄荷汤调下。

生犀散

治咳嗽，痰逆喘满，心忪惊悸，风热。

杏仁三钱，去尖　桔梗二钱　茯苓一钱　前胡一钱半　人参一钱　半夏二钱　五味子一钱半　甘草一钱

上剉散，每服二钱，生姜、薄荷煎。有热，加羌活，或加麻黄。

化风丹

治伤风咳嗽，痰壅生惊。

羌活　川芎　防风　天麻　川独活　荆芥　南星泡。各五钱　人参二钱　甘草三钱

上为末，炼蜜丸如茨实大，以辰砂为衣，薄荷汤下。一方加蝉蜕、全蝎。

天麻定喘饮

治小儿喘嗽，惊风。

天麻　防风　甘草　人参　桔梗　白术　川芎　半夏各等分

上剉散，每服二钱，姜二片、麦门冬十四粒同煎，食后服。有热，去白术，加芍药、枳壳。

和解汤

治小儿四时感冒寒邪，壮热烦躁，鼻塞多涕，惊悸自汗，肢体疼痛，及疮疹已发未发，皆可服。

升麻　甘草各五钱　羌活　防风　川芎　人参各一两　干葛　芍药各五钱

上剉散，每服二钱，姜、枣煎，加荆芥。无汗加麻黄；咳嗽加杏仁、五味子、桔梗。

红绵散

治伤风咳嗽，鼻塞流涕，退热化痰。亦治乳嗽。

全蝎五个，去毒　麻黄去节　僵蚕炒，去嘴　川芎　白芷　天麻各二钱　甘草一钱　苏木一钱　桔梗二钱

上剉散，每服二钱，用绵包裹，煎服。有热加荆芥。一方有防风、羌活、白附子、蝉蜕、茯苓、藿香，随加减。

神术散

治伤风发热，口渴。

前胡　桔梗　干葛　荆芥　台芎　白芷　苍术各五钱。制甘草一钱

上剉散，每服二钱，姜一片同煎。

羌活汤

解利邪气伤风。

羌活　防风　川芎　人参各等分

上剉散，每服二钱，生姜、薄荷煎，加芍药、甘草。

细辛五味子汤

治肺经不足，胃气怯弱，或冒风邪，或停寒有饮，咳嗽倚息，不得安卧，胸满短气，干呕作热，或吐涎沫，头目昏眩，身体疼痛，语声不出，不问新久，并服之。

细辛　半夏泡。各四钱　乌梅　甘草各五钱　罂粟壳去蒂，炒五味子各一两　桑白皮六钱，炙

上剉散，每服二钱，生姜五片煎。

粉红丸

治伤风化痰，退热治惊。

南星四钱，牛胆制　坏①　天竺黄　枯矾　辰砂各二钱

上为细末，甘草膏丸如梧桐子大，生姜汤磨下。有热，薄荷汤下。

抱龙丸

治伤风瘟疫，身热气粗，痰实壅盛，咳嗽，当服安神。

南星一两，牛胆制　雄黄　天竺黄　辰砂各二钱　麝香少许

上为末，甘草膏丸樱桃大，薄荷汤磨下。有痰喘，加枯矾。

百部丸

治小儿肺寒壅，咳嗽有痰。

百部炒　麻黄去节。各一两　杏仁四十粒，去皮、尖，略炒　又方加甘草二钱半

上为末，炼蜜丸芡实大，热汤化下。仲阳加松子仁肉五十粒，炒，焙丸含化。更加胡桃肉极妙。

葶苈丸

治乳食冲脾，咳嗽伤风面赤，痰盛身热，喘促，化痰止嗽，宽气进食。

葶苈隔纸略炒　防己　黑丑略炒　杏仁去皮、尖、双仁，面炒捣膏，一两

上为末，研，入杏膏拌匀，取蒸枣肉，捣为丸，麻子大，每服五丸，淡姜汤下，临夜服，量大小加减。

泻白散

化痰止嗽，宽气进食。

地骨皮　桑白皮各一两。炙　甘草一钱，炙

上判散，每服二钱，粳米煎。

---

① 坏：据《小儿药证直诀·卷下》，此处应为"坏子胭脂"。

柴胡散 方见潮热

柴胡石膏汤 方见伤寒

惺惺散 方见变蒸

若肺盛复感风寒，则胸满气急喘嗽，用泻白散。肺热则手搐眉目鼻面，用甘桔汤。又张洁古云：肺主燥，自病则喘嗽，燥则润之。若心乘肺为贼邪，肝乘肺为微邪，肾乘肺为实邪，脾乘肺为虚邪。凡肺之得邪，必先观心脾二脏之虚实。若心火烁金，当抑心滋肺。若脾气虚冷，不能相生，而肺气不足，则风邪易感，宜补脾肺。若脾实中痞，热气上蒸于肺，宜泻脾气。若心脾平和而肺自病，当察虚实治之。窃谓：肺经郁热，用泻白散；肺气自虚，用四君子汤；外邪所乘，用参苏饮；心火炎烁，用人参平肺散；中焦实痞，用大承气；脾不能生肺，用异功散。夫肺气盛者，肺中之邪气盛也，其脉右寸必浮而有力，宜用泻白散以泻之。若肺虚而有热者，执肺热伤肺之说，而不用人参误矣，仍参其症治之。若肺非虚甚而用人参，亦误也，用人参仍须他药制之。

甘桔汤

治风热上攻心脏，咳咳而喉中如梗状，咽喉内疼痛，及喉痹妨闷。

桔梗一两　甘草炒，二两

上每服二钱，水煎。

芍药甘草汤

治小肠腑咳，咳而失气。

芍药　甘草炙。各一钱

上水煎服。

茯苓甘草汤

治膀胱咳，咳而遗溺。

茯苓一钱　桂枝二钱半　生姜五大片

上每服二钱，水煎。

又变蒸似外感，伤食似伤寒，须认分明，方可用。

百晬内嗽方论

百晬内嗽者，此名乳嗽。实难调理，亦恶证也。当审虚实而施治焉，实者散之，虚者补之。其证气粗痰盛，发散后，可利之，比金丸等药主之，散其实也。又有呕吐后惊悸，困倦自汗，当用补肺散、天麻散、益黄散，补其虚也。惊嗽，琥珀散主之。如未满百晬，咳嗽不止，宜服天麻丸。

补肺散

又名阿胶散。治小儿久患咳嗽，气急有痰，恶心喘急，肺虚。

阿胶一两半，炒　鼠粘子①一分，炒　马兜铃半两　糯米一两
杏仁七粒，去皮、尖　甘草半两

上剉散，每服二钱，水一钟煎，食后服。

天麻散

治小儿咳嗽有痰，气壅面红。

南星五钱，水浸，春秋五日，夏三日　天麻三钱　辰砂一钱　麝香一字

上为末，每服一字，用杏仁汤调下，人参汤亦可。

---

① 鼠粘子：牛蒡子的别名。

天麻丸

治小儿未满百晬，咳嗽不止，名乳嗽。

天麻　蝉蜕　僵蚕　人参各一钱　川芎一钱半　甘草一钱　硼砂五分　辰砂二钱　天竺黄一钱　雄黄　白附子各一钱　金箔五片　南星二钱，胆制

上为末，炼蜜丸如鸡头实大，金箔为衣，每服一丸，薄荷汤化下。

此药治惊风，急惊，咳嗽有痰。

比金丸方见惊痫

益黄散方见霍乱吐泻

琥珀散方见急惊

若脾胃内热者，用抱龙丸。风寒外感者，用惺惺散。痰热既去，而气粗痰盛，或流涎者，脾肺气虚也，用异功散加桔梗。口疮眼热，大便坚实者，用三黄丸；大便不实者，用白术散。若呕吐不乳，困倦目汗，或自利腹胀者，脾胃气虚也，用六君子加柴胡。若惊悸困倦，痰盛不乳者，心脾血虚也，四君子加芎、归、酸枣仁。或因乳母食五辛厚味，致儿为患者，仍参喘嗽诸症。

一小儿咳嗽，服抱龙丸，反吐泻不乳，腹胀发热，用六君子汤，母子并服而瘥。后因母饮酒仍嗽，用清胃散加曲蘖，母服而子亦愈。

一小儿患嗽，或用清痰等药，反吐乳，发热搐搦，腹胀，此脾胃复伤，而内虚热也，用异功散加钩藤钩渐愈，又加前药加当归而安。

一小儿患咳嗽，服牛黄清心丸，加喘促腹胀，此脾肺虚也，用六君子汤顿愈。

喘急哮吼方论

议曰：小儿有因惊暴触心，肺气虚发喘者，有伤寒肺气壅盛发喘者，有感风咳嗽肺虚发喘者，有因食咸酸伤肺气发虚痰作喘者，有食毒物热物，冒触三焦，肝肺气作喘者。喘与气急同出而异名也，别之轻重耳。痰究两端，喘即口开，隘于胸臆，气急即取息短满，心神迷闷，盛则加之喘促。其因惊发喘，逆触心肺，暴急张口，虚烦神困者，大效雄朱化痰定喘丸主之，佐以天麻定喘饮乃效。其伤寒肺气壅盛发喘者，是表不解，以小青龙汤、麻黄杏子草膏汤，辨其冷热而施治焉。其感风咳嗽，肺虚发喘，则三拗汤加减治之。其食咸酸而喘者，痰以生腐，有热以凉肺定喘之剂治也。又有哮吼喘者，喉间如拽锯之声，可服梅花饮子并半夏丸。许叔微治十六般哮喘之法，服之无不愈。又有汗下之后而喘急，葛根黄连黄芩汤加葶苈宽气进食，千金射干汤服之皆效。

大效雄朱化痰定喘丸

治因惊发喘逆，触心肺，暴急张口，虚烦神困。

雄黄　朱砂各一钱　蝉蜕　全蝎炒　僵蚕炒　南星　白附子各一钱。煨　轻粉五分

上为末，面糊为丸麻子大，每服二十丸，薄荷茶清下，食后服。

麻黄杏子草膏汤

治伤寒发汗后，不可更行桂枝汤，汗出而喘，无大热，下后喘亦治。

麻黄二两，去节　杏仁二十五粒，去皮、尖　石膏四两　甘草二两

上剉散，每服二钱。

人参散

治喘嗽发热，气喘面红。

人参　天花粉各等分

上为末，每五分，蜜水调下。

紫菀汤

治喘嗽哮吼。

紫菀茸　贝母　真苏子炒　杏仁去皮、尖　桔梗　陈皮　麻黄去节　半夏　茯苓　桑白皮炙　甘草各等分

上剉散，每服二钱，生姜三片，紫苏叶三叶同煎。

紫苏叶饮

治咳逆上气，因乳哺无度，内夹风冷，伤于肺气，或啼叫未定，即与乳吃，与气相逆，气不得下。

真苏子　诃子　萝卜子炒　杏仁去皮、尖　木香　人参各五钱　青皮　甘草各四钱

上剉散，每服二钱，水一盏，姜二片煎，量大小加减。

真珠丸

治喘嗽，化风痰。

南星泡　半夏各一两。泡　明矾五钱，炒

上为末，姜糊丸如麻子大，辰砂为衣，每服三十丸，姜汤下。

一方雄黄为衣，名清金丸。

雄黄丸

治小儿诸般喘嗽，盐醋等齁哮吼。

雄黄五钱　信石三钱，白者　半夏一两　白矾三钱　巴豆一①

---

① 一：嘉靖本作"二"。

钱，去心、膜、油

上将白矾同信末二件拌匀，焙干再研，再炒，入前药末内加匀，糊丸粟米大，辰砂为衣，每服五七丸，临卧用桑白皮煎汤吞下，或清茶亦可。

治十六般哮嗽方

阿胶一两，炒　马兜铃　甘草　半夏姜汁浸三日　杏仁各一两。去皮、尖　人参五钱

上剉散，每服二钱，随病有汤使，临卧、食后服。心嗽，面赤或汗流，干葛煎汤服。肝嗽，眼中泪出，入乌梅一个，糯米十四粒煎。脾嗽，不思饮食，或恶心，入生姜三片煎。胃嗽，吐逆酸水，入蚌粉煎。胆嗽，不睡，用药五钱，茶清调下。肺嗽，上气喘急，入桑白皮煎。膈嗽，出痰如圆块，入生姜自然汁服。劳嗽，入秦艽煎。冷嗽，至天晓，入葱白煎。血嗽，连频不住，入当归、枣子煎。暴嗽，涕唾稠黏，入乌梅、生姜煎。气嗽，肚疼腹满，入青皮煎。哮嗽，如拽锯，入半夏二枚同煎。肾嗽，时复三两声，入黄芪、白饧糖煎。今依此法煎，无不效矣。

千金射干汤

治小儿咳嗽，喘息如水鸡声。

射干　麻黄　紫菀　生姜各五钱　半夏三钱　桂心二钱　大枣十五枚

上剉散，每服二钱，水一盏半煎，入蜜少许服。

梅花饮子

治小儿惊热，潮热，积热，五脏蕴热，上焦壅，手足心热，喉中多痰涎，面色或红或白，变蒸牙，鼻流清涕，气急，肝肺壅热，目赤咳嗽，或被人惊，夜啼不安，或伤寒渐安，尚有余

热，亦宜服，化痰退热。

硼砂　牙硝　芒硝　人参各一两　甘草五钱　辰砂　梅花脑子　麝香各一分

上八味为末，以瓶收之，遇有此证，服一匙，麦门冬汤调下。气喘，桑白皮汤调下；常服，金银薄荷汤下。

半夏丸

治肺气不调，咳嗽喘满，痰涎壅塞，心下坚满，及风痰，呕吐恶心，涕唾稠黏。

白矾一两半，焙　半夏三两，泡七次，姜汁制一宿

上为末，生姜自然汁丸如赤小豆大，每服十丸，生姜汤吞下。

治咳嗽方

雄黄一钱　寒水石二钱　半夏三钱　鹅管石一钱半　信石一钱绿豆粉五钱，一方有硼砂、枯白矾、南星

上为末，糊丸麻子大，临卧茶清吞下。

解肌散

治小儿伤寒伤风咳嗽，面赤齘牙，浑身壮热，服人参散后热退。若稍轻，脉候不洪数，面不赤，烦躁，只服此。

人参三钱　石膏　麻黄各四钱。去节　甘草三①钱　杏仁四十四个，去皮、尖　葶苈一钱，炒　茯苓　钩藤　桔梗　川芎各三钱

上剉散，每服一钱，枣子煎服。如麻痘之证不宜服。

大抵哮以声响名，喘以气息言。夫喘促喉中如水鸡声者，谓之哮；气促而连属不能以息者，谓之喘。虽然未有不由痰火内郁、风寒外束而致之，当知喘之为证，有实有虚，治法天渊

---

① 三：嘉靖本作“二”。

之隔，药须慎之。

丹溪曰：喘急者，气为火所郁而积痰在肺胃也。哮专主于痰，宜用吐法，亦有虚而不可吐者，谨之。治哮必使薄滋味，不可纯用寒凉药，必兼散表。痰者，降痰为主。火炎者，降心火，清肺金。

潮热方论

夫潮热者，时间发热，过时即退，来日依时发热，此欲发惊也，发来潮热，瘅气风热，两日一发，三日一发，并用梨浆饮主之。王氏云：潮热乃是血气壅实，五脏生热，熏发于外，故令发热。《伤寒论》云：潮热者实热也，当利大便，大柴胡、承气汤主之。虚热者，地骨皮散、犀角饮、鳖甲饮、灵犀饮等主之。

梨浆饮子

治潮热，营热，卫热，两日一发，三日一发，五脏热，疟热，寒邪热，夜发瘅疟独热。

青蒿取头，用童子小便浸三次，干为度　柴胡　人参　黄芩　前胡　秦艽　甘草　或加生地黄

上剉散，每服一钱，水一盏煎，入生藕、生梨、薄荷煎药。

地骨皮散

治虚热。亦治伤寒壮热。

知母　柴胡　甘草　人参　地骨皮　茯苓　半夏

上剉散，生姜三片。有惊热，加蝉蜕、天麻、黄芩。《全婴方》加秦艽，名秦艽饮子。

犀角饮

治小儿骨蒸热潮热，盗汗肌瘦。

犀角屑　鳖甲炙　柴胡　知母　地骨皮　胡黄连各五钱　大黄　桃枝各二钱半

上剉散，每服二钱，水煎。

鳖甲饮

治小儿潮热骨蒸，盗汗，咳嗽多渴，心躁多惊，面黄瘦。

鳖甲炙　地骨皮　秦艽　柴胡　枳壳炒　知母　当归各等分

上剉散，每服二钱，桃柳枝各三寸、乌梅一个同煎。

灵犀饮

治小儿骨蒸潮热，盗汗咳嗽，不食多渴，面黄消瘦。

犀角　秦艽　甘草　羌活　柴胡　地骨皮①　胡黄连各五钱　茯苓　人参各一两

上剉散，每服二钱，乌梅、竹叶煎。

生犀散

治小儿骨蒸肌瘦，颊赤口渴，日夜潮热，夜有盗汗，五心烦热，四肢困倦，饮食虽多不生肌肉，及大病后，余热不解，或伤寒病瘥后，因食羊肉，体热不除。

地骨皮　秦艽　人参　羚羊角　大黄　麦门冬去心　枳壳　柴胡　茯苓　赤芍药　桑白皮　鳖甲炙。各等分

上剉散，每服二钱，入青蒿少许煎服。亦治疳劳。

柴胡散

治小儿骨蒸潮热，面黄瘦弱。

柴胡　地骨皮　甘草各五钱

上剉散，每服二钱，水一小盏煎。

---

①　地骨皮：嘉靖本无此药。

青蒿散

治小儿肌瘦潮热。

青蒿三钱　甘草一钱　乌梅一个　小麦五十粒

上剉散，水一碗煎至三分，去滓，分三次服。

一因伤寒之后，余毒不解成潮热，宜服脱甲散，兼小柴胡汤。

二因痞气有块，阴阳不均成潮热，先服梨浆饮，次以三棱煎圆。

三症积食伤冷滞，脾胃不和成潮热，先服脱甲，次搨①气下之，后调胃。

四阴阳不和，脏腑虚怯成潮热，或冒暑湿，脾疳成潮热，单服煨姜散。

五疮疹后，余毒不解成潮热，宜服大连翘饮子，更与助胃气。

又有单热潮发，久作疳，长作劳。若癥积、伤冷、积滞、痞气，皆脚冷浑身热。若有虫积，其肚亦热如火。凡儿有患脚冷肚热者，便与下之，须量热轻重分数而利。有虫多者取之，少则安之，取之宜在于春旺冬实之时，其或儿壮虫盛，不拘此说。

壮热温壮方论

夫壮热者，一向热而不已，甚则要发惊痫也。温壮者，但温而不热也。巢氏云：壮热者，是热气盛熏发于外，故令身体壮热。其热无渐，大体与温壮相似，少有异者，热加甚也。此

---

① 搨（tà 踏）：同"拓"。

证宜服惺惺散、羌活散轻剂治之，甚则柴胡、黄芩、干葛之剂散之。夫温壮者，由小儿脏腑不调，内有伏热，或夹宿寒，皆抟①于胃气，故令不和，气行壅涩，蕴积体热，名曰温壮。大便黄而臭者，内有伏热，其大便白而酸臭者，则夹宿寒故也，宜温之，服理中、四君子辈加桂治之。散热宜五苓散并白虎汤主之。如腹中有伏热温壮，柴苓汤主之。其心神不宁，大腑秘结，二黄犀角散主之。温壮常热不止，牛黄散主之。儿解后余热不退，可服地骨皮散、黄龙汤。壮热，直指羚羊角汤，诸惊壮热。治下后热不退，身热百骨节疼，栀子仁汤、连翘饮、六物黄芩汤、五物人参饮，对证选用。古法去伏热则用龙胆汤，去宿滞则用紫霜丸，当效其法而治之。

柴苓汤

治小儿腹中有伏热，温壮未去。

柴胡五钱　麦门冬去心　人参　茯苓　甘草各二钱半　黄芩二钱

上剉散，每服二钱，入小麦二十粒、竹叶一片煎，温服。

二黄犀角散

治小儿身体温壮，心神不安，大腑秘热。

犀角屑　大黄煨　钩藤　栀子仁　甘草　黄芩各等分

上剉为末，量大小加减，热汤调下。

牛黄散

治小儿温壮，身体常热不止。

牛黄　甘草　柴胡　栀子仁　龙胆草　黄芩各一钱

上为末，每服五分，金银薄荷汤调下。

---

①　抟（tuán 团）：集聚。

黄龙汤

治伤寒身热不退。

柴胡五钱　黄芩　甘草二钱　赤芍药三钱

上剉散，每服三钱，姜、枣煎。

连翘饮

治小儿一切热。

连翘三钱　栀子仁　甘草各二①钱　防风三钱，去芦

上剉散，每服二钱，白水煎。

羚羊角汤

治诸热惊热。

羚羊角　蝉蜕　茯神　麦门冬　柴胡各三钱　地骨皮二钱

黄芩　甘草各一钱

上剉散，每服二钱，姜、枣煎。

栀子仁汤

治伤寒壮热，下后热不退，骨节疼痛。

栀子仁　赤芍药　大青　知母各五钱　升麻　黄芩　石膏各

一两　柴胡七钱　甘草三钱　杏仁一两，去皮、尖，炒

上剉散，每服三钱，水一盏，生姜三片，豆豉一百粒，煎。

六物黄芩汤

治天行壮热，小腹大，热有进退，食不化。

黄芩　大青　甘草　麦门冬去心　石膏各五钱　桂心三钱

上剉散，每服三钱，白水煎，温服。

理中汤方见吐泻

五苓散方见伤寒

---

①　二：嘉靖本为"一"。

四君子汤方见脾胃

五物人参汤方见伤寒

白虎汤方见伤寒

《全婴方》论云：凡人之热，必乘阳邪而发。经云：邪之所凑，其气必虚。留而不去，其病则实。

盖小儿气禀纯阳，血气壅盛，故脏腑易于生热，阴阳气变，熏蒸于外，致令身热也。夫肝热则两眼赤痛，流泪羞明，或生翳障；心热则口内生疮，小便赤肿，淋沥不通；肺热则鼻衄不止，大腑秘结；脾热则多涎沫，口内长流；心脾热则生重舌、木舌；胃热则口作臭；肾热则耳聋，或出脓水。至于五脏蕴蓄风热毒气，则令面赤如绯，五心烦热，四肢温壮，痰涎壅，目涩多渴。若上冲咽喉，则与气血相搏，结聚壅盛而成喉闭，危在顷刻也。大抵热则生风，风则生悸也。

杨氏曰：小儿之病，惟热居多，夫热有潮热、惊热、夜热、余热、食热、疳热、壮热、烦热、积热、风热、虚热、客热、癖热、寒热、血热、疮疹热，十六者大同而小异。热之始发，必有所因也。其潮热，发渴有时；惊热，癫叫恍惚；夜热，夜发旦止；余热，寒邪未尽；食热，肚腹先发；疳热，骨蒸盗汗；壮热，一向不止；烦热，心躁不安；积热，烦赤口疮；风热，汗出身热；虚热，困倦少力；客热，来去不定；痰热，涎嗽饮水；寒热，发如疟壮；血热，辰巳发热；疮疹热，耳、鼻尖冷。诸证得之，各有所归，其间或有三两证交互者，宜随其轻重而处治之。

凡病久则血气虚，气虚则发厥，血虚则发热，气血皆虚则手足厥而身热也，宜以惺惺散、四君子汤、钱氏白术散主之。

汤氏曰：温壮热由脏腑不调，内有伏热，则大便黄而臭，内夹宿冷，则大便白而酸。气皆冷热，抟于胃气，致令不和，血气壅涩故蕴积体热。

小儿诸病无不热者，须明风、湿、痰、食等证而慎药之。又小儿心肺有热，因当风解脱，风邪伤于皮肤，传于脏腑，则令恶风壮热，胸膈烦闷，目涩头昏；或时面青，谓之风热。又有小儿面赤头痛，唇焦咽痛，舌肿目赤，颊下结硬，口内生疮，痰实不利，涕唾稠黏，睡卧不安，谵语狂妄，谓之膈热。又有小儿在胎之时，因母服热药过多，或食糟酒、炙煿、腌藏等物，是诸热毒传入于胎中，儿生之后，身体黄赤，两眼不开，随证见之。凡病热者，作呻吟，面赤身热，啼叫不止，口热如汤，或生疮疥，谓之胎热，随证治之。凡病热者，切不可饮酒，有大热毒，不戒则抱薪救火，虽瞑眩之药，终于罔功。若尚食奶，须乳母同忌。

《明理论》曰：发热者，怫怫然发于皮肤之间，熇熇①然散而成热也。轻重不同，有所谓翕翕发热者，若合羽所覆，明其热在外，属表，乃风寒客于皮肤，阳气怫郁所致，宜发汗而散之。所谓蒸蒸发热者，谓若熏蒸之蒸，明其热在内，属里，乃阳气下陷而入阴中也，法当攻下以涤之。表证未罢，邪气传里，里未作疾，是谓半表半里之间，则表里俱发热，而热又轻于纯在表也。发热恶寒发于阳也，无热恶寒发于阴也。杨氏曰：阳明里实热盛，当攻之以寒；太阳风寒外抟，阴盛恶寒，虽然尤当温散；少阳宜和解，须用小柴胡汤，如微热不渴，又当加桂。《明理论》曰：发热，伤寒之常。经云：脉阴阳俱虚，热不止及下痢，发热，或汗后复热，而脉躁疾不为汗衰，狂言不能食，为阴阳交，此皆不治之证。有表而热者，谓之表热。不表而热

---

① 熇（hè 和）：火势旺盛的样子。

者，谓之里热。有暴热而为热者，乃久不宣通而致也。有服温药而为热者，有恶寒战栗而热者。盖诸热之属，心火之象也，治法小热之气，凉以和之。大热之气，寒以取之。甚热之气，则汗发之。发之不尽，则逆制之。制之不尽，求其属以衰之。苦者，以治五脏，五脏属阴而居于内。辛者，以治六腑，六腑属阳而在于外。故内者下之，外者发之。又宜养血益阴，其热自愈。

荣 热

小儿在胎中，母好食物，尤喜啖姜瓜。古人有曰：修灶缺唇，食姜余指。盖姜性至热，又是腌咸，攻及血脉，传入经络。轻则令儿遍体生蛆疮、延热毒疮、丹疮之类，经年发作，或于头额生核；重则发大痈疖，溃即烂坏皮肤，十死一生，何堪忍见！初生幼幼，毒气加盛，肌肉柔弱，参、术托里，枸、蘗扶肌。枸即地骨皮，是蘗即黄柏。常与清心，平调血脉，母慎其口，父抱令饥，医士顺理，与扶其危。

卫 热

小儿在胎中，母伤和气，饥饱劳役，神疲力倦多矣。其有不劳役者，即有忧愁思虑，役乎其中，动之真气，攻之虚邪，干乱神魄，流入胎脏，儿乃受之。既生之后，儿常昏困，腹急气粗，重则喘急，睡思不稳，狂啼烦哭，肌肉不滋，亦生疮痍，热发早晚，精神少具，良医正心，平调脏腑，既正热自散止。

辨诸热证

小儿发热，早晚两度者，谓之惊热，世呼为潮热。

小儿发热，形瘦多渴，吃食不长肌肉者，谓之疳热。

小儿发热，烦叫不时，面青者，谓之风热。

小儿发热，日中可，夜间热，其天明复凉，谓之伤寒余热未解。

小儿发热，睡觉癫叫无时，遍身热渴，谓之积热。

小儿诸病，惟热最多，先当辨其虚实，随证治之。

小儿病热者，左脸先赤，肝受热也；右脸先赤，肺受热也；额上先赤，心受热也；颐间先赤，肾受热也；鼻上先赤，脾受热也。五脏所生主热各不同，其治也亦不同，是不可一概而论。潮热发渴有时，惊热癫叫恍惚，夜热夕发旦止，余热寒邪未尽，食热肚背先热，疳热骨蒸盗汗出，壮热一向不止，烦热心躁不安，积热颊赤口疮，风热汗出身热，虚热困倦少力，客热来去不定，癖热涎嗽饮水，寒热发如疟状，血热辰已发热，疹热耳鼻尖冷。诸热得之，各有所归。其间二三证交互者，宜随其轻重而治。

虚热，其证面色青白，身微热温，冷口气冷，手足心不热，大小便自利，恍惚神慢，嘘气软弱，泄泻多尿，虚汗自出。叔和曰：虚热不可大攻，热去则寒起，惺惺散、四君子汤、钱氏白术散。

实热，其证面赤气粗，口热烦渴，唇肿，大便难，虽掀揭衣被，烦啼躁叫。

在表宜汗，青龙汤、解肌汤加麻黄。

在里宜下，四顺饮、解肌汤加大黄。

孙真人曰：得利谨勿中补，热气得补复作。

表里俱热，按脉实，面黄颊赤，唇燥口干，小便赤涩，大便坚硬，口中热气。四顺饮加川芎；惺惺散加麻黄、大黄；青龙汤；解肌汤加大黄、黄芩、麻黄。

冷热不调，其证身体乍凉乍热，上盛下泄，水谷不分。败毒散加木香；解肌汤加桂、木香。

汗下热不除，仁斋①曰：退表热宜微汗，退里热宜微下。汗下而热又再来，乃表里俱虚，气不归原，阳浮于外，不可再用凉药及再汗下，当和胃气，使阳气收敛归内，其热自止，参苓白术散、实脾散。

柳叔举曰：若经汗下，大热未除，恐防疹痘，不可妄用凉药。余热不除，仁斋曰用凉药不可十分尽用。盖热去则寒起，古人戒之。或余热不除，不足关心，宜川芎、茯苓去皮、甘草炙、白术，上剉散，用水煎，食远服，和胃气，收敛浮阳。

又曰：壮热烦躁，已用柴胡、黄芩、大黄解利之，其热乍轻乍进，宜黄连去须，炒，泻心、川芎活血、赤茯苓去皮、利小便、地黄退热，上剉散，入灯心一捻，用水煎，食远服。心血一调，其热自退。

邪热在心

汤氏曰：本脏属火，后为热所乘，故炎上而焦哭②。其证面红，小便赤，口气热，啼时有汗，仰身啼，烦躁，畏灯火，小柴胡汤加生地黄、灯心、麦门冬、竹茹同煎，不拘时候服。

积热在内

王氏曰：小儿内外蕴积热气，非食，积热也。失治则发斑、丹毒、咽喉等疾。

---

① 仁斋：人名，杨士瀛，号仁斋。
② 哭：根据前后文，疑为"苦"字误。

杨氏曰：内因酒面煎烤、热毒、热药、峻补，外因被大暖炉火侵逼，皆能生热。所谓积热者，朝斯夕斯，内外久积热气。三黄丸第一药。热出于心，热盛则伤血。

三黄丸

治婴孩小儿，解三焦积热。

黄连去须，炒　黄芩炒　大黄纸煨。各半钱

上为极细末，炼白蜜丸如皂子大，用白汤研化，食前服。

加减四顺清凉饮

治小儿血脉壅实，脏腑蓄热，颊赤作渴，五心烦热，卧不安，四肢惊掣，及因乳哺不时，寒温失度，令儿血气不顺，肠胃不调，大小便涩，欲发惊痫，或风热结核，头面生疮，目赤咽痛，疮疹余毒。

赤芍药治多惊热，小便赤　当归治体骨多热，多惊，去芦　甘草热则生寒多滞之炙用　大黄治小便赤少，大便多，热蒸二次。各二钱。一切壅滞夹热泄泻不止，加木香、炒黄连，治时行发额疮，加柴胡、煨大黄

上每服一钱，水煎，作两服。

四物二连汤

治血虚劳，五心烦热，昼则明了，夜则发热，胁肋并一身昼热，日晡肌热。

当归　生地黄　白芍　川芎　黄连　胡黄连

各等分，水煎服。

伤风热

《幼幼方》曰：由乳母不能谨护风池，早解脱当风，致风邪入于皮肤，达于腠理，令儿鼻塞清涕，发热恶风，头痛面光，烦躁。乃风伤卫气，故表虚自汗。法当解肌，不可用麻黄，汗

之则发痓。

解肌汤方见伤寒

败毒散方见伤寒

人参羌活散方见急惊

惺惺散方见变蒸

玉饼子　金星丸方见急惊

夜间遍体热如汤，才到天明依旧凉，不是鬼神为祸祟，只缘脾脏受风伤，先宜解表退热散，后用紫丸泻大肠，此证还须调五脏，安和脾胃自身康。

风痰热

得患风痰热，脱热早还凉，吃水无时度，粥饭食如常，日夜多啼叫，喘息岂为昌，患宜频进药，莫待眼翻张。头热脚冷气不和，渐生气喘爱眠多，梦里自惊手足掣，除热消痰不作磨。

汤氏曰：乃热作痰而生风也，实者利之。金星丸，白丸子，玉饼子，人参羌活散加荆芥穗，惺惺散加防风、荆芥穗、麻黄去节。

麻痘热

时行麻痘热，中指冷如水，目涩长如睡，乳食不曾闻，耳冷眼中赤，麻痘出将呈，或时寒热起，困乱没心情。

惊风热

儿患惊风热，惊啼汗出多，粪青无吮乳，两眼慢云和，咬乳流涎出，脚冷病缠疴，若逢头仰视，早治莫蹉跎。

疳 热

此证疳为热，鼻赤齿频冈，乳食常无饱，头疮鬓发焦，泥炭飧[①]如饭，肌肤不长膏，五心烦热盛，有积是疳劳。

潮 热

因疾未安和，潮热早脱过，体虚并气若，调理莫蹉跎，日久加惊悸，脾邪困渐多，面腮唇色绝，厥逆已沉疴。

发 热

发热频频脏腑虚，气积因伤未退除，颊赤口干多发哭，不食痰高胃气粗。

时气热

巢氏曰：感冒四时不正之气，头痛壮热与伤寒相似，但一时所行之证，人人相似，为时气热。

太乙十神汤

陈皮去白　紫苏　川芎　赤芍药　葛根去皮　香附子去皮,炒　麻黄去节　白芷　甘草炙　升麻煨

上哎咀，用生姜三片，枣一枚，去核同煎，不拘时候服。未受证者，加大黄研、雄黄同煎服，以解疫毒热毒之气。

时气传变

时气因邪触，春秋及夏冬，受邪肌肉内，伤客卫荣中，头

---

① 飧（sūn 孙）：晚饭，亦泛指熟食、饭食。此处为吃意。

痛浑身热，心烦两颊红，鼻清涎嗽频，传变似伤风。

夜热昼凉

夜热身如火，才明依旧凉，非干邪气作，盖为客风伤，疳热尿多赤，脾蒸粪带黄，汗来方始退，肌体潮羸尪。

诸热通治

身中有热先除热，热里逢虚先补虚。

一粒金丹

治婴孩小儿五脏蕴热，胸膈烦闷，口涩多渴，面赤头昏，唇焦咽痛，舌颊生疮，痰涎壅盛，五心烦热，四肢温壮，小便黄赤。

人参去芦　犀角　玳瑁　琥珀　防风去芦叉。各一钱　茯苓去皮　寒水石　甘草炙。各二钱　龙脑　朱砂水飞。各一钱　麝香半钱　金箔二十五片

上为极细末，用粳米糊丸如芡实大，金箔为衣，用麦门冬去心煎汤，或薄荷煎汤，研化，不拘时候服。

卷之五

诸疳方论

儿童二十岁以下，其病为疳；二十岁以上，其病为劳。皆气血虚惫，肠胃受伤致之，同出而异名也。夫小儿脏腑娇嫩，饱则易伤，乳哺饮食，一或失常，不为疳者鲜矣。疳皆乳食不调，甘肥无节而作也。或婴幼缺乳，粥饭太早，耗伤形气，则疳之根生。或三两百晬后，乳食稍多，过饱无度，则疳以伤得。或恣食甘肥黏腻、生冷咸酸，以滞中脘，则疳因积成。或乳母寒暄失理，饮食乖常，喜怒房劳，即与儿乳，则疳因母患传气而入，此非病家不能调养之过乎。疳皆脾胃受病，内无津液而作也。有因大病或吐泻后，妄施吐下，津液枯竭得之者。有因潮热大汗、下利无禁约，胃中焦燥得之者。有因伤寒里证，冷快太过，渴饮水浆，变而生热，热气未散，复干他邪得之者。又有病癖寒邪，热胁下痛硬，或者不能渐消磨，遽以卤巴峻决，津液暴伤得之者，此非医家轻药坏病之过乎。疳之为候，头皮光急，毛发焦稀，腮缩鼻干，口馋唇白，两眼昏烂，揉鼻挦眉，脊笪体黄，开牙咬甲，焦干自汗，口渴尿白，泻酸肚胀，肠鸣癖结，潮热，酷嗜瓜果、咸酸、炭米、泥土而欲饮水者，皆其候也。

夫疳曰五，疳病关乎五脏，以脏别之。

心疳即惊疳也。其证身体壮热，脸赤唇红，口舌生疮，胸膈烦闷，小便赤涩，五心烦热，盗汗发渴，啮齿虚惊是也。

肝疳即风疳也。其证摇头侧目，白膜遮睛，眼青多泪，头焦发立，筋青脑热，躁渴多汗，下痢疮癣是也。

肾疳即急疳也。其证脑热肌削，手足如水，寒热时来，滑泄肚痛，齿断生疮，口臭干渴，爪黑面黧，身多疮疥是也。

肺疳即气疳也。其证咳嗽喘逆，壮热恶寒，皮肤粟生，鼻痒流涕，咽喉不利，颐烂唾红，气胀毛焦，泄痢频并是也。

脾疳即食疳也。其证面黄身黄，肚大脚细，吐逆中满，乏力哭啼，水谷不消，泄下酸臭，合面困睡，减食吃泥是也。

五脏疳伤，大抵然也，析而论之，又有五疳出虫者。然疳伤之源，虽起于乳哺不调，而脏腑停积已久，莫不化为虫，或如丝发，或如马尾，多出于头项胸腹面背之间，黄白赤者，可治，青黑者难疗也。

蛔疳者，皱眉多啼，呕吐清沫，腹中作痛，肚胀青筋，唇口紫黑，肠头作痒是也。

脊疳者，虫食脊膂，身热瘦黄，烦温下痢，拍背如鼓鸣，脊骨如锯齿，十指皆疮，频啮爪甲是也。

脑疳者，胎中素夹风热，生下乳哺失常，头皮光急，满头饼疮，脑热如火，发结如穗，遍身多汗，腮肿脑高是也。

干疳者，瘦悴少血，舌干，其病在心，目不转睛，干啼少泪，其病在肝，身热尿干，手足清冷，其病在肺，搭口痴眠，胸脘干渴，其病在脾是也。

疳渴者，脏中风有疳气，加之乳母恣食五辛、酒面、炙煿之物，使儿心肺壅热，日则烦渴引水，乳食不进，夜则渴止是也。

疳泻者，毛焦唇白，额上青纹，肚胀肠鸣，泄下糟粕是也。

疳痢者，夹受风寒暑湿，或冷热不调，或停积宿滞，水谷不聚，频下恶物是也。

疳肿胀者，虚中有积，其毒与气交并，故令腹肚紧胀，头面四肢浮虚是也。

疳劳者，潮热往来，五心烦热，盗汗喘嗽，骨蒸枯悴是也，或渴而复泻，饮水恶食，肚硬如石，面色如银，断不可治。

无辜疳者，脑后项边，有核如弹，按之转动，软而不疼，其间有虫如米粉，不速破之，则虫随热气流散，淫蚀脏腑，以致脉体痈疮，便利脓血，壮热羸瘦，头露骨高是也。可用针速破，膏药贴之。盖瀚濯①儿衣，露于檐下，为雌鸟落羽所污，儿着此衣，虫入皮毛，亦致无辜之疾。凡儿衣宜微火烘之。

丁奚者，手足极细，项小骨高，尻②削体痿，腹大脐突，号哭胸陷，或生谷癥是也。哺露者，虚热往来，头骨分开，翻食吐虫，烦渴呕哕是也。

丁奚、哺露皆因脾胃久虚，不能化水谷，以致精神减损，无以荣其气，故肌肉销铄，肾气不足，复为风冷所伤，使骨枯露，亦有胎中受毒，脏腑血少致之。此皆无辜疳伤，种类之疾而至此，不几殆哉！

宜服肥儿丸、大芦荟丸、至圣丸、茯苓丸、香蔻丸、消食丸等药，辨冷热以治之。又有疳伤久则利，肠胃受湿得之，壮如狐惑，伤寒齿虫之证，名蛋齿。属肾，肾虚才受邪热，疳气直奔上焦，故以走马为喻。初作口气，名曰臭息。次牙齿黑，盛则龈烂，热血并出，齿宣露，甚者齿皆脱落。治之之法，用铜绿、生蜘蛛细研，入麝少许，夹和擦齿。如无蜘蛛，用壳亦可。诸疳之证，宜用下虫丸、十全丹、蚵蚾丸、君朴丸、灵脂丸疗治，则当对证施治焉。

---

① 瀚濯：洗涤。

② 尻（kāo 考）：屁股，脊骨的末端。

黄连肥儿丸

治一切疳及疳眼赤肿、昏暗、雀盲，或经月合眼，宜服之。

黄连一两　芜荑炒　麦芽炒　神曲各五钱。炒　青皮炒　使君子各二钱半，去壳

上为末，用豮[①]猪胆汁丸麻子大，每七丸，米汤下。

大芦荟丸

治疳杀虫，和胃止泻。

胡黄连　黄连　白芜荑　芦荟　木香　青皮　雷丸白者佳，赤者杀人　鹤虱各五钱。炒　麝香二钱，另研

上为末，粟米饭丸绿豆大，米饮下一二十丸。

生熟地黄丸

治肝疳，白膜遮睛，合面而卧，肉色青黄，发立筋青，脑热羸瘦。

生地黄　熟地黄各五钱　川芎　赤茯苓　黄连　杏仁　半夏　天麻　甘草　当归　枳壳炒　地骨皮各二钱半

上剉散，每服二钱，姜三片，黑豆十五粒，水煎，临卧温服。

清肺汤

治肺疳，咳嗽气逆，多嚏，壮热恶寒。

桑白皮五钱，炙　紫苏　前胡去芦　黄芩　当归　麦门冬去心　连翘　防风去芦　桔梗去芦　赤茯苓去皮　生地黄　甘草各一分

上剉散，每服二钱，水煎服。

至圣丸

治冷疳，疳泻。

---

① 豮（fèn 愤）：阉割过的公猪。

丁香　丁皮①各一钱　木香　厚朴制　陈皮　肉豆蔻煨　使君子取肉。各二钱

上为末，神曲糊丸麻子大，每十丸，米汤吞下。

地黄丸

治肾疳极瘦，身疮疥，寒热作时，头热脚冷。

熟地黄八钱　山药　山茱萸　泽泻　牡丹皮　茯苓各三钱

一方去山茱萸、泽泻、茯苓，加使君子、川楝子

上为末，炼蜜丸如梧子大，每服三丸，温汤化下。

铜青散

治走马疳，口内生疮，牙龈溃烂，齿黑欲脱，或出血。

白芷五钱　牙硝一钱　铜青一分　麝香一字

上为末，干敷口角，及擦牙齿上甚妙。

香蔻丸

治疳泻。

黄连三钱　肉豆蔻煨　木香　诃肉煨　砂仁　茯苓各一钱

上为末，揉饭丸麻子大，每十五丸，米饮下。

加味肥儿丸

治诸疳，身黄肚急，痞块泄泻，瘦弱。

胡黄连一两　使君子去壳，去皮，浸　三棱煨　木香　莪术煨　香附子　青皮炒　陈皮　麦芽炒　神曲各一两。炒　槟榔　川黄连　芦荟各五钱

上为末，以神曲、麦芽糊丸，如绿豆大，空心米饮下三四十丸。如小儿无热，去胡黄连；泄泻，加人参、肉豆蔻、茯苓。

---

① 丁皮：即丁香皮。

使君子膏

治诸疳，调理脾胃，杀虫解热。

使君子肉一两，浸去皮　陈皮　厚朴各五钱半。姜制

上为末，炼蜜丸如皂子大，三岁一丸，二岁以下服半丸，米汤化下。忌油腻甜物。

肥儿丸

治诸疳。多因缺乳，吃食太早，或因病久，脏腑胃虚虫动，日渐羸瘦，肚大筋青，不能行立，发竖发热，无颜色。

黄连　神曲各一两，炒　麦芽五钱，炒　木香二钱半　槟榔二个　肉豆蔻炮　使君子各五钱。酒浸去皮

上为末，面糊丸麻子大，每服二十丸，米饮下，量岁数加减。

又　方

治证前同。

黄连　陈皮　神曲炒　麦芽各一两，炒　白芜荑五钱　川楝子一两，去核

上为末，面糊丸麻子大。

益黄散 方见吐泻

黄连丸

治疳渴，干疳，疳劳。

黄连五两，猪腰汁浸　干葛　乌梅肉　杏仁　莲肉各二钱

上为末，用黄牛胆汁丸麻子大，每服十五丸，乌梅汤下。

胡黄连丸

治疳有热证者。此小胡黄连丸，后为大胡黄连丸。

胡黄连　黄连各五钱　辰砂一分，另研　芦荟　麝香各一分

上二味为末，入辰砂末，却填入猪胆内，用淡浆煮。以枝

子于铫上，用绵钓之，勿着底，候一炊久，取出。研入芦荟、麝香末，揉饭为丸如麻子大，每服五七丸。

又　方

治小儿疳疾，一切虚痢，诸药无功，此极效，即胡黄连丸。

胡黄连　芦荟　黄连　肉豆蔻　桂心　人参　辰砂　麝香一字　使君子　木香　钩藤　龙齿　茯苓各等分

上为末，用猭猪胆汁两枚，取汁和药，令匀，却入胆袋内盛之，以绳扎定，汤煮半日，取出切破。更入莨菪子二钱，微炒、黄丹一钱二味，研末入前药，和匀，捣五百杵，丸绿豆大，米饮吞下五七丸。不吃米饮，乳头令吻。治一十二种疳痢及无辜疳亦效。

蜘蛛丸

治无辜疳。诸疳一服虚热退，二服渴止，三服泻痢住。

蟾蜍一枚，夏月沟渠中取腹大者，不跳不鸣，其身多癞

上取粪虫一勺置桶中，以尿浸之，桶上要干，不与虫走。却将蟾蜍杀之，顿在虫中，任与虫食一日一夜，次以新布袋包紧，定置水急处，浸一宿取出，丸。上焙为末，入麝香一字，揉饭丸麻子大，每服二三十丸，米饮下。此丸累修合活人多矣，无不效验。

妙应丸

治疳虫，积气脏腑等疾。

槟榔　大腹子各五钱　黑豆　白豆各一两　黄连五钱　木香白芜荑　使君子各二钱半

上为末，皂角汤丸如绿豆大。

木香丸

治疳痢，冷热不调，五色杂下，里急后重。

黄连三钱　木香　厚朴制　砂仁　夜明砂各一①钱　诃肉一钱，煨

上为末，粳米饭为丸麻子大，每服十五丸，艾叶生姜汤下。

黄芪汤

治疳劳，喘嗽不定，虚汗骨蒸，渴而复泻，乳食迟进。

黄芪蜜炙　当归　川芎　芍药　生地黄　蛤蟆去足，炙　鳖甲各三钱。醋炙　人参　白茯苓　陈皮去白　半夏泡　柴胡去芦　使君子　甘草各二钱

上剉散，每服二钱，姜二片，枣一枚煎，食前服。

五疳丸

治疳伤肚大。

青皮炒　干姜烧存性　五灵脂　莪术各一两。煨

上为末，每一两用巴豆霜一钱拌和，揉饭丸麻子大，每三五丸，米汤下。

十全丹

治丁奚、哺露。

青皮　陈皮　莪术煨　川芎　五灵脂　白豆蔻　槟榔　芦荟各五钱　木香　使君子　蛤蟆各二②钱

上为末，猪胆汁浸糕糊丸麻子大，每服二十丸，米饮下。有热，薄荷汤下。

汤氏十全丹

治丁奚、哺露。夫哺露者，皆因乳哺不调，伤于脾胃，致令脾虚弱，渐不能食，血气减损，肌肉不荣而骨羸露。其脏腑之气不宣，则汲汲苦热，谓之哺露。

---

① 一：嘉靖本作"三"。
② 二：嘉靖本作"一"。

槟榔　枳壳炒　青皮　三棱煨　蓬术煨　砂仁各五钱　丁香一分　香附子一两，炒　木香一分

上为末，神曲丸粟米大，空心米饮吞下。

吴希亮疳方

三棱五钱，煨　蓬术五钱，煨　青皮二钱　陈皮三钱　甘草二钱　胡黄连三钱　乌梅肉三钱　芜荑三钱　玄胡索二钱，煨　百草霜三钱　神曲半两，炒　麦芽五钱，炒　雷丸二①钱　巴豆五十粒

上为末，先丸一两，入巴豆五十粒，如麻子大，米汤下。可加川楝子、使君子。

脾积丸

山楂子青者多用　香附子　乌药　紫金皮　砂仁　甘草各等分

上为末，楂子生用，捣碎晒末，米糊丸梧桐子大，米饮下三五十丸。

嚏疳散

治疳。

芦荟　黄连各一钱　瓜蒂　猪牙皂　蛤蟆各半两　麝香少许

上为末，吹入鼻内，嚏则可治。

脂连丸

治五疳潮热，肚胀发直。

胡黄连半两　五灵脂一两

上为末，用猪胆汁丸如麻子大，每服十五丸，米饮下。五疳潮热，慎勿用大黄、黄芩。

五疳良方

治疳。

---

① 二：嘉靖本作"三"。

黄连　芜荑　神曲炒　麦芽炒　陈皮　木香　蛤蟆烧存性。
各一两　使君子　槟榔二个　肉豆蔻二个　麝香一字，另研

上为末，以猪胆二个，取汁入好酒，打面糊丸芥子大，每
服十五丸，米汤下。

茯苓丸

治心疳，惊疳。

茯神　芦荟　琥珀　黄连　赤茯苓各三钱　钩藤皮　远志肉
姜制，焙　蛤蟆灰各一①钱　麝香少许　石菖蒲一钱

上为末，粟米糊丸麻子大，每服十丸，薄荷汤下。

神效换肌丸

治脾疳，肌瘦，潮热盗汗，饮食易伤脏腑，糟粕、饮食不
化，头大腹急。

黄连炒，去毛　鳖甲醋炙　肉豆蔻煨　诃肉煨，二钱半　麝香半
字　麦芽炒。各五钱　使君子五钱，煨，取肉　神曲炒

上为末，面糊丸麻子大，米汤下，量岁加减服。

天麻丸

治肝疳，风疳，疳眼。

青黛　黄连　天麻　五灵脂　川芎　夜明砂炒　芦荟各二钱
龙胆草　防风　蝉蜕各一钱半。去足、嘴　全蝎二枚，炙　麝香少许
干蟾头二钱，炙焦

上为末，猪胆汁浸糕，丸如麻子大，每十丸，薄荷汤下。

地黄清肺饮

治肺热疳，蜃②蚀为穿孔臭，或生息肉，或鼻生疮。

---

① 一：嘉靖本作"二"。
② 蜃（nì 逆）：小虫。

桑白皮五钱，炙　紫苏　前胡　防风　赤茯苓　黄芩　当归
天门冬去心　连翘　桔梗　生地黄　甘草各二钱

上剉散，每服二钱，食后服。次用化䘌丸。

化䘌丸

芜荑　芦荟　青黛　蛤蟆灰　川芎　白芷　胡黄连各等分

上为末，猪胆汁浸糕，糊丸麻子大，每服二十丸，食后临卧，以杏仁煎汤吞下。其鼻常用熊胆泡汤，小笔蘸洗。俟前药各进数服，却用青黛、当归、赤小豆、瓜蒂、地榆、黄连、芦荟各等分，雄黄少许，细末，入鼻敛疮。

灵脂丸

治脾疳，食疳。

白豆蔻　麦芽炒　五灵脂　砂仁　蓬术煨　青皮　陈皮　使君子各二钱　蛤蟆炙焦，三钱

上为末，米糊丸麻子大，米汤下。

下虫丸

治疳蛔诸虫。

木香　桃仁去皮、尖　芜荑炒　槟榔各二钱　鹤虱炒，一钱　轻粉五钱　干蛤蟆炙焦，三钱　使君子五十枚，煨，取肉　白苦楝根皮酒浸，焙　绿色贯众各二钱

上为末，面糊丸麻子大，每服二十丸，空心清肉汁下。内加当归、黄连各二钱半，治脊疳、疳劳。

龙胆丸

治脑疳，脑热饼疮。

龙胆草　升麻　苦楝根皮　防风　赤茯苓　芦荟　油发灰各二钱　青黛　黄连各三钱

上为末，猪胆汁浸糕，丸麻子大，每二十丸，薄荷汤下，

食后服。仍以芦荟末吹入鼻。

君朴丸

治诸疳，小便白浊，久则黄瘦，不长肌肉。

使君子煨　厚朴制　黄连各一两　木香二钱，同炒

上为末，面糊丸如赤小豆大，三岁服三十丸，米汤吞下，三五服效。

鳖血煎

治疳劳。

芜荑　柴胡　川芎各一两　人参五钱　胡黄连　川黄连各二钱　使君子二十一枚

上用鳖血一盏，吴茱萸一两，拌和二黄连，淹一宿，次早炒干。去茱萸、鳖血，只用二连末和，余药作末，粟糊丸麻子大，每服二十丸，食前白汤下。

鳖甲丸

治无辜疳，腹中毒起，四肢瘦弱。

鳖甲醋炙黄　黄连　枳壳　夜明砂各五钱。炒　诃肉二枚，一生　麝香半分　蝎虎①一枚，炙

上为末，炼蜜丸绿豆大，每服五丸，米汤下，日三服。

蒸鸡丸

治疳劳，骨蒸潮热，盗汗瘦弱，腹急面黄，食不生肌肉，日哭夜啼，多渴少食。

黄连一两　柴胡一两　芜荑　鹤虱各五钱　秦艽　知母　丹参　使君子各一两

上为末。以黄雄鸡一只，重一斤者，笼之，用大麻子饲之

---

① 蝎虎：即壁虎。

五七日，去毛令净，于臀上开一孔，去肠肚净，拭干，入前药于鸡腹内，以线缝之。取小甄，先以黑豆铺甄底，厚三寸，安鸡在甄中，旁以黑豆围裹，上以黑豆盖之，自朝蒸至晚。候温冷，取鸡肉，研和得所，如硬入酒面糊，丸前药末，如赤小豆大。二岁二十丸，米汤吞下，十五岁温酒下。忌食猪肉、黄雌鸡肉。

加味经验黄鸡煎丸

柴胡　知母　秦艽洗净　川楝肉各一两。炒　黄连一两　胡黄连　芦荟　鹤虱　芜荑　槟榔　丹参　川芎　神曲　麦芽　青皮　五灵脂各五钱　使君子一两半　水银一钱　麻子五两　黑豆五升

上依前方修合。

梅肉丸

治诸疳，烦渴，饮水不休。

定粉①　龙胆草　乌梅肉　黄连炒。各等分

上为末，炼蜜丸黍米大，每服二十丸，温水吞下。

五疳保童丸

治小儿五疳。一切疳证，无不治疗。

黄连　白鳝头炙，令焦黄色，即炒白芜荑充代　雄黄研飞　龙胆草去芦　青皮　五倍子　夜明砂　蟾头一枚，炙，令黄色　苦楝根　天浆子炒　胡黄连　麝香另研②　青黛研　芦荟研各一分　一方有蜗牛微炒，一分

上为细末，都研令匀，用糯米饭和丸如麻子大，每服一岁儿三丸，不计时候，温米饮下，日进三服尤妙。

---

① 定粉：即铅粉。功效消积杀虫，解毒生肌，燥湿止痒。
② 另研：嘉靖本此下有"熊胆研"三字。

五疳消食丸

治五疳八痢，杀腹脏虫，疗疳劳及走马，牙齿唇烂，肚大青筋。此药大能进食，悦颜色，长肌肤。

麦芽炒　使君子去皮，炒　黄连去毛，炒　橘红　芜荑　龙胆草各等分

上为末，粟米糊丸如粟米大，每服二三十丸，空心米饮下，不拘时，量岁数加减。

六神丹

治小儿疳气羸瘦，脏腑怯弱，泄痢虚滑，乳食减少，引饮无度，心腹胀满。

丁香　木香　肉豆蔻各五钱

上三味，面裹同入慢灰火煨，令面熟取出，放冷。

诃子煨，去核　使君子肉各半两　芦荟一两，细研入药

上为细末，以枣肉和丸如麻子大，每服五丸至七丸，米饮下，乳食前服。

芦荟丸

治疳气羸瘦，面色痿黄，腹胁胀满，头发作穗，好吃土泥，利色无定，寒热往来，目涩口臭，齿龈烂黑。常服长肌退黄，杀疳虫，进乳食。

大皂角　青黛一分　芦荟研　朱砂另研　麝香各一钱。研　干蛤蟆同皂角等分，烧存性，为末，一两，入前项药味

上为末，浸蒸饼丸如麻子，每三岁儿二十丸，米饮下。

兰香散

治小儿走马疳，牙齿溃烂，以至崩砂、出血齿落者。

轻粉一钱重　兰香子一钱末　密陀僧半两，醋淬为末

上研如粉，敷齿及龈上立效。

议曰：婴孩受病，证候多疳，良由气郁三焦，疳分五脏，内有肾经常虚得疳，名之曰急，以马走为喻，治疗颇难。此等一证，初作口气，名曰臭息；次第齿黑，名曰崩砂；盛则龈烂，名曰溃槽；又盛血出，名曰宣露；重则齿自脱落，名曰腐根，其根既腐，何由理之？嗟吁！豪家育子，哺以甘肥，肾堂受之虚热，或缘母在临月，恣味珍馐，令儿所招，即非偶然而作。今将秘方具述于后。

敷齿立效散

鸭嘴胆矾一钱匙，上煅红，研　麝少许

上研匀，每以少许敷牙齿龈上。

又一方用蟾酥一字，加麝和匀，敷之。

议曰：血之流行者，荣也；气之循环者，卫也。变蒸足后，饮食之间，深恐有伤于荣卫而作众疾，其或气伤于毒，血伤于热，热毒攻之，虚脏所受，何脏为虚？盖小儿肾之一脏常主虚，不可令受热毒，攻及肾脏，伤乎筋骨。惟齿受骨之余气，故先作疾，名曰走马，非徐徐而作。所宜服药甘露饮、地黄膏、化毒丹、消毒饮。其外证，以前件立效散及麝酥膏敷之，切忌与食热毒之物。此疳不同常证，乃系无辜有作，医宜深究，保全为上。若用常方，难以愈活。

独活饮子

治肾疳臭息候良方。

天麻　木香　独活　防风　麝少许，细为末，研和入

上各三钱，为末，每服一钱，若小者半钱，麦门冬热水调下。

三黄散

治肾疳崩砂候良方。

牛黄　大黄　生地黄　木香　青黛

上等分为末，每服一钱，热水调服。

人参散

治肾疳溃槽候良方。

肉豆蔻炮　胡黄连　人参　杏仁炒　甘草炙

上件各等分为末，每服一钱，小者只半钱，温热水调服。

地骨皮散

治肾疳，龈腭牙齿，肉烂腐臭，鲜血常出良方。

生干地黄半两　真地骨皮　细辛各一分　五倍子炒令焦，二钱

上件为细末，每用少许敷之，频与功效，吃不妨。

议曰：本经所载疳证有五，谓五脏所受，故得其名。今述肾疳一脏，有五证候者，最为要急，不可同常。此疾共陈有五种候，传迅疾可畏，乃知走马之号不诬。初发之时，儿孩口臭，上干胃口，气息臭郁，渐进损筋，龈肉生疮，或肿或烂，其齿焦黑；又进从牙槽内发作疮疱，破溃脓烂；又进热逼脉，时时血出，其热注久，牙龈腐坏，槽宽齿脱，六七岁孩落尽，不复更生，岂可治疗？今以妙方宜速与，传变而理，不待疾作而后药也。

疳疾证候方议

议曰：五疳八痢，本经所载详明。然究竟疳在五脏，五病故有五名，及其顺逆相传，变动脏腑，则病不循证候而作者，岂可以五疳为数、八痢为拘？疳者始自于疳，痢者起自于痢。疳以饮食不节过伤脾胃，痢即脾胃虚弱而受积毒。治疳之药理脾胃，温中补气，消疳杀虫，治痢之药理肠胃，去湿调中，滋血和气为上。

大效使君槟榔丸

治婴孩小儿食肉太早，伤及脾胃，水谷不分，积滞不化，疾作疳等候，宜服。

肉豆蔻　槟榔一个, 生　宣连　胡黄连　陈皮　青皮　川楝子肉炒　芜荑炒, 去皮　神曲　麦芽并炒　木香　夜明砂炒, 去土　芦荟　川芎各一钱　麝一字

上件为末，猭猪胆汁、薄荷为丸，如麻子大，每服三五十丸，温饭饮下。

议曰：积是疳之母，所以有积不治，乃成疳候。又有治积不下其积，存而脏虚，成疳尤重。大抵小儿所患疳证，泄泻无时，不作风候者何？惟疳泻名热泻，其脏腑转动有限，所以不成风候，虽泻不风，亦转他证，作渴，虚热，烦躁下痢，肿满喘急，皆疳候虚证。古云：疳虚用补虚，是知疳之为疾，不可更利动脏腑。发作之初，名曰疳气；腹大胀急，名曰疳虚；泻痢频并，名曰疳积；五心虚烦，名曰疳热；毛焦发穗，肚大青筋，好吃异物，名曰疳极，受病传脏已极；热发往来，形体枯槁，面无神采，无血色，名曰疳劳；手细小，项长骨露，尻臀无肉，肚胀脐突，名曰丁奚；食加呕哕，头骨分开，作渴引饮，虫从口出，名曰哺露。此皆疳候，又因多食生冷，甘黏肥腻，积滞中脘不化，久亦成疳。治疳之法，量候轻重，理其脏腑，和其中脘，顺其三焦，使胃气温而纳食，益脾元壮以消化，则脏腑自然调贴。令气脉与血脉相参，壮筋力与骨力俱健，神清气爽，疳消虫化，渐次安愈。若以药攻之五脏，疏却肠胃，下去积毒，取出虫子，虽曰医疗，即非治法。盖小儿脏腑虚则生虫，虚则即滞，虚则疳羸，虚则胀满，何更利下？若更转动肠胃致虚，由虚成疳，疳虚证候乃作无辜，无辜之孩难救矣。议

大胡黄连丸，功效非常。

议曰：疳之疾危发由于渐，痢之后逆传自于延，延久为逆。初见其轻，言之曰常，后知其重，告之无门。是以疳痢皆由积毒，娇恣口腹，因虚以致虚，因害而伤害，医工见有此等，自是忧疑，病家欲得便苏，岂无性急？更迁取活，辗转愈深，或疳极而腹下痢，或热盛而加作渴，或烦躁四体虚浮，或饮食一时呕吐。常方不能安愈，快剂恐越伤和，并宜服此。

肥肌丸

治小儿一切疳气，肌瘦体弱，神困乏力。常服杀虫消疳，开胃进食。

黄连一分，去须　川楝子肉各半两，炒　川芎半两　陈皮　香附子各一分，酒煮炒干　木香二钱

上件为末，水煮细面糊为丸，如麻子大，每服三五十丸，温饭饮下。

议曰：惊、疳、积、痢，各分证候用药。今有小儿患疳虚困，又作痢疾，二候相加，最为恶重。疳痢并行，脏腑虚乏之极，热毒差重，皆系积之久滞。虽曰系积，无积可疗，乃虚受之。然谓其虚，补之不及，所见其证，不得良方，以何对治。虽获其方，不审其候，亦难疗也。良由脉与病同，药与证对，医工运巧，扶而起之，必得安乐，胡黄连丸无以加诸，肥肌良方，亦佐胜也。大抵疳之为病，皆因过食饮食，于脾家一脏有积不治，传之余脏，而成五疳之疾。若脾家病去，则余脏皆安矣。

黛荟胡黄连丸

治小儿热疳。

胡黄连　川黄连各半两　朱砂一钱五，分别研

上二连为末，和朱砂，入猪胆内紧定，虚悬于铫中，煮一饭久取出。研芦荟、青黛各二钱半，去淀，虾蟆灰二钱，麝少许，粳米饭丸麻子大，每服十丸，米饮下。

青黛木香丸

治小儿冷疳，及疳在内。

木香　青黛　槟榔　肉豆蔻各一分　麝香一钱半，另研　续随子一两，去油　虾蟆二个，烧存性

上为末，蜜丸绿豆大，每服三五丸至二十丸，薄荷汤下，食前服。

通神丸

治小儿冷热疳。

胡黄连　川黄连各二钱　木香　芜荑炒。各二钱　丁香　肉豆蔻生　使君子煨肉。各一钱　大蛤蟆一枚，剉碎，水煮烂，研膏

上为末，膏和丸麻子大，每服十丸，米饮下。

一方治小儿疳，用黄连、白术、山楂各五钱，胡黄连、芦荟各三钱，芜荑一钱半，神曲四钱为末，猪胆丸黍米大，白汤下。

一富儿面黄，善唉易饥，非肉不食，泄泻一月，脉大。以为湿热，当脾困而食少，今反形健而多食不渴，此必疳虫也。大便果有虫，令其治虫而愈。至次年夏初复泻，不痛而口干。予曰：昔治虫不治疳也。以去疳热之药，白术汤下，三日而愈。后用白术为君，芍药为臣，川芎、陈皮、黄连、胡黄连，入芦荟为丸，白术汤下，禁肉与甜瓜，防再举，此系幼科治验。

杨氏曰：疳之受病，皆虚使然。热者，虚中之热；冷者，虚中之冷；积者，虚中之积。治热不可妄表过凉，治冷不可峻温骤补，治积不可用药峻取。

钱氏曰：小儿初病为肥热、疳热则凉之，久病为冷瘦、疳冷则温之。小儿易虚易实，服寒则生冷，服温则生热，峻取则再伤脾胃，反所益疾。上医处其消积和胃，滋血调气，随顺药饵以扶持之。病家调节乳食以禅养之，使荣卫调和，脏腑充实，若或过焉，君子未保其往。积者，疳之母，由积而虚，谓之疳极。凡有积者，无不壮热脚冷。若积而虚甚，则先扶胃，使胃气充实，方与微利，急以和胃之药扶虚救里，如白豆蔻、萝卜子、缩砂、蓬莪术消积等药剂疏利也。胁间癖痛，亦虚中之积，先寒后热，饮水不食。或饮水而致喘嗽。凡热疳，以胡黄连丸；冷疳，以木香丸；冷热疳，用通神丸主之。疳在外，耳鼻生疮者，以兰香散、诸疮白粉散主之。

钱氏有癖为潮热之说法，当解散寒热，即与下癖，治疗不一，宜权度于此。冷热疳，如圣丸尤宜。

自然生疳

久吐、久泻、久痢、久渴、久汗、久热、久疟、久嗽、久血、久淋，皆因久病失治，湿热伤脾，积传诸脏，虚以致之。

疳　证

小儿五疳，因过多食，或因甘甜，惊风入腹，或缘患后，不长肌肉，致成疳疾。不思乳食，朝好暮恶，或发潮热，四肢羸瘦，腹急气喘，头发稀疏，喜食泥土，变成疳劳。

肝疳白瘼

肝疳白瘼眼中光，怕日羞明泪不干，咬甲摇头肌体瘦，腹中坚癖块多端。

心疳脸赤

心疳脸赤少精光，壮热唇红面色黄，绕卧皮肤沉盗汗，睡中惊哭意恓惶。

脾疳腹胀

脾疳腹胀体萎黄，食物难消又滑肠，揉鼻揉眉多爱吐，蛔虫和粪泻非常。

肺疳咳嗽

肺疳咳嗽体尪羸，喘急痰涎气力衰，疥癞皮肤生痛痒，频频吃食只多饥。

肾疳骨热

肾疳骨热生偏坠，齿黑唇焦疮蜃鼻，憎寒壮热手如冰，每夜嗌煎不稳睡。

肝风疳

摇头揉口鼻，白膜眼中瞒，揩磨常泪出，两目不曾干，颜容面青色，浑身疮癣斑，毛焦并发竖，此病本从肝。

心惊疳

浑身壮热甚，四肢全不任，面黄并脸赤，怕冷爱重衾，口鼻常干燥，根源即渐深，只因惊扑着，此病木从心。

脾滚疳

食物难消化，情中爱吃泥，腹高青脉起，头发薄稀疏，喘息饶呵欠，无欢只欲啼，痢多酸馊臭，此病本从脾。

肺气疳

啼多并嗽逆，口鼻胫生疮，昏昏饶爱睡，体瘦又滑肠，四肢无气力，容貌不同常，泻脓并吐血，此病肺家伤。

肾急疳

泻痢时频并，吐逆转加深，大肠肛头脱，壮热兼腹惊，乳食全不进，手足冷如冰，急疳难治疗，此病肾家因。

疳痢杂色

大便脓血黑青黄，久患成疳必滑肠，下部脱肛情倦怠，上焦烦渴意恓惶；夜来冷热相干作，因为寒温理失常，体热须宜多进食，岂愁憔悴少精光。

又有肥疳，即脾疳也。身瘦黄，皮干而有疮疥，其候不一，种种异端，今略举纲纪：目涩或生白膜，唇赤，身黄干或黑，喜卧冷地，或食泥土，身有疮疥，泻青白黄沫，水痢色变易，腹满，身耳鼻皆有疮，发鬓作穗，头大项细，极瘦饮水，皆其证也。

黄连丸

治婴孩小儿疳渴。

黄连雄猪胆汁浸一夜　瓜蒌根　乌梅去壳　杏仁去皮、尖　莲肉去心　茯苓去皮。各二钱

上为极细末，牛胆汁浸米糕，丸如黍米大，用乌梅、土姜、蜜同煎汤，食远服，与前方小异。

《全生方》曰：凡疳病，皆因津液亡竭，饮食之中入药食之。王氏曰：仍以前药加黄连，入猪肚内缚口煮烂，入臼内杵细，为丸，用米饮，食后服。生津清心，止渴调脾，诸疳常服。

疳　泻

疳泻者，毛干唇白，额上青纹，肚胀肠鸣，泄下糟粕是也。勿用热药止之。

疳痢

疳痢者，夹受风寒暑湿，或冷热不调，或停积宿滞，水谷不聚，频下恶物是也，宜木香丸。

疳胀泻

汤氏曰：此泻与积泻相类，但臭如抱退鸡子，泻又不频，又不如水聚，作一次只难得止。实者宜微取积，宜人参散。

人参散

与他方小异，此方稳当，有胡黄连不畏参者，丁、姜、术有兼治之义。

人参去芦　白术　黄芪蜜炙　茯苓去皮　甘草炙。各三钱　白姜五钱　使君子去壳，五个　胡黄连　丁香各二钱　木香一钱　肉豆蔻面裹煨，去油，一个

上为极细末，用陈米饮调化，食前服。

疳肿胀

疳肿胀者，虚中有积，其毒与气交并，故令腹肚紧胀。由是脾复受湿，肾中不能宣导，故令头面脚手浮肿是也，宜褐丸子、异香散。

疳劳

疳劳者，潮热往来，五心烦热，手足心及胸前热而发疮，盗汗骨蒸，嗽喘枯悴是也，宜黄芪汤。渴而复泻，饮水恶食，肚硬如石，面色如银，断不可治。

猪肚黄连丸

雄猪肚一具　黄连七两

上剉，水浸湿，纳猪肚内，缚定口，入粳米饭上蒸烂，安石臼内入些饭杵，拈丸如黍米大，用米饮，食远服，后用川芎、生地黄、茯苓去皮、木、甘草炙，上㕮咀，用水煎，食远服。调血清心用芦荟丸、肥儿丸合服，佐之可也。又方大腹皮、苦参、白芷去芦，煎汤洗。

肥热疳

小儿初病，谓之肥热疳，其候病多在外，鼻下赤烂，头疮湿疮，五心烦热，掀衣气粗，渴饮冷水，烦躁卧地，肚热足冷，潮热往来，乃欲传疳。补脾进食，磨积消疳。

凡久积欲传疳候，宜作虚中积治之。虚则补而后取，实则取而后补，切不可便用胡黄连、芦荟治。补服实脾散、磨积药之类，以后不愈，必须胡黄连、芦荟方愈。

取胎毒，实者取而后补，虚者补而后取，当以补脾胃。

淡豆豉十粒　巴豆去油、膜、心，二个

上杵如泥，圆如黍米大，用生姜煎汤，食前服。取下鱼冻，病根除疾。

取交你，一切疳毒。

夜明砂五钱

上入瓦瓶内，取精猪肉三两，薄切，入瓶内，水煮取肉，午前与儿食，澄清肉汁，令儿饮汁食肉，取下腹中胎毒。次用生姜四两，和皮切，炒黄色，再用黄连一两，二味为细末，煮面糊丸如黍米大，用米饮，食前服。

肝疳名风疳，心疳面黄颊赤，脾疳名肥疳，肺疳名气疳，肾疳名骨疳。

杨氏曰：又有疳伤者，五脏虫疳也，其名甚多，姑举其要。

虫疳者，其虫红丝出于头项腹背之间，黄白赤者可治，青黑者难疗。

蛔疳者，皱眉多啼，呕吐清沫，腹中作痛，肚胀青筋，唇口紫黑，头摇齿痒。

脊疳者，身热羸黄，烦渴下利，拍背有声，脊骨如锯齿，十指皆疮，频吃爪甲。

脑疳，头皮光急，满头并疮，脑热如火，发结如穗，遍身多汗，腮肿囟高。

疳渴者，日则烦渴，饮水不食，夜则渴止。

疳泻者，毛焦唇白，额上青纹，肚胀肠鸣，泻下糟粕。

疳痢者，停积宿滞，水谷不聚，泻下恶物。

疳肿者，虚中有积，肚腹紧胀。脾腹受湿，则头面手足虚浮。

疳劳者，潮热往来，五心烦热，盗汗骨蒸，嗽喘枯悴，渴泻饮水，肚硬如石，面色如银。

无辜疳者，脑后项边有核如弹丸，按之转动，软而不疼，其内有虫，不速针出，则内食脏腑。肢体痈疽，便利脓血，壮热羸瘦，头露骨高。传儿衣夜露，为鸦鸟羽所污亦致此。

若手足极细，项小骨高，尻削体瘦，腹大脐突，号哭胸陷，名丁奚。

若虚热往来，头骨分开，翻食吐虫，烦渴呕哕，名哺露。

若牙齿蚀烂，名走马疳。盖齿属肾，肾虚受热，疳火上炎，致口臭齿黑，盛则龈烂牙宣，大抵其症虽多，要不出于五脏。

治法：肝疳，用地黄丸以生肾。心疳，用安神丸以治心，异功散以补脾。脾疳，用四味肥儿丸以治疳，五味异功散以生土。肺疳，用清肺饮以治肺，益气汤以生金。脑疳亦用地黄丸。无辜疳用大芜荑汤、蟾蜍丸。丁奚、哺露用肥儿丸、大芦荟丸。走马疳敷雄黄散，服蟾蜍丸。若作渴、泻痢、肿胀、痨瘵等类，当详参方论而治之。

盖疳者，干也，因脾胃津液干涸而患；又曰疳者，甘也，因恣食甘甜成积生虫；又病后饮食不节，或泻后脾虚，积热传布五脏，虚则生热，积则致虚，虚热积湿生虫成疳。在小儿为五疳，在大人为五劳，总以调补胃气为主。

陈职方孙，三岁，面颊患疮，沿蚀两目，肚大青筋，小便澄白，此肝疳之症也。用大芜荑汤二剂而愈。

陈司厅子遍身生疮，面色痿黄，腹胀内热，大便不调，饮食少思，倦怠口干，为肝脾疳症。用大芦荟丸不月而愈。

一女子，十二岁，目生白翳，面黄浮肿，口干作泻，用四味肥儿丸而痊。

一小儿，头摇目眨，口渴下血，此肝经血虚风热也，用地黄丸而痊。若肝经实热，无用泻青丸。盖虚则补其母，实则泻其子也。

一小儿，十一岁，两耳后脑下各结一核，色不变，不痛，而面色痿黄，体倦口渴，去后不调，用芦荟丸治之，诸症悉愈。

一小儿，鼻外生疮，不时揉擦，延及两耳。又一小儿，视物不明，鼻内或痒，或生疮，用四味肥儿丸并愈。

一小儿，遍身如疥，或痒或痛，肌体消瘦，日夜发热，口干作渴，大便不调，年余不愈，用九味芦荟丸而愈。

一小儿，数岁，脑后并结二核，肉色如故，亦不觉痛，用大芦荟丸以清肝脾，佐以地黄丸补肾水，形体健而核自消。

一小儿，腹内结块，小便不调，此肝经内疳也。用龙胆泻肝肠及大味芦荟丸而痊。

一小儿，食泥土，困睡泄泻，遍身如疥，此脾经内外疳也。用六君子汤、肥儿丸而愈。

一小儿，咳嗽寒热，咽喉不利，鼻上有疮，久不结痂，此肺经疳症也。用地黄清肺饮而痊。

一小儿，下疳溃痛，爪黑面黧，遍身生疥，此肝经内外疳也。用地黄、芦荟二丸而痊。

一小儿，四肢消瘦，肚腹渐大，寒热嗜卧，作渴引饮，此肝脾疳症，名丁奚、哺露。用白术散为主，佐以十全丹，月余诸症渐愈；及以异功散加当归，及六味丸而痊。

一小儿患疳，虚证悉具，热如火炙，病状不能尽述，朝用异功散，夕用四味肥儿丸，月余诸症稍愈。佐以九味地黄丸，自能行立。遂朝以六味地黄丸，夕以异功散及蚵蚾丸而痊。

一小儿，四肢消瘦，肚腹胀大，行步不能，作渴发热，去后臭秽，以十全丹数服，诸证渐愈。又用异功散、肥儿丸调理渐愈。

以上具《保婴治验》。

东垣大芜荑汤

一名栀子茯苓汤。治黄疳土色，为湿为热，当利小便，今反利知黄色中为燥，胃经热也，发黄脱落知膀胱肾俱受土邪，乃大湿热之症，鼻下断作疮上逆行，营气伏火也，能乳胃中有热也，寒则食不入，喜食土胃不足也，面黑色为寒为痹，大便清寒也，褐色热蓄血中，间黄色肠胃有热。治当滋荣润燥，外致津液。

山栀子仁三分　黄柏　甘草炙。各二分　大芜荑五分　黄连　麻黄根一分　羌活二分　柴胡三分　防风一分　白术　茯苓各五分

当归四分

上水煎服。

布袋丸

治诸疳疾，面黄腹大，饮食不润肌肤。

夜明砂拣净　芜荑炒，去皮　使君子肥白者，微炒去皮。各二两
白茯苓去皮　白术无油者，去芦　人参去芦　甘草　芦荟细研，半两

上为细末，汤浸蒸饼，和丸如弹子大。每服一丸，以生绢袋盛之，次用精猪肉二两，同药一处煮，候肉熟烂，提取药于当风处悬挂，将所煮肉并汁，令小儿食之，所悬之药，第二日仍依前法煮食，只待药尽为度。

六神丸

治诸疳。

木香湿纸裹煨　黄连去须　神曲　川楝子肉　芜荑　麦芽炒。
各等分

上为细末，以雄猪胆蒸熟为丸，如麻子大，每服三四十丸，量大小加减，米饮送下。

如圣丸

冷热疳泻。

胡黄连　川黄连　芜荑　使君子各一两。去皮　麝香五分，研
干蛤蟆五个，剉碎，酒熬成膏

上为末，以蛤蟆膏子丸如麻子大，每服三十丸，人参汤下。

肉枣丸

肉疳而疮，侵入口鼻。用肉枣二枚，去核，入青矾如核大在内，以火煅存性，为末，入麝香少许，清油调涂。

煮肝散

疳眼翳膜，羞明不见物。

夜明砂　蛤粉　谷精草各一两

上为末，每服一钱，五七岁以上二钱，用雄猪肝如匙大一片，批开，掺药在内摊匀，以麻扎定，米泔水半碗，煮肝熟，捞出肝，倾汤碗内熏眼，分肝作三次嚼食，仍用肝汤咽下，日三服，不拘时。如大人雀目，空心服，至夜便见物。如患目久不效，日作二服见效。

治疳黛连芦荟丸

小儿不可吃甘甜饮食，若食生虫、生疳，以此治之。

胡黄连　芦荟五钱　神曲一两，炒　阿魏　麝香少许，另研
青黛一钱，另研　黄连五钱，炒　使君子五钱，去壳

上为末，稀糊丸黍米大，清汤下。

疳本湿热，宜用苦寒药，今方中有用苦温药，何也？殊不知泄泻虚滑，则为湿寒，故宜用苦温药佐之。本草云苦寒去湿热、苦温去湿寒是也。

凡紧峻之药，不分寒温用之，去病有功，病退则已，不可过服，恐伤正气，不得已而用之。

四味肥儿丸

治呕吐不食，腹胀成疳，或作泻不止，或食积脾疳，目生云翳，口舌生疮，牙龈腐烂，发热瘦怯，遍身生疮。又治小便澄白，腹大青筋，一切疳症。

黄连炒　芜荑　神曲炒　麦芽炒。各等分

上为末，水糊丸桐子大，每服一二十丸，空心，白滚汤送下。

千金肥儿丸

小儿疳症，因脾家有积，脾土虚而肝木乘之所致，积久不散，复伤生冷厚味，故作疳症，肚大筋青，潮热咳嗽，胸前骨

露。治法调脾胃、养血气为主，其次消积杀虫，散疳热。

白术半斤　真茅山　苍术半斤　陈皮一斤，不去白　厚朴一斤，用干姜半斤，水拌令润透，同炒干，去姜不用　甘草一斤，炙为末，用一半为衣　癞蛤蟆十只，蒸熟焙干为末　川黄连一斤，用苦参四两，好烧酒一斤，二味拌合一时，焙干去参　禹余粮煅，一斤，如无以蛇含石代　神曲一斤，炒　牡蛎煅七次，童便淬七次，净，一斤　青蒿一斤，童便制为末　芦荟四两　山楂去核，一斤　鳖甲醋炙，一斤　胡黄连去毛，半斤　夜明砂淘净，四两　使君子去壳净肉，四两　鹤虱不拘多少

上前药各制净，为末，用小红枣五斤去皮核、黄芪三斤、当归一斤熬膏，入面一斤打和，作糊为丸如绿豆大，以前甘草末半斤擂丸，小茴香末各四两为衣。每服八岁以下五十丸，九岁以上七十丸，食前清米汤送下，屡用神效。

卷之六

疟证方论

巢氏云：疟病者，由夏伤于暑，客于皮肤，至秋因动血气，腠理虚，而邪乘之。盖暑热正邪相击，阴阳交争，阳盛则热，阴盛则寒，阴阳更盛更虚，故发寒热，阴阳相离，则寒热俱歇。若邪动气至，交争复发。小儿未能触暑，冒于暑而亦病疟者，是乳母持抱解脱，不避风寒者也。夫风邪所伤，是客于皮肤，而痰饮积于脏腑，致令血气不和，阴阳交争，若真气胜则邪气退，邪气未退，故发疟也。邪气虽退，阴血尚虚，邪干于真气，脏腑热气未散，故余热往来也。其病正发，寒热交争之时，热气乘藏，则躁而渴，则引饮停滞成癖，结于胁下，故瘥后胁下内结硬也。若引饮不止，小便涩者，则变成癖也。寒热往来而热乘五脏，气积不泄，故烦满。寒热相搏而击于脏腑，故腹痛也。寒多热少无汗者，桂枝麻黄各半汤；有汗多者，柴胡桂枝汤；汗多渴者，白虎加桂汤；小便赤热多渴者，小柴胡汤；疟未止者，鬼哭散止之，寒少热多，皆可服之。热少寒多，脾胃冷弱者，清脾汤、养胃汤、四兽饮亦宜服之。其截疟丸子，切不可用砒霜者，但可服常山。有阿魏者，真能散痞癖也。热多汗出而渴，腹痛者，大柴胡加干葛服。其疟后，加冷证痞癖结块者，木香丸。烦渴，五苓散主之。又有小儿疟疾，用药退热太早，变作浮肿，外肾肿大，食伤于脾胃，浮者，脾之外应也，宜大腹皮汤、草果饮辈治之。

青皮饮

治瘅疟，脉来弦数，但热不寒，或热多寒少，膈满不能食，口苦舌干，心烦，渴饮水，小便黄赤，大便不利。

青皮炒　厚朴制　白术　草果煨　柴胡去芦　茯苓　半夏泡
黄芩　甘草各等分

上剉散，每服三钱，食前温服。

四兽饮

治五脏气虚，喜怒不节，劳逸兼并，致阴阳相胜①，结聚痰饮，与卫气相搏，发为疟疾。兼治瘴疟，最有神效。

半夏泡　茯苓　人参　白术　草果煨　陈皮各五钱　甘草二
钱半

上剉散，以乌梅、枣子、生姜各一枚煎，每服三钱。

养胃汤

治外感风寒，内伤生冷，温中快膈，能辟山岚瘴气，寒疟，脾胃虚寒，呕逆恶心，并服之。

厚朴制　苍术制　半夏泡　藿香洗　草果煨，去壳　茯苓　人
参各五钱　甘草二钱半　陈皮七钱半

上剉散，每服三钱，枣子一枚，乌梅一枚，同煎，食前热服。

草果饮

治疟，寒多热少，或遍身浮肿。

厚朴制　青皮炒　草果煨　藿香洗　半夏泡　甘草　丁皮
神曲炒　良姜炒。各等分

上剉散，每服三钱，姜、枣煎。

清脾汤

治小儿疟疾，作浮肿，兼有寒热不退，饮食不进。

---

①　喜怒不节……致阴阳相胜：底本为"喜怒□节□□兼并□阴阳相胜"，据《婴童百问》中"四兽饮"补。

白术　茯苓　厚朴制　青皮炒　陈皮　半夏泡　大腹皮洗
槟榔　三棱煨　莪术煨　木通　甘草

上剉散，每服三钱，姜煎。

大腹皮汤

治小儿疟疾，用药太早退热，变作浮肿，外肾肿大，饮食寒于脾胃，宜服。

大腹皮　槟榔　三棱煨　莪术各三钱　枳壳　苍术二两　甘草二钱

上剉散，每服三钱，生姜皮、萝卜子、椒目同煎。

参苓汤

治小儿疟后，面色黄，泄泻不止，乳食不消。此乃胃气虚弱，故脾虚则泄，胃虚则吐，宜服之。

丁香　诃肉二钱,煨　青皮炒　陈皮　白术　茯苓　人参
肉豆蔻煨。各三钱　甘草二钱,炙

上剉散，每服二钱，陈米一勺，生姜一片，同煎。

麻黄根汤

治小儿疟疾盗汗，寒热进退。

麻黄根　知母　槟榔　三棱煨　蓬术煨。各一钱半　半夏三钱
白芷　贝母五分　常山　甘草各一钱

上剉散，每服三钱，生姜二片，小麦十五粒煎。

常山饮

治一切疟疾。

知母　贝母　半夏泡　甘草　茯苓　常山　人参　草果煨
厚朴制。各等分

上剉散，每服二钱，水半盏，姜、枣煎，空心服。忌鸡、犬、羊见。

争功散

治热疟多效。

知母　贝母　柴胡　常山　甘草二钱　栀子　槟榔　蝉蜕十个　地骨皮各五钱

上剉为散，每服三钱，用桃柳枝各五寸煎。又方用过路葛藤五寸煎。

经效疟丹

治疟母结癖，寒热无已。

真阿魏　雄黄各二钱半　辰砂一钱半

上沸汤泡，阿魏研散，雄、朱和之，稀面糊为丸。

鬼哭散

止疟疾久不愈者。

常山　大腹皮　白茯苓　鳖甲醋炙　甘草各等分

上剉散，每服二钱，用桃柳枝各七寸同煎，临发时服，略吐出涎不妨，只用白茯苓、甘草煎服亦效。

胡黄连散

治小儿疟。

人参　胡黄连　草果煨　槟榔　甘草　柴胡各等分

上剉散，白水煎。

杨氏曰：风寒暑湿，邪自外来，饮食居处，邪由内作。又曰：岂特夏伤于暑，秋必痎疟哉！古人盖以其受病最多者言之耳。夫疟者，始而呵欠，继而足冷，面色青黄，身体拘急，寒栗鼓颔，腰脊俱疼，寒去未几，内外皆热，头疼而渴，但欲饮冷，呕恶烦闷，而不嗜食，或内伏寒痰，寒从背起，冷如掌大。疟之寒热，岂非阴阳二气互相胜负而作耶？邪并于阴则寒，邪并于阳则热；阴盛则寒多，阳盛则热炽。其寒也，汤火不能温，其热也，冰雪不能寒。卫气与邪气交争，病以作；邪气与卫气相离，故汗出乃解，其病已休。卫气昼行阳，夜行阴，得阳而外出，故发于日间；得阴而内搏，故发于暮夜。或二日一发，或三日，乃卫气行迟尔。若内外失守，真邪不分，阴阳迭胜，寒热互起，则休作无定时矣。①

汤氏曰：是外因感受邪气，客于皮肤，达于经络，内因停积乳食痰饮，溃于脏腑，此疟疾之胚胎也。

《圣惠》曰：疟疾欲解则有汗，汗出多则津液减耗；又热乘于脏，则生虚燥，故渴而欲饮。张秘教曰：若病瘥无汗，非也。

伤寒疟则有伤寒证见，大小便坚赤。食疟必腹膨，眼睑厚，肚热，足冷，脉紧，手纹紫赤，先表解，调脾而后可。脾虚生痰，其发必有痰证，脾脉弱，四肢或浮，先表解，中加痰药。脾寒发疟，则面色青黄，四肢冷，大小便或自利，亦可养胃药表之。暑疟，背寒面垢，烦渴，小便赤，大便坚，香葛散表后，五苓散分之。

香葛散

治婴孩小儿伤寒，夹食夹惊，四时疟疾瘟疫。

香附子炒　紫苏叶各一两　陈皮去白　青皮去瓤，炒。各五钱
甘草炙，二钱五分　葛根炒，五钱

上咬咀，用生姜三片，葱白一茎，同煎，不拘时候服。

疟虽是风寒暑湿邪气所侵，然兼以饮食伤脾，发而为疟，多饮冷而得。治法风暑之邪从外而入，宜解散之，解表后即宜扶持胃气。夹痰则行痰，兼食则消食。若乳母七情六欲，饮食

---

① 杨氏曰……则休作无定时矣：底本本段多处缺文，据《普济方》卷三百八十八"婴孩大小便淋秘门"补。

不调，或寒热似疟，肝火炽盛，致儿为患者，又当治其乳母，斯无误亦。

一云先柴芩汤，勿轻用草果、常山攻截药，损伤元气。

脾胃方论

盖小儿脏腑怯弱，乳食过度，则伤于脾胃也。贵乎调理，脾胃得和而无他证。若脾胃不和，面㿠白无精，口中冷气，不思乳食，呕吐，肌瘦虚弱，腹中作痛，则当补脾益胃。凡人以胃气为本，惟治病亦然。胃气有虚有实，虚则有呕吐不食之证，实则有痞满内热之证。虚者益之，实者损之，欲得其平则可矣。平胃散、观音散、益黄散之剂，皆壮胃之要药，可对证而调治之。

平胃散

治脾胃不和，不思乳食，心腹刺痛，口苦无味，呕哕恶心，嗳气吐酸，面色萎黄，体弱肌瘦，肚腹泄泻，并服之。

厚朴去皮，姜汁制　陈皮去白。各三两　甘草炙，二两　苍术五两，米泔浸二日

上为末，每二钱，姜二片，枣二枚，同煎，去滓，空心，食前，入盐少许，沸汤调服亦得。常服调气暖胃，化宿食，消疾。

快膈消食丸

宽中快膈，消乳食，正颜色。

砂仁　橘红　三棱煨　莪术　神曲炒　麦芽炒。各五钱　香附子一两，炒

上为末，面糊丸绿豆大，食后，紫苏汤下二十丸。

温脾汤

治脾胃不和，腹胁虚胀，不进乳食，困倦无力。

河肉煨　人参七钱半　木香　桔梗各五钱。炒　茯苓　藿香洗　陈皮　黄芪　甘草各二钱半　白术一两

上剉散，每服二钱，姜、枣煎。

四君子汤

调理脾胃，进乳食，止泄泻。

人参　白术　茯苓　甘草各等分

上剉散，每服二钱，姜、枣煎。加陈皮、砂仁，名六君子汤。

和中散

治小儿脾胃不和，呕逆恶心，冷热不调，减食泄泻，腹痛肠鸣，少力嗜卧。

厚朴六钱，制　白术　干姜　甘草各二钱

上剉散，每服一钱，生姜二片，水一钟，煎八分，乳前温服。若内热，去朴、姜，加陈皮、白茯苓、黄连、神曲、莲肉、蜜丸，名和中丸。

加减观音散

调理脾胃，常服，正颜色，消乳食。

白术　人参　扁豆炒　茯苓　麦芽炒　黄芪炙　甘草　山药　神曲炒　香附子炒

上为末，每服一钱，空心米饮下。

调中散

治脾胃不和。

人参　茯苓　木香　白术　甘草炙　干姜煨　藿香洗　香附子　砂仁　丁香各等分

上为末，每服一钱，姜、枣汤调下。

人以胃气为本，饮食为命，脾为中州土也，胃受土之气，

滋养万物。食入胃，脾为磨化，布五味以养五脏，荣养百骸，润泽四肢，其根本也。胃气调和则乳哺消化，脾胃虚冷则宿食不消。脾热生痰涎，惊惕不食者，心为脾母，火能生土，当以心药入脾胃，母能令子实。脾胃有冷，小儿涎多，留在两口角，流出而不收，溃于颐①下，名滞颐之疾，俗谓之惶破涎潏②儿者。

小儿滞颐，涎流出而溃于颐间也。涎者，脾之涎，脾胃虚冷，故涎液自流，不能收约。法当温脾清肺，调胃退脾热。

丹溪云：脾具坤静之德，而有乾健之运。夫胃阳主气，脾阴主血，胃司纳受，脾司运化，一纳一运，化生精气，清气上升，糟粕下降。纳五谷，化津液，其清者为荣，浊者为卫。阴阳得此谓之橐籥③。故东垣以脾胃为五脏之根本，脾气既弱，则健运之令不行，化生之功失职，嗜卧多困，所由生焉。法当温补其脾，脾气既旺，则脏腑清阳之气升举，易于运行，又何困倦之有？海藏用四君子加木香、半夏、白术倍之，有热清热，有积去积。若乳母饮酒，致儿昏醉好睡者，以干姜、陈皮煎汤解之；不应，用异功散加干葛即愈矣。

呕吐方论

论曰：小儿初生下，拭抹儿口中秽恶不尽，咽入喉中，故呕吐，及多生诸病。呕者，有声也；吐者，吐出乳食也。凡小儿乳哺，不宜过饱，若满则溢，故令呕吐。胃中纳乳，如器之

---

① 颐（yí 怡）：面颊，腮。

② 潏（xuè 穴）：水翻涌的样子，形容涎多。

③ 橐籥：（tuó yuè 驮月）：一种鼓风吹火的器具。此处喻人体生理动力。

盛物，杯卷之小，不可容巨碗之物。雨骤则沼溢，酒暴则卮①翻，理必然也。乳母无知，但欲速得儿长大，更无时度，或儿睡着，而更唧乳，岂有厌足？自此受病之源，渐至日深，导其胃气之虚，慢惊自此而得，可不慎乎？此候但令节乳为上，甚者宜暂断乳，先令乳母服调气之剂，儿服消食丸，化乳壮胃为上。盖吐乳呕乳，证有数般，有冷吐，有热吐，当辨审之。若吐自口角出，此是乳多不能消化，满而则溢，此非病也，常服消乳丸。热吐则头额温，或有黄涎，五心热，小便赤少，或唇干而烦渴，多是暑月伤暑感此证。乳母服香茹散、五苓散，儿服香茹汤、五苓散。冷吐则清涎夹乳吐出，小便清而多。由乳母当风取凉解脱，致令风冷之气入乳，令乳变败，儿饮之则冷气入胃，故呕吐也。乳母宜捏去旧宿乳，服理中汤快气助胃之剂，次用酿乳法，儿服香朴散、二陈汤、茯苓半夏汤、加减观音散等剂快胃之药。又有风痰吐者，乃是伤风不解，吐乳夹痰，若多时必要生风，宜服青州白丸子、半夏散，疏风下痰之剂，皆可服之。

白豆蔻散

治小儿脾胃不和，憎寒壮热，腹痛呕吐，不纳乳食。

枇杷叶去毛，微炙　白豆蔻　陈皮去白。各五钱　川芎　甘草炙。各二钱半　木瓜　人参　黄芪炙。各五钱

上剉散，每服一钱，姜、枣煎服。量儿大小加减。

平胃散

治吐逆频并，手足心热，不进乳食。

红曲三钱半　甘草一钱，炙　白术一钱半，炒

---

① 卮（zhī 之）：古代酒器。

上为末，每服五分，枣子米汤调下。

人参散

调中和气，止呕逆，除烦渴。治昏困多睡，乳食减少，及伤寒时气，胃气不顺，吐利止后，燥渴不解。

干葛二两　人参　白茯苓各一两　木香　甘草炙，二钱半　藿香二钱半

上剉散，每服一钱，水一小钟，煎服。

消乳丸

温中快膈，止呕吐，消乳食。脉沉者，伤食不化故也。

香附子二两　砂仁　陈皮　甘草五钱，炙　神曲炒　麦芽各一两。炒

上为末，面糊丸黍米大，七岁儿丸绿豆大，食后，姜汤吞下二三十丸。可与消食丸参看，方见脾胃。

和剂观音散

治小儿外感风冷，内伤脾胃，呕逆吐泻，不进乳食，渐至羸瘦。大抵脾虚则泻，胃虚则吐，脾胃俱虚，吐泻不已。此药大能温养脾胃，进饮食。

莲肉去心　人参　神曲各三钱。炒　茯苓二钱　甘草炙　木香　黄芪炙　扁豆炒　白芷各一钱

上剉散，每服二钱，水一钟，枣一枚，藿香三叶，煎，温服。

丁香散

治胃虚，气逆，呕吐不定，精神不安，羸困，霍乱不安。

人参五钱　丁香　藿香各二钱半。洗

上剉散，每服一钱，水半钟，煎五七沸，入乳汁少许，热服。

半夏散

治小儿胃虚呕吐，水谷不化。

半夏一两，泡七次　陈糯米三钱

上剉散，姜五片，枣一枚，同煎。

香朴散

治呕吐，泄泻。

藿香洗净　陈皮去白　厚朴各七钱。姜制　半夏一两，泡七次

甘草一钱，炙

上剉散，姜五片，枣一枚，同煎。如泻甚，加木香、肉豆蔻。

香薷散

治脏腑冷热不调，饮食不节，风冷之所伤，致令真邪相干，肠胃虚弱，心腹疼痛，霍乱气逆，有吐利，发热头疼，或呕，或泻，或转筋拘急，及寒暑烦闷。

香薷一两　厚朴制　扁豆各五钱。炒

上剉散，每服二钱，姜、枣煎。一方加黄连，治泻痢。一方加芎芷香苏散，治霍乱吐泻、暑月感冒伤暑之证。

竹茹汤

治胃受邪热，心烦喜冷，呕吐不止。

干葛七钱半　半夏五钱，泡　甘草一钱

上剉散，每服三钱，水一钟，入竹茹一块、姜五片同煎。一方加茯苓三钱尤妙。

掌中丸

治小儿吃物吃乳即吐下水乳，不得饮食。

白豆蔻十四个　甘草一两，半炙半生　砂仁十四个

上为末，逐旋安掌中与他哜，牙儿干掺口中亦可。

丁香散

治吐乱伤食。

丁香　莲肉去心　枇杷叶各等分。用姜汁涂，炙熟

上为末，每服一钱，米饮调下。

益胃散

快膈，益脾，止呕，进食。

木香　丁香　藿香洗　陈皮　砂仁　白豆蔻　茯苓　甘草各
等分

上为末，每服一钱，姜、枣汤调下。

丁香散

治小儿百晬内，或呕吐乳奶，或大便青色。

丁香十粒　陈皮一钱

上剉散，用年少妇人乳汁一盏煎，去滓，稍热与儿服。

酿乳法

治初生婴儿，凡有胎热证，呕逆，当令乳母捏去旧乳，服
此药百无一失。若遽以冷药攻之，必损脾胃，加以呕哕，必成
大患。

泽泻二两　猪苓　赤茯苓　天花粉各一两　生地黄一两半　茵
陈　甘草各一钱

上剉散，每服五钱，水一钟半煎，食后，捏去旧乳服之。

茯苓半夏汤

治诸呕哕，心下坚痞，膈间有水痰，眩悸。

半夏五钱，泡七次　茯苓三两，去皮

上剉散，每服三钱，生姜三片煎。

二陈汤

治痰饮，呕吐，恶心，或头眩心悸，中脘不快，发寒热，

或因食生冷，脾胃不和。

半夏泡　橘红各五钱　茯苓三钱　甘草一钱半，炙

上剉散，每服三钱，生姜三片、乌梅一个同煎，去滓，热服。如伤胃宿食不化，加草果、砂仁。

异功散方见慢脾风门

青州白丸子治伤风痰吐，方见《婴童百问》

大抵女孩以吐为急，男以泻为速。若气虚暴泻暴吐才作，便有风。惟有疳泻不成，风候久则患无辜证，终虚乏矣，但滞肠止泻为良。吐即生胃为正，截风之药加而用之，凡惊药及寒凉之药，切不可用，亦不可用大热药。其候乃属阴证，医士勿妄为。

小儿哯①、吐、呕、逆、哕有五。哯者，谓哯乳如视檐水射出；吐者，吐出有物；呕者，开口而作；逆者，心胸上下气逆郁筑；哕者，无物可出。皆紧切之证，慢惊皆由此而作，又须详其冷、热、虚、痰合伤所因。胃寒即似气吐，面青唇白，清涎夹奶吐出。热吐即似惊吐，有黄涎夹乳食乳成片，头额温，五心热，小便赤少，或干呕哕无物，夏秋间多有此证。虚吐，肌弱神困，不思乳食，用生胃气药。痰吐即风壅吐，咳嗽气急，或表热。伤乳食吐即积滞吐，吐作霍乱，肚热，酸臭夹乳食吐出。虫吐，面白，毛焦，唇红或紫，或昏困，不省人事。时吐又当于惊风、内瘹虫痛及疳积门治之。

热吐者，夏间多有小儿日中游戏，伏暑热毒；又乳母出外感冒暑气，承热便乳，乳儿多成热吐，必夹中暑之证。当解暑退热，止呕化痰，五苓散用生姜煎汤调化，不拘时候服。香薷

---

① 哯（xiàn 现）：不作呕而吐，亦泛指呕吐。

饮、天水散皆清暑之药，冬月冷者用温药。

霍乱吐泻方论

盖小儿吐泻，多有证候。有伤风吐泻；有暑吐泻；有身温，身热，身凉者；有初生三日内吐泻者。若不早治，则变为慢惊、慢脾风之证，则难疗矣。仲景云：小儿初生三日吐泻，壮热，不思乳食，大便青白，当下之，后和胃，用益黄散，下用白饼子。三日以上至十日吐泻，身温凉，不思乳食，大便青白色，乳不消，此上实下虚也，用益黄散、观音散加减服之。伤风吐泻，身温，乍凉乍热，多气粗，大便黄白色，呕吐，乳食不消，时咳嗽，更五脏兼见证，宜先服钩藤散，后益黄散、香朴散主之。又有吐泻身热，多睡，能食乳，饮水不止，吐痰，大便黄水，皆为胃虚热渴泻也，当生胃中津液以止其渴，后服发散。止渴，多服白术散；发散，钩藤散。吐泻身凉，吐沫青白色，闷乱不渴，气肿露睛，当补脾，宜加减四君子汤、藿香散、银白散主之。夏月伤暑吐泻，手足厥冷者，理中汤、藿香正气散、二顺散、车前子散、不换金正气散可选而用之。如吐泻之证，有风搐欲成慢候，可看慢脾方论治之。

理中汤

治脾胃不和，心腹攻痛，痰逆，恶心呕吐，心下虚烦，痞满，膈塞不通，饮食减少，短气羸困。温中逐水，止汗去湿。泄泻注下，水谷不分，腹中雷鸣，霍乱吐泻利，手足厥冷。

人参　白术　干姜各一两，煨　甘草五钱，炙

上剉散，每服二钱，姜三片，枣一枚同煎。腹痛加人参，渴加白术，寒多加干姜、附子，吐多去白术加生姜，泻多还用术，悸者加茯苓。四肢厥冷，下利转筋，方可加附子，为末，

蜜丸，名理中丸。治厥阴脏寒，蛔入上膈，吐长虫，或胃中虚冷，先服理中丸。或加茯苓、枳实炼蜜丸。

藿香正气散

治霍乱吐泄，反胃呕逆，恶心，腹冷痛，脏脐虚鸣，山岚瘴气，疟疾，遍身虚肿，小儿疳伤，及治伤寒头疼壮热。止喘咳，五劳七伤，八般风痰，并宜服之。

大腹皮洗　白芷　紫苏　茯苓各五钱　半夏泡七次　白术　陈皮　厚朴姜汁制　桔梗各一两　藿香一两半，洗　甘草一两，炙

上剉散，每服二钱，姜三片，枣一枚，同煎。

车前子散

治暑月伏热，霍乱吐泻，烦闷，饮引不止。通利小便，小便利，泻自止。

茯苓去皮　猪苓　香薷　车前子各六钱　人参三钱

上剉散，为末，每服二钱，灯心、姜皮煎汤调下。肚疼，加芍药；泻不止，加莲肉。

不换金正气散

治山岚瘴气，寒热往来，霍乱吐泻，脏虚寒。

厚朴　藿香　陈皮　半夏泡　苍术　甘草各等分

上剉散，每服三钱，生姜三片，枣一枚，同煎。

二顺散

治伏热中暑，霍乱吐泻，烦闷燥渴，小便赤色，便血。

猪苓　泽泻去毛　茯苓　白术　甘草　桂心去皮。各五钱　干葛三钱　杏仁五钱，去皮、尖，炒

上为末，每服五分，新汲水调下。虚冷水煎。有热去桂。

藿香散

治时气吐泻，退热。

藿香　厚朴制　半夏泡　白术　干葛　甘草各等分

上剉散，每服三钱，姜三片，水一盏，煎。

银白散

治小儿吐泻，壮胃。治粪青。

扁豆炒　糯米各一两　藿香　丁香各一钱　白术　甘草各一钱

上剉散，为末，紫苏汤下。

加减四君子汤

治小儿吐泻不止，调胃进食。

扁豆炒　藿香　甘草　黄芪各一两。炙　人参　茯苓　白术各一两

上为末，每服一钱，入盐点服，或用水煎亦可。

缩脾饮

解伏热，除烦渴，消暑，止吐利。霍乱之后，服热药太多致燥者，并宜服之。

缩砂仁去皮　乌梅肉去核　草果去皮，煨　甘草炙。各五钱　干葛　白扁豆去皮。各三钱。炒

上剉散，白水煎，每服二钱。

参香散

治伏热吐泻，虚烦闷乱，饮引不止。

人参　白术　香薷　半夏炮　陈皮　茯苓　扁豆炒

上剉散，姜二片，水一盏煎。

酿乳法方见慢惊

定命饮方见慢惊

白术散方见泄泻

钩藤散方见慢惊

苏合香丸治霍乱吐痢，方见惊风

异功散温中正气，吐泻不食，方见慢脾风

益黄散

治小儿吐泻，脾虚不食，水谷不化，困倦少力，并疳虚盗汗，并治涎流，颔下常湿，名滞颐。

陈皮一两，去白　丁香二钱。一方用木香　诃肉煨　青皮炒　甘草各五钱。炙

上剉散，每服三钱，水半盏煎服。

霍乱者，阴阳二气相干，气乱于肠胃之间。阳隔阴而不降，阴无阳而不升，邪正相干，中脘节闭，结搏于中，卒然吐泻成霍乱。先心痛则先吐，腹痛则先泻，心腹俱痛，吐泻并作。脾受贼邪，木来胜土也。

小儿内因脾胃虚弱，乳哺停积；外感冒寒暑，邪正交争。冷热不同，药有温寒各异。脾虚则吐，胃虚则泻，脾胃俱虚，吐泻并作。暴吐暴泻，津液骤亡，失其所养，甚则转筋，入腹而死。经曰：湿霍乱死者少，干霍乱死者多。

治法必先定吐安胃为先，次随证止泻。丁香丸，四君子汤加丁香、陈皮、半夏、生姜、枣，去核同煎，食远服，安胃止吐。伏暑热者，五苓散用生姜煎汤调化，食前服。感寒者，理中汤加丁香。乳哺停滞者，紫圆子微利，后服加味四君子汤。

干霍乱者，忽然心腹胀满绞痛，欲吐不吐，似泻不泻，痰壅腹胀，顷刻之间便致闷绝。所伤之物，因吐泻尽则生。若上不得吐，下不得泻，壅闭正气，关隔阴阳，躁扰喘胀，霍乱气息少者危。半月旬日内吐者，止宜调治其母，恐婴儿脏腑脆弱，不胜药饵故也。

泄泻方论

夫小儿泄泻者，证非一端，然有冷泻，有热泻，有伤食泻，有惊泻，当辨其证而治之。

盖冷泻者，脾胃受冷，肚腹疼痛，水谷不化，小便清而大便黄白，或如糟粕，手足厥冷，当服理中汤、益黄散、人参散、霍香散，对证服之。

热泻者，大便黄赤，小便赤少，口干烦躁。医者不明，但用豆蔻、诃子等服之，如水浇石，宜用钱氏白术散去木香、五苓散去桂服之。热甚者，四逆散，黄连丸，调中汤去大黄加黄连、枳壳治之。如夹热而太阳与少阳合病，自下利者，黄芩汤，呕加半夏；又夹热泻痢而小便闭涩赤甚者，加减四顺清凉饮服之。伤食泻者，由乳食过饱，坐卧风冷之所伤，兼食油腻之物，遂成食泻，宜先服紫霜丸，取下其积，不可便补。经云：食泻重，当取疳，虚用补虚，宜进食丸、感应丸、紫霜丸。量虚实先取其积尽，次以加减益黄散、异功散、四君子汤调理之。

惊泻者，由慢惊病后，或吐胃虚，或气弱因惊，眼白如淡墨，大便青黄，此泻宜至圣保命丹、钩藤饮主之；或乳随粪下，消乳丸、进食丸主之；或微渴，心脾喘躁狂热，此泻尤难治，辰砂五苓散主之；冷者，定命饮子，服后与温惊朱君散、睡惊太乙丹等药治之。

没石子丸

治小儿先因冷泻，或赤白痢，候久而变作诸般异色，不止一端。外证面或青或白，唇干舌燥，手微冷，浑身壮热，肚痛啼叫，睡卧不安，宜服之。

没石子二钱半　木香　黄连　当归　青皮各等分。炒上为末，用阿魏二钱半，酒半盏，入面少许，令匀，煮糊丸如粟米大。四五六岁服五十丸，赤痢甘草汤吞下，白痢干姜汤吞下，或五倍子汤下。

一方用大没石子一个，白豆蔻五个，诃子二枚，木香、黄连各一钱，为末，粳米糊丸如麻子大，每服十五丸。

藿香散

治小儿脏腑不调，作泻青黑黄白，乳食不消，粪中有如鸡子清，兼泻如水，其证腹痛微热。

陈皮　藿香洗　枳壳炒　厚朴制　甘草各等分

上为末，紫苏汤调下，或米汤下亦可。如黄白色，木瓜汤下；如泻止，用枣汤下，大能和胃进食。

香橘饼

治积泻，冷泻，伤食泄泻。

木香　青皮　陈皮各二钱半　厚朴　神曲炒　麦芽各五钱。炒

上末，炼蜜丸饼，紫苏汤下，或米汤亦可。

调中散

治伤食泻，先用紫霜丸取积，然后服此补之。经云：食泻重，当取疳，虚用补虚。良医明妙理，何虑疾难除。

人参　茯苓　白术　干姜炮　砂仁　木香不见火　丁香不见火　甘草炙　藿香洗　香附子炒。各等分

上末，姜、枣煎。肚痛白汤调下，大小以意加减服。

保安丸

治伤食泻。

香附子一两　白姜煨　青皮炒　陈皮　三棱煨　甘草各半两　蓬术煨　砂仁一两

上末，麦芽糊丸如绿豆大，每服二三丸，淡姜汤下。

钱氏白术散

治泄泻，并吐泻，止渴。

人参　茯苓　白术　藿香　干姜各三钱　甘草各一钱　木香

上剉散，姜三片，水一钟，同煎。

豆蔻散

治腹痛，泄泻，肠胃虚冷。

肉豆蔻一枚，剜二小孔，入滴乳香一块，曲裹包煨熟

上为末，每服半钱，米饮下。

六神汤

治脾胃虚，吐泻，不进饮食。

黄芪炙　扁豆炒　人参　白术　茯苓　粉草各等分。炙　加藿香亦可

上剉散，每服二钱，生姜、枣子煎；或作末，生姜、枣子汤下。

胃苓汤

治泄泻，脾胃不和，伤食泻。

猪苓　泽泻　白术　茯苓　厚朴　陈皮　甘草炙。各等分

上末，每服二钱，姜钱大、灯心、陈米煎汤调下。

加减益黄散

治泄泻，冷泻，胃虚腹痛。

陈皮　青皮炒　诃肉各半两　甘草　木香　肉豆蔻各二钱。煨

上剉散，每服二钱，姜、枣煎服。或加丁香亦可。

人参安胃散出东垣方

胃中风热，或因暑伤热，乳食损其脾胃，而成吐泻，口鼻中气热而成慢惊。

人参二钱　生甘草　甘草炙。各一钱　黄芪四钱　芍药一钱

茯苓　陈皮　黄连各二钱

上剉散，每服二钱，水一钟煎，食前温服。有黄连则参、芪可用。

全蝎观音散

治吐泻，截风定志，恐变成慢惊。

黄芪炙　人参各二钱半　木香　甘草炙　莲肉去心　扁豆炒
茯苓　白芷　全蝎　羌活　防风　天麻各二钱

上剉散，姜、枣煎，乳食前温服。

安和散

治冷热不调泻。

木香　当归　川芎　前胡去芦　柴胡去芦　青皮炒　桔梗炒
甘草炙　赤茯苓各等分

上剉散，每服一钱，姜三片，枣一枚，同煎，空心服。

朱君散

治虚弱，惊悸，吐泻后有此证，并粪青者。宜服四君子汤加辰砂、麝香末，用灯心钩藤汤调下。

睡惊太乙丹

治泄泻后，安神镇惊，止夜啼，粪青。

桔梗一两，炒　藿香五钱，洗　川芎　白芷各三钱　扁豆五钱，炒

上为末，炼蜜为丸，如樱桃大，辰砂、麝香为衣，每服半丸，薄荷汤磨下，或枣汤下。夜啼，灯心钩藤汤磨下，加白术、茯苓、芍药三味在内尤妙。

消食丸方见脾胃

定命饮方见慢惊

至圣保命丹方见胎惊

紫霜丸 方见变蒸

黄芩汤 方见下痢

生姜泻心汤 方见下痢

调中汤 方见下痢

理中汤 方见吐泻

胃为水谷之海，其精英流布以养五脏，其糟粕传送以归大肠。内由肠胃虚冷，乳食积滞，外因感冒寒热所伤，遂成泻痢。伤风自汗恶风者，痛引腰脊，鼻塞项强。夹寒者，筋节拘急，面惨恶寒。伤暑，面垢烦躁，渴饮水浆，背寒自汗。伤湿者，肌肉虚浮，身痛重着。冷泄则肠鸣，肚冷，手足清。热则烦躁，身热而手足温。冷热不调者，乍涩乍溏。热积于内，下者不能去其积，徒以冷药冰之，热气无所发泄，冷热相搏而下注，或冷积于中，不能去其滞，徒以热药压之，冷积不能宣通，故冷热相干而成泄。外则伤食一证，失饥伤饱，胃不能消，心腹膨胀，所下酸臭，夜热昼凉。泄者，若脾胃合气，以消水谷，水谷既分，安有所谓脾恙而泄也？

大要散风邪，消积滞，开胃进食，养脾之药。惟伤食泄泻者，必恶食，发热，心腹胀痛，下酸臭。先以疏利其食，服消积圆、鹤顶丹，微疏导，不可峻取，后消食药治之。食积泄泻者，积聚停饮，痞膈中满，肋胁疼痛，夜热昼凉，口吐酸水，呕逆注泻。脉实者，先利而后补，服消积丸、鹤顶丹，下后服消导药；虚者先补而后下。

暴吐泻者，脾胃俱虚，参术散加丁香、生姜、枣去核同煎服，以正胃气。

伤风泄泻者，脾脏虚怯也，当补脾。脾实者，先解风热，服藿香散。风热已退，微热者，参术散、褐丸子。脾虚者，先实脾后发散，服醒脾散、实脾散。

假令春月间，多有伤风、咳嗽、泄泻者，表里俱虚，服藿香正气散，倍加茯苓去皮、白术、生姜、枣去核同煎。痰嗽发热微泻者，服人参羌活散，加半夏曲同煎，后加味四君子汤、参术散止泻治之。夏月伤暑泄泻者，发热，烦渴不止者，参术散加天水散，滚白汤食前调，任意服异功圆。单水泻不止者，服玉华丹治之。

秋月痰嗽泄泻者，服六和治之。

冬月感寒泄泻者，助胃膏、益黄散加肉豆蔻、生姜、枣去核同煎服。

钱氏治伤寒泄泻者，泄止而后复泻，乃脾间有风，不能发泄，泄止而又泄。用宣风散宣去脾间风，然后止泻。

中暑昏沉不醒，黄连香薷散加羌活煎服，调天水散、异功丸、抱龙丸治之。逆搐，吐泻交作，喘而不治。

古云：病家怕惊不怕泻，医家怕泻不怕惊。

治小儿，服消导药，一二服积去后，泄泻不止，服后方调理，补脾止泄。

白术一钱二分　茯苓一钱　白芍药一钱，酒炒　陈皮六分　甘草炙，四分　肉豆蔻四分　黄连姜炒，六分　神曲姜炒，六分　煨木香四分　干姜炒，二分

生姜二片煎，食前温服。有黄连不畏豆蔻、木香。泄泻止后，调理以复脾胃之气，前方去干姜、神曲、肉果，加人参六分，黄芪二分，服二三服愈。泄泻要汤吃，可将白术、茯苓二味，入老仓米煎汤饮之，服久则脾自实，而小便自长。

虚羸脾胃不和，不能食乳致肌瘦，亦因大病或吐泻后，脾胃尚弱，不能传化谷气。有冷者，时时下利，唇口青白；有热

者，温壮身热，肌肉微黄，此冷热虚羸也。冷者木香圆，夏月不可服，如有证则少服。

泻之证不同，溏、泄、滑、利、洞也。溏者，糟粕不聚，似泻非泻；泄者，无时而作，或不知出利者，直射溅溜，气从中脱；滑者，水谷直过肠胃不化；洞者，顿然而下，如桶散溃不留，皆脾胃之不调也。热泻，大便必黄赤，或有沫，粪射出远，先用五苓散分其水谷，却平胃气。脾虚受冷，面青唇白，眼轮黑，粪或青或白，手足冷不温，调其脾，必传慢惊痫。暴泻，粪臭如寡鸡子，腹膨，时或一泻，手纹紫，身热，体实可下之，却调胃。伤食泻，肚膨热是。冷泻粪腥臭，此泻补不止，宜下，却补脾。若体弱，用消积脾药，却峻补。惊泻，粪青，夜啼，或时惊悸，参苓白术散，四君子汤加茯神、莲肉。有食积者，治法能令黄瘦子顿作化生，儿先服五积丸，微利其积后，服三棱圆。久泻利，多虚热。

泄注，脉缓微小者生，浮大数者死。注下，脉细者可治，浮大者剧。洞泄，食不化，下脓血，脉微小者生，紧急者死。

养脾圆

治婴孩、小儿脾虚泄泻。

白术　茯苓去皮　干姜泡　黄连炒　木香　肉豆蔻面裹煨，去油

上为极细末，煮面糊圆如黍米大，用灯心、糯米同煎汤，不拘时候服。一方去干姜。

玉华丹

治婴孩、小儿伏暑泄泻，惊搐。

矾净尾，盆合定，用火煅过，八两

上为极细末，煮醋面糊丸如黍米大，用木瓜煎汤，食前服。

参术散

治婴孩、小儿脾胃久虚，呕吐泄泻，频并不止，津液枯竭，烦渴多躁，但欲饮水，乳食不进，羸困少力。因而失治，变成风痫，不问阴阳虚实。

人参_{去芦}　白术　木香　茯苓_{去皮}　甘草_炙　藿香叶_{拂去尘}土。各一钱　葛根_{炒，二钱}

上剉散，用生姜三片，枣一个去核同煎，食前服。伏暑，烦渴，加益元散，用白汤调服；吐泻，加丁香、黄芪蜜炙、白扁豆炒，去皮各一钱。

下痢方论

论小儿春秋月晨夕中，暴冷气，折其四肢，热不得泄，则壮热。冷气入胃，变为下痢。又因乳食无节，或餐果梨食肉，不知厌足，乃脾弱不能克化，停积于脏，故成痢也。又夏月秋初，急有暴寒，盛热无可发散，客搏于肌肤，发于外则为疟，发于内则为痢，内外俱发则为疟痢。皆由荣卫不和，肠胃虚弱，冷热之气乘虚客于肠胃。夹冷则白，夹热则赤，冷热交攻，则脓血相杂，如鱼脑赤痢。积热，宜黄连、黄芩以解其热，其热自止；如利不止，则用地榆散、三黄熟艾汤、黄连香茹散等剂服之。白痢冷，宜茯苓白术散、养脏汤、朴附丸、豆蔻香连，可选而服之。赤白相杂，冷热之积。若脾胃气虚，不能消化水谷，则糟粕不聚，或春间解脱，风冷所搏，脾虚胃弱，卒被风寒所伤，鲜不下痢矣。经云春伤于风，夏必泄泻，夏伤于暑，秋必疟痢故也，宜调中汤去大黄，加枳壳治之。其暴下痢者，车前子末，米饮汤调下亦效。暑月，五苓散、车前子散，灯心汤调下。胃风汤，肠胃湿毒，下如豆汁，或下瘀血，皆可服之。

又噤口痢不能食者，宜石莲散、香脯治之。下赤痢，热甚烦躁者，则败毒散、黄连解毒汤、三黄熟艾汤、香连丸、黄连香茹散，皆可选而用之。

豆蔻香连丸

治小儿乳食不节，肠胃虚弱，冷热之气客于肠间，下赤白痢，肠内绞痛，日夜频并，不饮乳食。

黄连七钱　肉豆蔻二枚　丁香二钱半　木香　诃肉各五钱。煨

上为末，以粟糊丸如黍米大，三岁儿服十丸，米饮下。

木香白术散

治小儿冷痢，腹痛，四肢不和，饮食减少，渐至羸瘦。

诃肉煨，去核　白术各二钱半　干姜煨，二钱半　木香　龙骨厚朴制　当归各五钱

上剉散，三岁儿服一钱，水一盏，入枣二枚同煎。

乌梅散

治下痢后，津液减少，脏腑虚燥，烦渴饮水，及治诸病后，烦渴引饮无度。

乌梅肉五钱，微炒　茯苓　木瓜各一两

上剉散，每服一钱，水一盏，生姜一片，同煎。

香连丸

治积泻下痢，里急后重，夜起频并。

黄连一两，去毛，以吴茱萸二两炒，去茱萸用黄连　木香二钱　诃肉五钱，煨

上剉散，为末，面糊丸绿豆大，每二十丸，米饮吞下。

茯苓白术散

治痢，或白或青。

茯苓三钱　白术　人参　木通一钱　肉豆蔻炮　肉桂一钱半，

去皮　诃肉二钱，煨　枳壳炒　甘草各一钱

上剉散，每服三钱，灯心煎服，或加陈米一撮煎。

地榆散

治赤痢，因大肠停积热毒得之，或点滴鲜红。

地榆　诃肉煨　甘草各等分

上为末，每服一钱，米汤调下，加黄连、枳壳、赤芍药。

一方去甘草，加厚朴，上末，以木瓜汤下。

地榆饮

治热痢，腹痛，下痢，赤白频并。

地榆　甘草二钱　芍药　当归一钱　枳壳一钱半，炒

上剉散，每服一钱，白水煎服。加黄连亦好。

朴附丸

治滑冷，下痢不禁。

厚朴制　附子炮　干姜炮　陈皮各五钱

上末，粟米糊丸，或面糊丸粟米大，米饮下，日三服。

罂粟饮

治赤白痢。

木香　黄连三钱，去毛　粟壳二钱，去蒂、萼　僵蚕一钱，炒
甘草二钱

上剉散，以生姜三钱同炒，爆干，为末，米饮调下。赤痢，
生地黄汤下；白痢，乌梅汤下；如有热，小柴胡汤解之。

石莲散

治禁口痢，因服涩住太过，伤损胃气，闻食口闭，四肢厥
冷。若谷道不闭，若长流黄汁者，不治。

莲肉

上末，每服一钱，米饮调下。

桃花丸

治下痢，赤少白多，并泄泻青者。

赤石脂　干姜各等分。炒

上末，糊丸如麻子大，空心服二三十丸，米饮下。

养脏汤

治小儿冷热不调，下痢赤白，或如脓血鱼脑，里急后重，脐腹绞痛，如脱肛坠下，并治之。

粟壳三钱，蜜炒，去蒂　人参　当归　肉桂各一钱　诃肉煨，一钱　木香一钱半　肉豆蔻煨　白术一钱　芍药一钱半　甘草炙，一钱

上剉散，每服二钱，水一盏煎，温服。忌酒面、生冷、鱼腥、油腻。如脏腑滑泄，夜起，久不瘥者，可加炮过附子三片煎。

胃风汤

治小儿风冷所伤，乘虚客干于肠胃，水谷不化，泄泻注下，腹胁虚满，肠鸣绞痛，下如豆汁，或下瘀血。

白术　芍药　川芎　人参　当归　肉桂去皮　茯苓各等分

上剉散，每服二钱，水一盏，入粟米六十粒煎服。

香脯法

治小儿刮肠下利，噤口不食，闭口合眼至重者。

精猪肉一两，批薄作片　腻粉

上将猪肉于炭火上慢炙，旋铺腻粉令匀，成脯，每以少许与吃。如未知吃，且放鼻，自然要吃。此方治胃口有毒，食之神效。

茅花汤

治吐血，下血，鼻衄不止，兼治血痢、黑痢。

上用茅花一大把，水三盏，煎至一盏，分二服。无花以根

代之。

芍药柏皮丸

治一切恶痢，窘痛，脓血。

芍药　黄柏各一两　当归　黄连各五钱

上末，水丸绿豆大，温水下。加枳壳五钱尤妙。

宽肠枳壳散

顺气止痢。

甘草六钱，炙　枳壳二两四钱，炒

上末，每服一钱，空心沸汤调下。

三黄熟艾汤

治积热脏腑，下痢赤色，及治伤寒四五日而大下热痢，服诸药多不止，宜服之。

黄连　黄芩　黄柏各七钱半　熟艾半鸡子大

上剉散，每服二钱，水一盏，煎服。

汤氏异功丸

消暑毒，生津液，治渴，止泻。

泽泻一两三钱　猪苓七钱半　桂心二钱半　茯苓十钱半　白术五钱　人参五钱　辰砂一钱

上为末，炼蜜丸如芡实大，每服半丸或一丸。如夏月心热，烦渴引饮，煎灯心竹叶汤化下。

黄连解毒汤 方见伤寒

黄芩汤 方见壮热

调中汤 方见泄泻

生姜泻心汤 方见伤寒

败毒散 方见伤寒

钱仲阳云：泻痢黄赤黑，皆热也。泻痢青白，米谷不化，皆冷也。东垣云：白者湿热伤于气分，赤者湿热伤于血分，赤白相杂，气血俱伤也。海藏用四君、芎、归治虚弱之痢，四君、干姜治虚寒之痢。愚尝治手足指热、饮冷者为实热，用香连丸；手足指冷、饮热者为虚寒，用异功散送香连丸。若兼体重肢痛，湿热伤脾也，用升阳益胃汤。小便不利，阴阳不分也，用五苓散。若湿热退，而久痢不愈者，脾气下陷也，用补中益气汤倍加升麻、柴胡。泻痢兼呕，或腹中作痛者，脾胃虚寒也，用异功散加炮姜、木香。或变而为疟者，肝克脾也，用六君、升麻、柴胡、钩藤钩。若积滞已去，痢仍不止者，脾气虚也，用四君子送下香连丸。若因乳母膏粱厚味，六淫七情，致儿为患者，当各推其因，仍兼治其母，并参冷热泻，及积滞、腹痛等症览之。

又云：小儿春伤于风，因衣暖解脱，为风冷所伤，藏在肌肉。旺夏因饮食居处不调，又被风冷乘之，以入肠胃，先轻后重，则下痢也。其冷盛，则频下痢疾赤白。赤者，热乘于血，血渗大肠则赤也；若风邪夹热，则所下黄而赤。白者，冷搏肠胃间，精液凝滞则白也；若寒邪并之，则所下白而黑。冷热相交，故赤白相半。重者，状若脓涕而杂之；轻者，白泻中间，微有赤缕。内夹风邪，故清血流注，湿毒入肠胃之间，则下如豆汁，或有瘀血也。

治法大要：散风邪，行滞气，消积滞，解暑毒，开胃进食为先。初得痢者，便不可用肉豆蔻、罂粟壳、诃子、龙骨、石榴皮之剂补住寒邪。气得补而愈，风邪积滞不能发泄，肠胃涩滞肿胀，日久难愈。痢出于积滞，积，物积也，滞，气滞也，物积欲出，而气滞不与出，则下坠，里急后重，乍起乍止，日夜无度。痢者，五脏窘痛，触而不散，当先用通利之药，疏其脏腑积滞，然后辨其冷热寒暑，随证治之。

凡病感冒寒暑，食啖热毒冷物，食饥伤饱，不能开发，皆成五泄。泄用热涩，转而为痢者。重亦有先痢，痢疏转泄者轻，皆湿热之气伤于气血故也。

治痢，生姜助胃为阳，茶助胃为阴，平调阴阳，蜜治痢，生姜作片，好茶各一钱半，蜜水煎服。虫毒痢，阿胶、黄柏各二钱，用水同煎服。

痢疾不能饮食，邪气疫毒不能发泄，传入脏腑，肠胃折叠以噤口，九死一生。脾虚胃弱，有热气关闭胸中，噤口，服参苓白术散，加石菖蒲、枳壳、粳米一撮同煎，食前服，心气一通而便能食。

小儿八痢者，皆因八邪而生也。或冷热不匀，风热入脏则为痢也。热痢则赤，冷痢则白，冷热相加则杂赤白色，食痢则酸臭，惊痢则青，脾痢则吃食不消化，时行痢则有血，疳痢是滚泻不时，此是八痢也。

小儿八痢，曰冷，曰热，曰疳，曰惊，曰冷热不调，曰休息，曰滚痢，曰蛊毒。诸痢无积不能成。冷痢白积；积热痢赤；积冷热不调，积下赤白；疳痢黄白，积下无时度；惊痢青积；休息痢粪黑如鱼肠，愈而复作；滚痢停积而又下，肚大，饮食不为肌肤，气臭，大便秘涩，疼痛啼叫；蛊毒痢下紫黑。不可不详察略方药，斟酌用之。

小儿久痢，渴而思酒，时时欲饮者，是肠胃精液枯竭也。诸书不曾说，累经有效。《素问》云：肠澼便血，身热则死。寒者生肠澼，下痢白沫，脉沉者生，浮大者死。《大奇论》云：热在七日死。肠澼，下痢血而热者，是火气内绝去，心归于外，故死；火受制，故七日死。凡痢如痛中脓者，多死；久痢舌黑者，死。《圣惠方》云：久痢脉沉腹痛者，死；久痢身热汗出者，死。

痢者，利也。痢之为疾，无积不成。及至积化成痢，且脾胃亦虚，即不可更下。治痢者，生其胃，温其脾，厚其肠，和其气，无不愈也。若成痢疾，故不可下，下之反虚，作渴，浮肿痞满，胀急不食。亦未可便补，补则伤热，能令脱肛不收。先与禁却一切毒食之物，频与生胃；急即与厚肠胃；腹肚痛即与和顺气，温脏腑；或纯白者，乃积冷，毒加之，即与挨去其毒，却与温其脾胃，其痢自止。痢疾能饮食，可以治之妙药调理，无不瘥愈。稍失胃气，不能饮食，疾名噤口，则不食至死。又有毒气侵胃口，亦不饮食。或患痢疾，因食物毒不见，肠头鲜血频滴，肛门宽大深黑，可畏腹肚绞痛，里急后重，名曰刮肠。日夜频并，饮食直过，名曰滑肠。此三种痢最为恶候，乃是一十二种中，皆能传受而作此候。凡言小儿美饮食者，饮谓饮乳，食谓食饭。若病中能饮水浆，喜食果子、鱼物之类者，亦助其虚，不能令脏腑充实。若以糙粿黏腻不堪脾胃之物，犹其增困。幼者吻乳，克化渐安，五脏平和，六腑调贴，然后阴阳自均，气脉自壮，圆散汤剂，不必抑之。或有余毒，宜以顺调缓助，不可攻击。又有时气作痢，熏习相染而成，乃由天气时雨不常，阴湿之气冷热相干，肠胃糟粕不聚，遂成其疾。腹肚绞痛，里急后重，他药莫治者，宜服木香、黄连、地榆、当归、芍药、肉豆蔻，为极细末，蒸乌梅肉，圆如黍米大，用枣去核煎汤，食前服，神功良法也。

痢疾证候方议

豆蔻散

治婴孩、小儿肠胃虚弱，糟粕不聚，泻痢不止，或赤或白，冷热不调，日夜频并，愈而又发，宜服。滞肠，豆蔻散良方。

肉豆蔻一个，煨　胡粉炒，二钱　龙骨生，一钱　白矾枯，一钱

上件为末，每服一钱，温饭饮调服，不拘时候。薄糊丸如麻子大，五六十丸。

议曰：胡粉即真铅粉也，以铅法造出，韶州名韶粉，定州名定粉，总名光粉。其性滞，故用之以滞其肠，令不虚滑。豆蔻，温脏之药，安和肠胃。龙骨、白矾，涩肠止痢。所患肠虚滑，下痢日夜无度者，服之随时痊瘥。一应荤腥之物、腌咸之属，悉与禁止。亦治秋间自痢，立效。

生熟饮子

治婴孩、小儿虚积痢，腹肚绞痛，下痢，里急后重，日夜无度，宜服。

罂粟壳大者四个，一半炙，此一味去尽内子浮拐之者佳　陈皮二片，半炙　甘草二寸，半炙　乌梅二个，半煨　淮枣二个，半煨　生姜二片，指大，半煨　木香一钱，作两片，半煨　诃子二个大者，半煨　黑豆六十粒，半炒　黄芪二寸，半炙　白术二块，指大，半煨，川归二寸，半煨

上件，各半生半熟，㕮咀和匀，每服三钱，水小盏入磁罐内煮，去半滤滓，任意与服，至多勿虑，所有生黑豆不要打破，只完全同煎服，效。

议曰：病有冷热，药有生熟；病有阴阳，药有造化；病有虚实，药有君臣。按君臣以理虚实，分生熟而均冷热，治疗主本之法也，平和肠胃之方也，顺益三焦之功也，安调五脏之至也。阴阳既分，冷热既散，肠胃既厚，三焦既益，五脏既顺。良由药有造化，且水谷自分，荣卫自正，糟粕自聚，饮食自纳，其泻与痢，何患不愈？生熟饮子之功，乃尽天下之妙，不可忽也。

神效鸡清圆

治婴孩、小儿一切痢疾。

木香二钱　生黄连五分，去须　肉豆蔻一个大者，生

上三味，先碾为粗末，取鸡子清，搜药作饼，于慢火上炙过，令黄色变红者，稍干擘破，碾罗为末，白面糊丸如麻子大，每服三五十丸，温饭饮送下。

议曰：木香、黄连，一阴一阳药。木香善导水，利气脉，黄连厚肠胃，二味君臣相佐，阴阳相顺，加之豆蔻温和脏腑，止泻痢，功效弥良。凡儿患泻与痢，不问证候轻重，并宜搀先与服；不问脏腑冷热，愈多愈效。然鸡清为物有毒，是以毒气引药致效，去此一味，其功不作矣。

正气香连丸

治大人、小儿泄泻肚痛，里急后重，不分红白，及痘疹痢，并宜服之。

黄连一两，用吴茱萸五钱同炒令褐色，去茱萸不用　木香四钱

上为末，醋调，面糊丸如米大，每服五六十丸。如龙眼大者一二丸，清米汤化服。

大效至圣千金饮子

治小儿脾积虚痢，便下五色。先由呕吐，复作泄泻，脐腹绞痛，胁肋胀满，受湿虚鸣，脓血相杂，下如豆汁，亦如瘀血，日夜无度，食少肌羸，宜服。

绵黄芪蜜炙　甘草　陈皮　罂粟壳炙　木香　白芍药　地榆　川当归　枳壳制，炒　黑豆炒　乌梅　淮枣　白术　诃子炮，去核，称　黄连

上各等分，㕮咀，每服二钱。水一盏，煎至半，去滓，通口与服。

议曰：脏腑虚中加燥，故患热痢；或尔虚寒，乃患冷痢；或由暑气，胃之水谷不分；或受湿气临之，肠胃有作；或因食毒物，伤触脾肺；或因宿冷停积脏腑；或因表里不解；或因冷热相承；或因饮食过多；或因饥馁不及，多湌腌咸，常啖鱼鲝；或是母怀胞胎，恣其口，腹积之日久，气不宣通，遂令疾患。有加发作无度，毕竟肠胃虚损，日夜呻吟，痢下频并，宜服此方，效验若神。

大艾煎圆

治小儿虚痢，作渴不止。

大艾叶烧灰　干葛粉　胡粉炒　海螵蛸　龙齿

上件等分为末，炼蜜圆如鸡头子大，每服一粒至二粒，饭饮磨下。

议曰：下部既虚，无不作泻，泻之加虚，无不成痢，泻痢转虚，故有上盛；三焦不顺，所以作渴；渴若不住则泻不止，痢不歇；又以止渴，其药性凉，泻痢尤重。此方两获全功，扶救痢疾，不致其虚，亦不致热。

术蔻面

治小儿噤口痢，一粒饭不吃，宜服。

白术半两　肉豆蔻炮，二枚　木香二钱重

上件为末，白面二两入药，水搜作剂，切作条子，水煮令熟，用葱白、生姜、盐各少许和汁，滋味与之，看入多少，仍用鸡清圆服。

噤口痢，胃口热甚故也，用黄连、人参煎汤，终日呷之；如吐，则再强饮，但得一呷下咽便好。

腹痛方论

小儿腹痛者，多因邪正交攻，与脏气相击而作也。有夹热而痛者，以面赤，或壮热，四肢烦，手足心热见之。有夹冷而痛者，以面色或白或青，手足冷见之。冷甚而证变，则面色黯黑，唇口爪甲皆青矣。热证，四顺清凉饮，加青皮、枳壳。冷证，七气汤加辣桂调苏合香丸。若邪正交攻，冷热不调，则桔梗枳壳汤加青皮、陈皮、木香、当归为妙。若内瘹等证，则钩藤饮，其余则芍药甘草汤、四逆散，皆要药也。实痛有热者，大柴胡汤主之。心腹痛甚，实热者，大承气汤下，或桂枝芍药汤，煎服之。

七气汤

治七气所伤，痰涎结聚，心腹刺痛，不能乳食。

半夏一两，炮　人参　桂心各二钱　甘草一钱，炙

上㕮散，每服二钱，姜五片，枣一枚，同煎，食前服。

指迷七气汤

治七情相干，阴阳不升降，逆，壅滞作疼。

青皮炒　陈皮　桔梗炒　蓬术煨　肉桂去皮　藿香　益智仁各一两　香附子一两半　甘草　半夏炮。各七钱半

上㕮散，每服二钱，水一盏，姜五片，枣一枚，食前服。

桔梗枳壳汤

治诸气痞结，满闷，腹胁疼痛。

枳壳炒　桔梗炒。各二两　甘草炙，五钱

上㕮散，每服三钱，姜三片，水一盏煎。

芍药甘草汤

治腹痛，小便不通，及治出疹肚疼。

芍药一两　甘草二钱,炙

上剉散,白水煎服。

四逆散方见伤寒

四顺清凉饮

治小儿血脉壅实,脏腑生热,颊赤多渴,五心烦躁,睡眠不宁,四肢惊掣,及因乳哺不时,寒温失度,令儿血气不顺,肠胃不调,或温吐连滞,欲成伏热,或壮热不歇,欲发惊痫。又治风热结核,头面疮疖,目赤咽痛余毒,一切壅滞,并宜服之。

赤芍药　当归　甘草　大黄各等分

上剉散,三岁儿服一钱,水半盏,煎服。冒风邪,加去节麻黄;中风,体强,眼上视,加独活;热泻,加木香煨、大黄。

腹中有癖方论

癖者,血膜包水,侧癖于胁旁,时时作痛也。惟癖能发潮热,能生寒热,故疟家中脘多蓄黄水,日久而后成癖,寒热久而不已者,成此疾也。盖小儿脏腑和平,荣卫调畅,则津液自然流通,纵使多饮水浆,不能为病。病惟乳哺失调,三焦关隔,以致水饮停滞肠胃,不能宣畅,冷气搏之,则结聚而成癖矣。轻则积滞,木香丸,重则取癖丸。仲阳云:腹中有癖,不食但饮乳,用白饼子下之,进食丸、消乳丸,可选而用之。如不早治,则不能食,脾胃虚弱,四肢不举,渐至羸瘦,肚胀而成疳矣,则难治也。

木香丸

治吐乳、泻乳,其气酸臭,由啼叫不已,以乳与儿,停滞不化,是为乳积。肚硬、热渴,吐泻,由饮食无度,过饱即睡,是为食积。腹痛啼叫，利如蟹渤①，由触忤其气，荣卫不和，淹延，是为气积。或疟后，肚内结块，腹中有癖。

木香　蓬术　砂仁　青皮炒　辰砂另研　代赭石各一钱　丁香大者　巴霜去油。各一钱

上为末，面糊丸麻子大，风干，每服二三丸，随所伤物下。

取癖丸

甘遂　芫花炒　牵牛炒　蓬术煨　青皮　木香　桃仁去皮，炒　桂心　五灵脂各二钱

上为末，入巴霜一钱研，和以糊丸麻子大，风干，每服三二丸，姜、枣汤下。泄后冷粥补，仍和胃。

挨癖丸

治乳癖谷癥，腹中块痛。

代赭石煅，醋碎　青皮　木香　蓬术　五灵脂　大黄各七钱半　巴霜去油，一钱

上末，醋糊丸麻子大，每服淡姜汤下。

进食丸

治乳食不消，心腹胀满，壮热喘粗，吐逆痰涎，肠鸣泄泻，米谷不化，或下痢赤白，腹痛后重，及食癥，乳癖痞结，并服之。

巴霜一钱半　当归　辰砂　代赭石　枳壳炒　木香各五钱　麝香五分

上为末，糊丸如麻子大，一岁儿二丸，米饮下，量虚实加减。兼治食积发热，肚大筋青，疳积肚疼，哺露。

---

① 利如蟹渤：便下多气泡如蟹沫状。

蛔虫方论

蛔虫者，九虫内之一虫也，或长一尺，亦长五六寸者。盖因脏腑虚弱而动，或因食甘肥而动。其动则腹中痛发作，肿聚行来上下，痛有休止，亦攻心痛，口喜吐涎及清水，贯伤心者则死。论其脉，腹中痛，其脉法当沉弱而弦，今反脉大，则是蛔虫也。此痛因食物太早，爱甜，怕痛时便高声啼叫，只看人中上、鼻头、唇口一时黑色，即是此证。常服使君子丸、槟榔散、化虫丸，取下便无事。仲景云：蛔厥者，其人当吐蛔，今病者，静而复烦，此五脏寒，乌梅丸主之。其蛔虫穿者，用薏苡根煎之，即安。

使君子丸

治小儿五疳，脾胃不和，心腹胀，时或绞痛，不进乳食，渐至羸瘦。

厚朴　陈皮　使君子肉一两，汤浸去黑皮　甘草　川芎各二钱半　加芍药

上末，炼蜜为丸芡实大，每服一丸，米饮下。

化虫丸

治小儿虫咬，心痛，来去不定，不思饮食。

鹤虱　槟榔　胡粉　苦楝根各五钱　明矾三钱五分，半枯半生

上末，面糊丸绿豆大，三岁服三十丸，热水入香油二滴，吞下，食前。

如有小虫，皆化为水，大虫自利下，初服甚服。

乌梅丸

治蛔厥，当吐，今反静而复烦，此为脏寒，蛔上入其膈，故须臾复止，得食而呕，又烦，蛔闻臭当自吐，及治久痢。

乌梅三十三枚　干姜一两二钱，炒　黄连二两　蜀椒　当归各二钱　细辛　附子炮，去皮、尖　人参　桂枝　黄柏各七钱

上为末，用酒浸乌梅肉一宿，去核，蒸饭杵成泥，和药匀，丸麻子大，食后服十丸，日二服，忌生冷物。

蛔虫腹痛，虫咬痛也。因吃物粗，恣食甘硬、生冷、桃李、果积等物。

《幼幼方》曰：蛔厥多似慢惊，但唇口紫。

汤氏曰：每月初五日以前，虫头向上，取以后安之。其证愁啼干痛，吐清涎，人中、唇口、鼻皆乌。小儿多蛔虫，亦名食虫；苗虫亦名疳虫；胃虫亦名血虫。

化虫散

先以猪肝油炙，令儿闻其香味，使虫头向上，则药易伏。

雷丸一钱　使君子去壳，十个　鹤虱一钱　甘草　大黄生。各一钱

上为极细末，用猪肉煮汁调，食前服。

使君子散

治婴孩、小儿蛔虫咬痛，口吐清沫。

使君子去壳

上为极细末，用米饮调，五更早空心服。

槟榔丸

槟榔去脐　鹤虱　贯众　干漆炒，存性　芜荑　雷丸　川楝子去皮、核　使君子去壳　雄黄水飞　轻粉少许　巴豆去皮、心、油，三个　木香　黄丹煅　锡灰炒，不见星如灰

上为极细末，酒煮，面糊丸如黍米大，五更早，用猪肉、葱油煎，将肉细嚼，莫吞，引虫头向上，便用肉汁调化虫散，服槟榔丸至巳时取下虫，进饮食。

卷之七

积滞方论

小儿有积滞，面目黄肿，肚热胀痛，覆睡多困，酷①啼不食，或大肠闭塞，小便如油，粪白如酸，此等皆积证也。然有乳积，有食积，有气积，须当明辨之。吐乳泻，其气酸臭，此由啼叫未已，以乳与儿，停滞不化得之，是为乳积。肚硬带热，渴泻或呕，此由饮食无度，多食过饱，饱后即睡得之，是为食积。腹痛啼叫，利如蟹渤，此由触忤②其气，荣卫不和得之，是为气积，宜用木香丸主之。又有积痛者，口中气温，面色黄白，目无精光，或白睛多及多睡畏食，大便酸臭，当磨其积而痛自除，宜消积丸，尤甚者，白饼子下之，后和胃气，用钱氏白术散服之。盖积滞有虚有实，虚则浑身微热，不思饮食；实则肚热便闭，遍身发疮，推此可见。木香丸，虚者少与之，实者加倍之。小儿消积，多用青皮，然青皮发汗，有汗者勿可服；冷证，下积丸；不冷不热，杏霜丸主之。

木香槟榔丸

疏导三焦，宽利胸膈，破痰逐饮，快气消食。

郁李仁去皮　皂角去皮，酥炙　半夏炮　枳壳　青皮　杏仁去皮、尖，炒　木香　槟榔各一钱

上为末，令将皂角四两，用水一碗熬成膏，入熟蜜少许，丸如绿豆大，每服十丸，食后生姜汤下。

---

① 酷：极，甚，程度深。
② 触忤：冒犯。

下积丸

治乳食伤积，心腹胀满，气粗壮热，或泻或呕。

丁香　砂仁各二十个　使君子五枚　乌梅　巴霜各三个。不去油

上末，揉饭丸麻子大，每服三丸，陈皮汤下。

杏霜丸

治乳食积，并泻痢，此是先锋之药。

杏仁三两，去皮、尖　巴豆一两，用香油炒焦，再同杏仁炒　百草霜用末，二两，用香油六钱炒　黄蜡二两，酒煮，绵虑净，挂风头干用

上先将杏、巴入钵内研细，却入百草霜研匀，熔蜡入内，同捣丸如麻子大。

赤痢，甘草汤下；白痢，甘草汤下三丸。

化铁丹

治食积肚硬，带热渴泻，脾胃不和，宿滞不化。

乌梅八枚，取肉　巴豆十六粒，去油、膜　青皮去穰　陈皮各半两

上末，醋糊丸麻子大，每服七丸，米饮下或淡姜汤下。

三棱蓬术丸

治积滞，痞块，乳癖。

蓬术一两，用巴豆三十枚同炒黄色，去巴豆　川楝子　茴香　三棱酒浸一宿　枳壳各半两　木香二钱　青皮　丁皮各半两

上末，醋糊丸绿豆大，每服三丸，淡姜汤下。

异香散

取积后，调理脾胃。

莲肉二钱　莪术煨　益智仁去壳　三棱煨　甘草各半两　青皮去穰　陈皮各二钱　厚朴一两

上剉散，每服二钱，水一盏，生姜二片，枣一枚，入盐少许煎，食前通口服。

推气丸

治积滞大小便闭方见肿胀。

东汉王氏不言疳与泻及痢，即述证而已，所证治未病之病。凡小儿有自幼及长，不患惊风痫痉癫痓者有之矣，未闻无患积证者。谓五脏之所积名曰积，六腑之所聚名曰聚，且小儿只理五脏受病，故不有六聚候者何？腑属阳，虽有积，不治而自愈；且胃属腑气，生以渐，乃脾主食，有疾当治之；脏属阴，尤难调治。四季有积，欲下之，理皆可用药，但与究其虚实，然后利之。既有积气，不能全实，量其轻重，故古人有挨积、磨积、消积、化积，无不积之说。是知积之一证，不可直便独下。若积虚极，先和解调胃，令其先实，次与推下。若积证二三并作之者，可先下，而急与调胃药服，稍用倒置，不免为他咎，乃计利害。所议积证作疾，无可与之安和一味当下，斯为良法，有积不可安养，久则为它病。惟病癖证，先宜定去寒热，寒热已去，方可挨下，以通为度，下之太过，反生重热。虽有重热，即不宜用凉药，乃于调理胃气药与治之，尤宜深意审究，无令得失。

积聚之因，盖由恣食生冷、面食、肥滑、黏腻之物，停于脏腑。脏属阴，阴气不行，蓄积一处不动，故曰积；腑属阳，阳气运转不定，遇止即聚，故曰聚。积之候，面黄虚肿，面合地而卧，小便如油，腹胀虚鸣，头发焦黄，下痢赤白，两眼黄赤，满身虚肿，昏困多睡者是也。若面白喘急，面黑眼直，口出热气，手脚心生疮，干呕不食，泻住又泻，腹急如鼓，项软口禁，手足俱细，难治。

经言：病有积有聚，何以别之？然积者，阴气也，聚者，阳气也，故阴沉而伏，阳伏而动。气之所积名曰积，气之所聚名曰聚。故积者五脏所生也，聚者六腑所成也。积者，阴气也，其始发有常处，其痛不离其部，上下有所始终，左右有所穷处。聚者，阳气也，其始发无根本，上下无所留止，其痛无常处，谓之聚，故以是别知积聚也。

杨氏曰：止以三积论之，治积不得峻取。

汤氏曰：论五积乃风积、肝积、食积、奶积、惊积。

伤积渐热

渐热多因积在脾，泻如泥样又如沲；潮来发内汗须出，燥渴相兼更哭啼。若取转虚其热甚，凉心此患自然离；看他耳畔为形候，青者为风赤热随。

惊疳食伤

作泻不甚泻，或吐又不吐；乍热乍温凉，多嗔①多喜怒；小便涩难通，大便物不聚；惊疳与食伤，嗞煎嫌乳哺。

乳食频伤

乳食若频伤，为痰亦为积；吐出臭酸腥，泻多恶气息；腹痛腹膨脝②，瘦黄疳瘦瘠；或倦或嗞煎，不眠不安迹。紫圆子下之。

寒热因积

壮热来时又却寒，皮肤燥涩发毛干，非干神鬼为邪祟，取

---

① 嗔（chēn 抻）：怒，生气。
② 膨脝（péng héng 棚横）：腹部膨大貌。

下脾间积始安。

《通真子》云：寒热腹满，大肠积作，下之即安。《素问》云：寒极生热，热极生寒。又云：重寒即热，重热即寒。

面覆地睡

伤暑伤疳食，心烦覆地眠，腹膨疼渴燥，吐与泻相连。

积病可医

面上虚肿是积，面合地卧是积，小便如油是积，腹胀是积，发黄是积，赤白痢是积，两眼黄赤睛青是积，遍身虚肿是积，多泻白粪是积。

积病不可医

喘急是肺积，面黑是肾积，吐热气荣积，手脚心生疮卫积，恶心、吐、干呕胃积，泻久住又泻，积咬脾①烂。

紫圆子

治婴孩、小儿饮食失节，宿食不化，胸腹痞满，呕吐恶心，便利不调，乳食减少。又治伤寒温壮，内夹冷痰，大便酸臭，乳食不消，或以得汗，身热不除，及变蒸发热，多日不解，因食成癖，先寒后热。

代赭石醋煅　赤石脂煅。各一两　杏仁去皮、尖，麸炒，五十个巴豆一钱，净。凡巴豆取仁二钱重，去膜、心，出油炒，取巴豆一钱重，方可为定体之法

---

① 脾：原作"皮"。《汉东王先生家宝》："泻久住又泻，是积咬脾烂。何以知其脾烂，其人当泻白粪，为食不消，住了，却放粪赤黑而死，即知脾烂不可治。"据改。

上除杏仁、巴霜外，研为极细末，入杏仁、巴霜同药研匀，水浸蒸饼，丸如黍米大，儿生三十日，外服一丸，用乳汁或米饮，亦得微利即瘥。

《千金》云：无所不治，虽下不虚人。

七圣丸

能令黄瘦子顿作化生儿。

三棱煨　蓬莪术煨　青皮去穰，炒　橘皮去白　川楝子去皮、核　杏仁去皮、尖　芫花各三钱

上先用醋浸芫花一宿，炒渐干，入三棱、蓬莪术同炒赤色，入青皮、橘皮、川楝子、杏仁，为极细末，煮醋面糊丸如黍米大，用白汤食远服。日间所食之食物尽行消化，永无积癖。

消积丸

治婴孩、小儿积聚，宽腹胀，退面肿，进饮食，化滞物。

木香　人参去芦。各一钱半　黄连炒，去须　蓬莪术煅。各三钱　橘皮去白　青皮去穰，炒　槟榔去脐，二个

上为极细末，用面煮糊丸如黍米大，用米饮，食后服。

肿胀方论

论曰：肿胀二证，此由虚中有积，久患失治渐传，证候多端。随轻重，察盛衰，审表里。主治先固其本，后正其标，得无恙矣。有湿肿、毒气肿、伤寒虚肿、泻痢虚肿，有疳胀，有气胀，有癥积胀、锁肚胀、脘膈胀、食膨胀、蛔气胀、虚冷积胀。以上肿胀，有虚有实，实者闷乱喘满，虚者不喘，实可下，虚不可下。若误下致脾虚气上，附肺而行，肺与脾子母皆虚，则目胞腮颊肿也。脾主四肢，母气虚甚，则黄也。调治各有其法。其受湿于脾胃，久不克化，气浮四肢，头面皆肿；食毒气

由脾胃伤之，冷积毒气停留于胃脘，致虚入腹作肿；伤寒下之太早，乘虚入腹作肿；泻痢久而脾亦虚，是以致肿。以上肿者，宜先调胃气，补脏充实，然后去肿。其血气肿，皆由荣卫不顺，脏腑怯弱，壅滞三焦，流注百脉，表里俱虚，邪正作乱，以致四肢浮肿，腹肚膨胀。以上先调荣卫之顺，次服分气以散之。其疳气积胀，宜先与保童丸搨气以去之；其痞癖、气胀、癥积胀，宜三棱丸辈以消痞；其肚胀，宜珍珠天麻丸以通之；其食伤胀，宜三棱丸以消磨之；其蛔胀，宜下虫丸以化之；其虚冷胀，宜沉香煎以温之。以上诸证，宜调和胃气，消磨通利，肿胀必平复矣。如有热者，葶苈、牵牛以治之，推气丸亦可服。

温脾散

治脾胃不和，腹胁虚胀，不欲乳食，困倦无力，憎寒壮热，并皆疗之。

诃肉煨　人参各七钱半　甘草二钱半，炙　白术　木香　茯苓
藿香洗　陈皮　黄芪　桔梗各半两

上剉散，每服二钱，姜钱一大片，枣一枚，同煎。

分气饮

治小儿肿胀作喘，气短而急，四肢浮肿，饮食呕逆，神困喜睡，宜服之。

桔梗炒　赤茯苓　陈皮　桑白皮炙　枳壳炒　大腹皮洗　半
夏泡　甘草炙　真苏子微炒　紫苏各二钱半　草果一钱半，煨，去壳
加木通

一方无木通，有白术、当归、五味子。

上剉散，每服二钱，水一钟，姜三片，枣一枚，同煎。

退肿搨气丸散

治惊水、积水。饮水过多，停积于脾，故四肢浮肿，宜

服之。

萝卜子　赤小豆炒　陈皮各半两　木香一钱　甘草三钱

上剉散，姜、枣煎，三岁儿每服二钱。

褐丸子

治小儿心腹胀满，呕逆气急，或肠鸣泄泻，腹中冷痛，食癥乳癖，痰气痞结，积聚肠胃，或秘或痢，头目浮肿，不思乳食，及疗五种疳气，八种痢疾，肌肉消瘦，气粗腹大，神色昏愦，情意不乐。常服散冷热，和脏腑，去疳积，止泻痢。

萝卜子一两，略炒　陈皮半两　黑牵牛七钱，半炒半生　京三棱蓬术各半两，煨　胡椒三钱半　木香一钱半，不见火　青皮半两

上末，面糊丸如绿豆大，每服二三十丸，空心用萝卜子煎汤吞下，或姜汤下。

一方无胡椒，有茯苓、槟榔、五灵脂各半两，为末，糊丸绿豆大，以紫苏桑白皮汤下。

葶苈散

治水气肿满。

甜葶苈隔纸炒　黑牵牛　槟榔　大黄各等分。煨

上为末，每服半钱，姜汤入蜜少许调下。

杨氏揿气散

治小儿腹胀气喘，体重而浮。

青皮去白，用巴豆二十一枚同炒，去巴豆　甘草各半两，炙　肉豆蔻一个，煨　黑牵牛一钱，半生半炒　陈米一合，炒

上为末，每服半钱，米饮调下。或加槟榔、木香尤妙。

揿气丸

小儿疳食气，腹胀喘急，并面浮肿。

丁香　胡椒各一钱，炒　萝卜子炒　白牵牛生。各二钱

上为末，糊丸如绿豆大，三岁服二三十丸，米饮下。

匀气散

治脾肺气逆，喘嗽面浮，小便不利。

桑白皮炙　桔梗炒　赤茯苓　甘草各半两　陈皮七钱　藿香三钱　木通二两，去皮

上剉散，每服二钱，姜钱大，灯心煎。

三棱丸

治小儿停积，腹胁胀满，干呕恶心，全不入食。

三棱煨　木香　神曲炒　陈皮　半夏姜汁制。各一两　丁香　桂心各半两

上为末，面糊丸粟米大，乳食后，生姜汤下二十丸。

大茱连丸

治小儿饮食过度，膨胀，胃膈上下气不宣通，郁滞迷闷作喘，强食不化，作渴烦躁，坐卧不任，肢体倦怠，腹胁疼痛，并宜服之。

蓬术　三棱各二钱半。醋煮　干姜　青皮　陈皮　木香各一钱　巴豆一十一粒，去膜、油　吴茱萸二钱　丁香二钱

上末，醋糊丸麻子大，每服七丸至十丸，生姜、枣子汤下。

槟榔丸

治小儿疳气腹胀，胃膈痞闷，喘急不安。

青皮去穰，用巴豆炒黄，去巴豆　槟榔　萝卜子　香附子　木香各一两　黑牵牛各半两，微炒

上末，姜糊丸如粟米大，每服十丸，米饮下。

推气丸

治三焦痞塞，气不升降，胸膈胀满，大便秘涩，小便赤少。

大黄　陈皮　槟榔　枳实　黄芩　黑牵牛各等分

上为末，炼蜜丸绿豆大，每二十丸热水吞下。

《全生方》曰：由小儿脏腑娇嫩，乳母过伤，脾胃虚冷，不能消化，乳食停滞腹间，脾受积伤，衰弱不能致水，故流溢渍于皮肤。肿有三证，疳水、积水、惊水也。

疳水者，心中虚，脚肿不可取，宜药消。

积水者，五积在腹，结化为水。其候或冷或热，四肢头面俱浮。若面浮，虚中积滞，宜补而后取。

惊水者，前后重叠受惊，致令心火燥渴，饮水过多，停积于脾。其候四肢肿，身上热。《脉诀》曰：水气浮大得延生，沉细应当是死则。尺脉如系，或浮洪按之无根，乃绝脉。

杨氏曰：古洛阳以肿为痼疾，则知病之危恶，非他疾比也。夫人全性命者，水谷而已。水以肾为主，谷则脾为主，惟肾虚不能行水，脾虚不能制水。胃与脾合气，传为水谷之海，因虚而不能传化。故肾水泛溢，浸渍脾土，于是三焦停滞，经络壅塞，水渗于皮肤，注于肌肉而发肿矣。其候目胞上下微肿，四肢肿着，咳喘怔忡，股间清冷，小便涩黄，皮黄薄而光，手按成窟，举手则满。

杨氏曰：身有热者，水气在表，可汗；身无热者，水气在里，可下。次则通利小便，顺气和脾，不可缓也。然证虽可下，当审其虚实，权其轻重，不可过用芫花、甘遂、大戟猛烈之剂。用之大过，吾恐峻决者易，固闭则难，水气复来，何以治之？

凡虚肿，先起于腹而散于四肢者，可治；先自四肢而后归腹者，不治。虫胀肚上有筋，腹满而大便滑泄，久疟而转作虚浮，及唇黑伤肝，缺盆平伤心，脐突伤脾，足平伤肾，背平伤肺，男从足肿而上，女从身肿而下，或肉硬，或手掌平，皆不治。

经云：诸有水，自下必微肿。又头面肿曰风，脚肿曰水。

朱氏曰：肿因积而得，既取积而肿再作，小便不利，若再用利小便药，性寒而小便愈不通，到此则束手矣。盖中焦、下焦不升降，为风寒痞隔，故水凝而不通。服沉附汤，则小便自通，喘满自愈，大小通用，久服无碍。

肿胀二证，皆由脏腑怯弱，荣卫不顺，三焦壅滞，表里俱虚，虚中有积，久患失治。胃虚不能传化水气，渗泄经络，脾得之，气溢皮肤而肿，入脏而为胀，最为要急。当明其因受湿肿，脾胃受湿冷，不克，气浮，四肢面目皆肿，此因脾虚。止调胃补脏，然后去肿，先服理中汤加枳实。作喘，加豆豉。食毒伤脾胃，伤冷积致肿；泻痢久，脾气虚致肿，先正气调胃。气虚肿，亦名气蛊。血虚肿，亦名血蛊。荣卫俱虚肿，亦名血气蛊，先服荣卫饮子，次分气饮子。以上七证，先明所因，用荣卫饮子至稳。若是水肿或受湿，以利小便，切不可利动大腑。盖肿胀已由脾虚，若下之，愈见脾弱也。

钱氏曰：腹胀有虚实，皆由脾胃虚，气攻作也。实者，湿热积盛也，非正气实也，实者闷乱喘满，可下之，用紫霜丸、白饼子。不喘者，虚也，不可下。若误下，则脾虚气上，附肺而行，肺与脾子母皆虚。肺主目胞、腮之类，脾主四肢，母气虚甚，即目胞、腮肿也。色黄者，属脾也。治之用揭气丸渐消之，未愈，渐加丸数。不可以丁香、木香、橘皮、豆蔻大温散药治之。何以然？脾虚气未出，腹胀而不喘，可以散药治之，使上下分消其气，则愈也。若虚气已出，附肺而行，即脾胃内弱，每生虚气，入于四肢面目矣。小儿易为虚实，脾虚不受寒温，服寒则生冷，服温则生热。当识此，勿误也。胃久虚热，多生疸病，或引饮不止。脾虚不能胜肾，随肺之气上行于四肢；

若水壮，肾气浸浮于肺，即大喘也。此当服搨气丸。病愈后，面未红者，虚衰未复故也。

治腹胀者，譬如行兵战寇于林，寇未出林，以兵攻之，必可护寇；若出林，不可急攻，攻必有失，当以意渐收之，即顺也。

治虚腹胀，先服搨气丸。不愈，腹中有食积结粪，小便黄，时为喘，脉伏而实，时饮水，能食者，可下之。盖脾初虚而后结有积，所治宜先补脾，后下之。下后又补脾，即愈也。补肺恐生虚喘，此论较前更明。

荣卫饮子

调补婴孩气血俱虚致荣卫不顺，四肢、头面、手足俱浮肿，以至喘急者，并宜服之。

川当归　熟干地黄净洗　人参　白茯苓　川芎　白术　甘草　白芍药　枳壳炒，别制　黄芪蜜炙　陈皮

上件等分，㕮咀，每服二钱匕，水一小盏，煎至半，去滓，通口不拘时候。

此方最良，虽儿幼小，并可与服，以壮其根，使血荣气卫顺且和矣，腑寒脏虚温且壮矣，盈亏自然而平，怯弱自然而正，阴阳调均，气脉充实，肿胀喘急，皆可得而理矣。

阴肿疝气方论

小儿阴肿者，足少阴而为肾之经，其气下通于阴，有少阴之经虚而受风邪者，气冲于阴，气与血气相搏结，则阴肿也。然儿有大小、壮弱，起上中节可也。苟肾气虚，或坐石不起，冷气凝之，或近地经久，风邪湿气伤之，不为阴肿几希矣。间有啼叫，怒气闭击于下，结聚不散，加以水实不行，亦能发为

此疾。治法：桃仁丸。如小儿外肾肿大，宜牡蛎，不拘多少，研细，以津唾涂肿处，敷蛎粉于其上，或鸡子清调涂亦佳。又有疝气，名偏坠肿大，盖小儿生下如此者，不疼痛，不要攻击他，不治而自愈。若肿痛甚则急服药，宜五苓散、青木香丸并疏气药服之。《济生方》用牡丹皮、防风为末，酒调服极效。五苓散内加防风、牡丹皮亦效。热者三黄丸服。

桃仁丸

治肾经虚，或坐地，或风邪所伤之而成阴肿。

桃仁三钱，去皮、尖　肉桂　黑豆炒　蒺藜炒，去刺　牡丹皮　大黄各二钱

上末，炼蜜丸麻子大，每服六七丸，青皮、木通、葱白汤下。

青木香丸

宽中快膈，腹胁痛，心下坚痞，肠中水声，及阴肿。

黑豆炒，一两半　木香　补骨脂炒　荜澄茄　槟榔各四钱　粟米饭

上先将槟榔、粟米饭包湿纸包裹，令煨焦，去饭，用槟榔同前药为末，滴水丸绿豆大，每服二十丸，白汤下。

敷药方

治小儿外肾肿大光明。

牡砺灰二钱　干地龙一钱

上为末，津唾调涂肿上。热者，鸡子清调敷。

三白散

治膀胱蕴热，风湿相承，阴肿大，小便不利。

白豆二两　桑白皮　白术　木通　陈皮各半两

上末，每服二钱，姜煎汤调下，空心服。

蝉蜕散

治阴囊忽肿，或坐地多时，或风邪，或虫蚁吹者。

上用蝉蜕半两，水一碗，煎汤洗肿处，其痛亦止，肿消再洗，后服五苓，灯心煎调。

又方：葱园内蚯蚓粪，以甘草汁调，敷肿上，或薄荷汁调亦妙。

地龙膏

治外肾肿硬，或疝气，或风热暴肿，及阴疮。

上用干地龙末，不拘①多少，先以葱椒洗，次用津调其上。热者，鸡子清调敷。

又方：外肿研桃仁，唾调敷肿处。

牡丹皮散

治小儿外卵偏坠。

防风　牡丹皮各等分

上为末，每服二钱，温酒调服，如不饮酒，白汤入盐调下。

五苓散方见伤寒

三黄丸

盘肠气方论

小儿盘肠气者，痛则腰曲，干啼，额上有汗，是小肠为冷气所搏然耳。其证口闭，脚冷，上唇干者是也。此是生下洗迟，感受风冷，或大便青色不实，宜服钩藤膏、魏香散、苏合香丸、当归散。乳母服乌沉汤或沉香降气汤。

---

① 拘：原为"俱"，据同文自校，径改为"拘"。

沉香降气汤

治阴阳壅滞，气不升降，胸膈痞塞，心腹胀满，喘促短气，干哕烦满，咳嗽痰涎，口中无味，嗜卧减食。

香附子二两半　沉香一钱　砂仁三钱　甘草七钱半

上为末，每服二钱，白沸汤入盐少许调下。

乳香散

治盘肠气。凡有此证，急煎葱汤淋洗其肠，揉其葱熨脐腹间，良久，尿自涌出，其疼自止，服此药。

乳香　没药各等分

上为末，以木香汤调下，或煎数沸亦可。

钩藤膏方见天吊内瘹

魏香散方见天瘹

当归散方见胎疾，当归散参看

当归散

凡小儿夜啼者，脏寒而腹痛也，面青手冷，不吃乳者，是盘肠气也，宜服之。

当归　芍药　人参各一钱　甘草五分，炙　桔梗炒　陈皮各一钱

上为末，每服二钱，水煎。

又有热痛，啼叫不止，夜发面赤唇焦，小便赤黄，宜三黄丸，人参汤下。

此证男名瘹肠，女曰盘肠。

气和乃升降安药之由也，气逆则壅结疾病之致也。幼幼有患盘肠，非暴所得，原由气郁积久不散，荣壅卫结，五脏六腑，无一舒畅，其气乘虚发作，不流上下，筑隘于肠胃之间，有声

毂辀①连连，而误如犹吐恶视之，不忍何以能堪？嗟乎！一身四大无主，又有瘹肠一证，寒气壅结，内不伸舒，虽不引气鼓动脏腑，胸膛与脐上下瘹促，躬曲伛偻，就忍疼痛，二候既作，医骇惊哀。然俱气所患，受发不同。盘肠，宜服匀气散加沉香煎调，气顺助根本，方佳胜也。

其证伛偻腰曲，干哭无泪，额有汗，十岁上下多有证。

盘肠气痛头先曲，无泪多啼眼干哭，口开脚冷上唇焦，头汗如珠湿漉漉，医士须用钩藤膏，顺气化痰除患哭。

汤氏方

用葱一握，水煮汤淋洗儿腹，以葱频熨脐，良久尿出痛止。

又　方

乳香　没药　木香

用水煎，食前服。

阮氏曰：研乳香，用灯心同研即碎，宜顺手研，忌逆行。

黄疸方论

仲阳云：身痛转背强，大小便涩，一身皆黄，面目爪甲皆黄，小便如屋尘汁色，看物皆黄。渴者难治，此黄疸也。别有一证，生下百日及半年，因病后身微黄者，胃热也。大人一同。又有面黄腹大，食吐渴者，脾疳也。又有自生身黄者，胎疸也。诸疸皆热，色深黄者是尔。若淡黄兼白者，胃怯不和也，茵陈汤、栀子蘖皮汤、犀角散、连翘赤小豆汤主之。通治黄疸，茵陈五苓散尤为稳也。又有脾弱痿黄，小便赤者，清者治以温剂，当归丸主之，小半夏汤亦可。

---

① 毂辀（gǔ yuān 古冤）：车轴的意思。

茵陈汤

治阳明病发热汗出者，此为热越不能发黄也。但头汗出，身上无汗，齐颈而还，小便不利，渴饮水者，此为瘀热在里，身必发黄。伤寒七八日，身如橘色，腹微满者。

茵陈　大黄三钱半　栀子三枚

上剉散，水一钟，先煎茵陈减半，入大黄、栀子煎服，日三服。小便利，如皂角汁，肚色正赤，从小便中去也。

栀子蘗皮汤

治发黄发热。

栀子八枚　黄柏一两　甘草五钱，炙

上剉散，每服一钱，水一钟，煎服。

犀角散

治小儿黄疸，一身黄。

犀角一两　茵陈　干葛　升麻　龙胆草　生地黄各五钱　寒水石七钱半

上剉散，白水煎。

一方治小儿忽发面黄，目皮肉尽黄，以干葛汁和蜜服。

茵陈五苓散

上五苓散加茵陈汤十分，五苓散五分，沸汤调下。

小半夏汤

治黄疸，小便色不异，欲自利，腹满而喘者。不可除热，热去必哕。

半夏二两，泡七次

上剉散，每服三钱，水一钟，生姜十片煎，温服。

消食丸方见脾胃

当归散方见盘肠论

盗汗自汗方论

仲阳云：盗汗出者，乃睡时而自汗出，肌肉虚也。盖汗者，血也，血虚亦能自汗作热。宜服团参汤、牡蛎散、龙胆汤等剂。夫小儿精气未盛，体性多热，若衣裘伤厚，过食热物，或患时气大病之后，重亡津液，阳气偏盛，水不胜火，脏腑积热，熏灼肌体，甚则消烁骨髓，是为骨热之病。久而不已，变成骨蒸，日晚发热，肌瘦颊赤，口干，日夜潮热，夜有盗汗，五心烦热，四肢困倦，饮食减少，瘥后余毒不解，生犀散主之。又有自汗者，即亡阳气怯，脉虚神散，惊风有作。凡初生周岁之儿，不可自汗，治之勿遽①止，宜用白术二钱半，小麦一撮，水煮令干，去麦为末，煎黄芪汤调与服，以愈为度。有伤寒热证自汗，当以小柴胡加龙胆治之。夏月自汗多，宜白虎汤服之。热多自汗而喘者，宜葛根黄芩黄连汤主之。

团参汤

治小儿虚汗，盗汗，或心血液盛亦发为汗。此药收敛心气。

人参　当归各五钱

上剉散，用猪心血一个，可切三片。每服二钱，猪心一片，水一钟，同煎，食前服。

扑汗方

黄连　牡蛎粉　贝母各五钱　米粉一升

上末，敷于身上。

牡蛎散

治血虚自汗，或病后暴虚，津液不固自汗。

---

① 遽（jù句）：急，仓猝。

牡蛎二两　黄芪　生地黄各一两

上剉散，每服二钱，或加小麦煎。

通神丸

治小儿夜间通身多汗。

龙胆草不拘多少　一方防风

上为末，醋糊丸，绿豆大，每服五七丸，米饮下。

龙胆汤方见脐风撮口

生犀散方见潮热

又　方

治睡中汗出。

酸枣仁　人参　茯苓各等分

上为末，每服二钱，用米饮调下。

气血犹水火也，平则宁，偏则病，阴虚阳必凑，则发热自汗，阳虚阴必乘，则发厥自汗。小儿脾虚自汗，多出额上，沾粘人手，速救胃气，用全蝎观音散治之。

血不荣，则神不备；气不卫，则六脉不充。理其血用和其气，安其神用调其脉。阴阳均平，气血相参，百脉流顺，三焦五脏自然宁，益其体矣。

诸淋方论

小儿诸淋者，肾与膀胱热也。膀胱与肾为表里，俱主水，水入小便，下于胞，行于阴，为小便也。膀胱则津液内溢，水道不通，停积于胞，肾热其气则涩，故令水道不利，小便淋沥，故谓之淋。其状小便出少而数起，小腹急痛引脐是也。有石淋、气淋、热淋、血淋、寒淋，五淋形证各有说焉。其石淋者，淋而出砂石也。肾为热所乘，则化为石。小便茎中痛，尿不能卒出，时自痛引膀胱里急，砂石从小便出之。其气淋者，肾虚，膀胱受肺之热气，则胀气。为热所乘，故流入膀胱，则气壅不散，小便气满，水不利，故小便涩而成淋也。其热淋者，三焦有热气，传于肾与膀胱，而热气流入胞，而成淋也。其血淋者，是热之甚盛，则尿血，谓之血淋。心主血，其热盛者，血即散失其常经，溢渗入胞，而成血淋矣。其寒淋者，其病状先寒战，然后尿是也。小儿取冷过度，下焦受冷气入胞，与正气交争，寒气正气相胜，则战寒解，故得其小便也。治淋之法，金沙散立效。五苓散、木通散、八正散、导赤散等剂服之，与大方脉相参，用药不亦可乎。

葵子散

治小儿诸淋，小便不通。

葵子　车前子　木通　瞿麦　栀子　赤茯苓　桑白皮　甘草各等分

上剉散，每服二钱，葱白三寸，煎，乳食前服。

八正散

治心经蕴热，口燥咽干，五淋小便涩，目赤疮亦服。

滑石　瞿麦　木通　大黄　地萹蓄　车前子　栀子各五钱甘草二钱半

上剉散，每服二钱，灯心煎。

导赤散

治小儿血淋。

生地黄　木通各四钱　甘草二钱

上为末，灯心煎汤调下，每服二钱。或加黄芩。

冬葵子散

治小儿小腹急闷，小便淋沥。

冬葵子一两　木通五钱

上剉散，每服二钱，灯心一大束煎。

车前子散

治小便不利。

茯苓　猪苓　香薷　车前子　人参各等分

上为末，每服二钱，灯心煎汤下。

尿血方

生蒲黄　生地黄　赤茯苓　甘草各等分

上剉散，每服一钱，煎调发灰，食前服。

金沙散

治小便淋沥不通。

郁金　海金沙　滑石　甘草各等分

上末，每服二钱，煎木通、灯心汤下，或冬瓜汤亦可。

立效散

治小便淋沥，茎中痛。

木通　甘草　王不留行　滑石　胡荽　海金沙　山栀子
槟榔各等分

上剉散，每服二钱，白水煎。

木通散方见大小便不通门

大小便不通方论

小儿大便不通者，乃是肺家有热在里，流入大肠，以致秘
结不通，乃实热也。当以四顺清凉饮加柴胡，或神芎丸、大柴
胡汤以流利之。小便不通者，皆因心经不顺，或伏热，或惊起。
心火上炎，不能降济，肾水不上升，故使心经愈热，而小肠与
心合，所以小便不通也。宜木通散主之，甚者，八正散服之。

小便不通，脐腹妨闷，心神烦热，宜栀子仁散主之。又有伤寒体热，头目昏沉，不思饮食，夹惊夹食，寒热，大小便皆有闭涩不通，烦躁作渴，冷汗妄流，夹积伤滞，膈满胀急，青黄体瘦，日夜大热，及伤风、伤暑、惊痫、客忤、筋骨、肾脏、疝气等热，大小便不通者，并宜脱甲散、大连翘饮加大黄也、神芎丸皆可服之。小儿惊风、积热、大小便闭涩，用掩脐法，以连须葱不洗带土、生姜一块、淡豆豉二十一粒、盐二匙同研烂作饼，烧铫子，烘热，掩脐中，以棉条扎定，良久气通自利。不然再换一剂，如不通，服药。

轻号散

治小儿初生下，大便不通。

轻粉二钱　蜜少许

上热汤调开，蜜和药，点儿口中即通。与一二服，再不可服。

木通散

治小儿不小便。

木通一两　黑豆五钱，炒　滑石一两

上剉散，灯心、葱白煎服，量大小，以意加减。

栀子仁散

治小儿小便不通，脐腹妨闷，心神烦热。

栀子五枚　茅根　冬葵子各五钱　甘草二钱半

上剉散，每服二钱，不拘时服。

掩脐法

海螺四十九个　黑豆七粒　葱根七个　盐少许

上烂捣细作饼，烘热着于脐上。

八正散 方见淋证

脱甲散 方见伤寒

四顺清凉饮方见腹痛

神芎丸方见惊风

便血脏毒方论

论曰：小儿初生，七日之内大小便有血出者，此由胎气热盛之所致也。母食酒面、炙煿物等，流入心肺，儿在胎内，受之热毒，亦传心肺。且女子热入于心，故小便有之；男子热入于肺，故肠有之。血出淡淡有水，胚红色，盛则其血鲜。凡有此证，不可以他药，只以生地黄取自然汁，入蜜少许和匀，温服之，自愈，男女皆效。甘露饮兼服茅根及茅花汤，煎浓服亦好，犀角地黄汤可服。脏毒，聚今丸、地黄丸主之。瘀血，桃仁承气汤主之。

甘露饮

治小儿胃中客热，牙宣口气，齿龈肿烂，时出脓血，或肌烦，不欲饮食，及赤目肿痛，不任凉药，口舌生疮，咽喉肿疼，及治身面皆黄，肢体微肿，大便不调，小便涩黄并治。

熟地黄　麦门冬去心　枳壳炒　甘草　茵陈　枇杷刷去毛　石斛去芦　黄芩　生地黄　天门冬各等分。去心

上剉散，每服二钱，水煎，食后临卧服。

聚金丸

治大便下血，发热烦躁，腹中热痛作渴，脉来弦数，或惊热，目赤昏涩，或有酒毒去血，并治之。

黄连三两，水浸晒干，一两炒，一两泡，一两生用　黄芩　防风去芦。各一两

上为末，面糊丸，绿豆大，每服三五十丸。

千金地黄丸

治心热肠风，脏毒去血。

黄连四两，去毛　生地黄半斤，研取汁，连滓二味拌匀，晒干

上为末，炼蜜丸，绿豆大。每服二三十丸，食后麦门冬汤下。

脱肛痔证方论

小儿脱肛者，皆因久患泻痢得之者。大肠头自粪门出，宜用葱汤熏洗，令软软送上。先服泻痢之剂，然后用槐花、槐角等药。又有用一味五倍子煎汤洗，入朴硝内熏洗而缩者。又用真蒲黄研细，以猪脂拌匀，敷肛门上而入者。兼有痔证肿痛者，此由乳母食酒面、炙煿等物，热流入肺，儿在胎内受之，传于大肠，热毒蓄于肠胃，故发生痔证。宜用丹石散、胜雪膏辈，涂于肿处甚佳；服黄连解毒汤，苦参汤洗。又用防风、荆芥等煎汤洗；或用蜜陀僧、白矾、脑子末敷上亦妙。又用蓖麻子研成膏贴项上，肠即入，急洗蓖麻子去之。及用苦参汤洗亦效。

涩肠散

治小儿久痢，大肠头脱出不收。

诃肉煨　赤石脂　龙骨各等分

上为末，茶少许，和药掺肠头上，绢帛揉入。又治痢，米汤调下。

丹石散

治外痔如神。

黄丹　滑石各等分

上细末，新汲水调涂，日三五次上。

胜雪膏

治随肠、番花等痔，热痛不可忍，或已成疮者，并治之。

脑子　铅霜

上件各少许，用好酒研成膏，涂之即愈。

苦参汤

治脱肛并痔。

枳壳　黄连　大黄　甘草　荆芥　苦参　芍药　黄芩各等分

上剉散，每服五钱，以车前子、茅草同煎，熏洗。

《脉诀》曰：大肠共肺为传送。盖肺与大肠为表里，肛者大肠之门，肺实热则闭结不通，肺虚寒则肠头出露。有因痢久，里急后重，努力肛开，为外风所吹，或伏暑泄泻，肠头不禁，或禀赋怯弱，易于感冷，亦致大肠虚脱。小儿所患泻痢，皆因暑湿风热，乘脾而得，盖风属木，木胜则制土，土主脾胃，虚而受湿，又湿喜伤脾，因虚受湿，不能分别清浊，水谷交杂，则为洞泄。洞泄既久，大肠亦虚，大肠乃手阳明燥金，而土虚不能生金，金气既虚，则传送之道亦虚，又为风冷所袭，故肛门脱而不收。法宜补脾温胃，使金得受土之益而气升，平胃散主之，次则内投固肠之剂。其肛门色红而软，肺脉浮数，右手指纹紫见，身微有热，时或烦躁。《难经》曰：出者为虚，入者为实。

杨氏曰：惟实则温，温则内气克而有所蓄。惟虚则寒，寒则内气馁而不能收。视大肠之厚薄，膏脂之肥瘠，内气之虚实何如尔。凡治脱肛，先以温汤浇软，渐渐纳入。及小儿啼叫努气，久痢不止，风邪袭虚，亦有此证。肛头频自下，因利滑难收；秋后经时日，虚伤痛不休；脱肛泻血积，因伤冷热攻。脾作滑肠，消渴口干焦，上热气攻，虚肿面青黄。

肛门出露久难收，再感风伤事可忧，况自先传脾胃弱，更详冷热易为瘳①。

凡肠头作痒，即是有虫，用生艾、川楝根煎汤熏洗。

赤石脂散

治婴孩、小儿泻痢后肛门不收。

赤石脂　伏龙肝各一钱

上为极细末，肠头上敷。

又方

蒲黄五钱，猪脂一两，炼猪脂同蒲黄成膏，涂肠头。

遗尿方论

小儿遗尿者，此膀胱有冷，不能约于水故也。夫肾主水，肾气下通于阴。小便者，津液之余也。膀胱为津液之府，肾与膀胱俱虚，而冷气乘之，衰弱故不能约制，其水出而不禁，故遗尿也。又有尿床者，亦由膀胱冷。夜属阴，小便不禁，睡里自出，谓之尿床也，宜破故纸散、益智仁散、鸡肠散服。

鸡肠散

治小儿遗尿床。

鸡肠　牡蛎　白茯苓　真桑螵蛸各五钱。微炒　肉桂　龙骨各二钱半

上为末，每服二钱，姜、枣煎汤服。

鸡脴胵散

治小儿遗尿。

鸡脴胵②一具　鸡肠烧　猪胞炙焦

上为末，每服一钱，酒调服，男用雌女用雄。

---

① 瘳（chōu 抽）：病愈。

② 脴胵（bì zhì 闭至）：鸡内金。

破故纸散

破故纸一两，炒

上末，每服一钱，热汤调下。

益智仁散

益智仁　白茯苓各等分

上为末，每服一钱，空心米汤调下。亦治白浊。

又方

以五倍子一半生，一半烧存性为末，雪糕为丸服之。

尿白浊方论

小儿尿白者，由乳母哺失节，过伤于脾，故使清浊不分，而尿白如米泔也。久则成疳，亦心膈伏热而得之。宜疏脾土，消食化积，通利小腑也。茯苓散、三棱散、分消饮可选而服之。

茯苓散

三棱　蓬术　砂仁　赤茯苓各五钱　青皮炒　陈皮　滑石甘草各二钱半

上为末，每服一钱，麦门冬汤调下，或加灯心同煎。

三棱散

治小儿尿白，久而成疳。此药实脾土，消食化积。

三棱煨　蓬术各一两。煨　益智仁去壳　甘草　神曲炒　麦芽炒陈皮各五钱

上末，每服二钱，灯心煎汤调下。

分清饮

通心气，补漏精，治小便余溺，赤白浊。

益智仁去壳　川萆薢　石菖蒲去毛　乌药各等分

上到散，每服二钱，灯心同煎，可加茯苓、白芍药各等分。

囟陷囟填方论

囟陷者，始因脏腑有热，渴饮水浆，致成泄痢，久则血气虚弱，不能上充脑髓，故囟陷如坑，不能平满，用狗头骨炙黄为末，鸡子清调敷之。囟填者，囟门肿起也，脾主肌肉，乳哺不常，饥饱无度，或寒或热，乘于脾家，致使脏腑不调，其气上冲，为之填胀，囟突而高，如物堆杂，毛发短黄，自汗是也。若寒气上则牢紧，热气上冲则柔软，寒者温之，热者凉之，量轻重而调治。小儿汗盛，风热交攻亦然，此证未易退，或热证，大连翘饮以消之，有表热证，柴胡散散之，又用封囟散掩之。夫小儿胃气冲和，则脑髓充成，囟顶渐合，若胃热，熏蒸脏腑，则渴而引饮，因致泄痢，令脏腑壅，血气虚弱不能上充脑髓，所以囟陷，宜当归散、地黄丸主之。

封囟散

防风一两半　柏子仁　白及各一两

上末，以乳汁调，涂囟上，十日愈。

大连翘饮方见禁风

当归散方见胎疾

地黄丸方见诸疳

解颅方论

解颅者，生下而囟不合，肾气衰不盛也，长必少笑，更有目白睛多，㿠白色瘦者，多愁少喜，以致年大头缝开，解而不合。肾主髓脑，肾气有亏，故脑不足，所以头颅开而不能合。人无脑髓，犹木之无根，凡得此证者，不过千日，乃成废人。设有此疾，即宜早治，不可束手待毙也，服地黄丸主之，外用大南星微炮为末，米醋调敷于绯帛上，烘热贴之，亦良法也。又宜三辛散、封囟散，敷之亦佳。

三辛散

治头目不清，头骨不合，头骨开解，曰解颅。

细辛　桂心各五钱　干姜七钱

上末，以乳汁调敷颅上，干时再涂，儿面赤则愈。

又　方

蛇蜕炒焦为末，用猪颊车骨中髓调敷顶上，日三度。有人作头巾遮护之而自合，亦良法也。

又　方

驴头骨不以多少，烧灰研细，以清油调敷头缝中。

人参地黄丸

治婴孩、小儿颅囟开解，头缝不合，名曰颅解。此乃肾气不成，肾主骨髓，而脑为髓海，肾气不成，所以脑髓不足，故不能合。

人参去芦，二钱　地黄熟，四钱　鹿茸酒炙　山药去皮　白茯苓去皮　牡丹皮去心　山茱萸去核。各三钱

上为极细末，炼白蜜丸，如芡实大，用人参煎汤调化，食远服。

乌附膏

理囟门陷。

绵川乌去皮，削尖　附子生，去皮　脐尖各五钱　雄黄水飞，一钱

上为极细末，用生葱根叶捣烂，入药末，同在掌心调成膏，贴陷处。

项软方论

项软者，乃柱骨倒也，极难调治，其患不在心脾。此因曾吐泻之后，亦伤寒无汗，失表而然，本非久病尪羸，四肢不瘦，卒然而来。项软似石，面红唇赤，只因肝胆有热，致令项软，肝受风热者，速与祛风退热，然后用强筋之剂贴项，立见安和。若此证生下便如此，乃胎气不足，或惊风后得此，是筋缓不收，名曰五软。胎风、病后软，可服地黄丸补肾。若卒暴如此者，是肝经有热，当服泻肝丸，贴项用附子南星末，生姜自然汁调贴患处。若久病、疳疾、体虚及诸病后，天柱骨倒，非五软也，金灵散主之，仍以生筋散贴之。

泻肝丸

治肝生风，眼视抽掣，急惊可服，及天柱骨倒。

当归　川芎　大黄煨　羌活　防风　龙胆草　山栀子各等分

上为末，炼蜜丸芡实大，或一丸，煎竹叶汤磨下。

金灵散

治久患疳疾，及诸病后天柱骨倒，医者不识，谓之五软。

白僵蚕炒

上为末，三岁每服半钱，用薄荷汤调下。

生筋散

治筋软无力，天柱骨倒。

木鳖子六个　蓖麻子六十个，并去壳

上研细，急先抱头起，摩顶上，令热，津调涂之。

五软五硬方论

五软者，头软、项软、手软、脚软、肌肉软、口软是也。无故不举头者，肾疳之病，项必脉软而难收，治虽渐痊，他年必再发。手软则手垂，四肢无力，亦懒抬物，若得声圆，还饮食，乃慢脾风候也，尚堪治之。肌肉软，则肉少，皮宽自离，吃食不长肌肉，可服橘连丸。若泻痢频并，难治。脚软者，五岁不能行，虚羸脚软细小，但服参芪等剂，并地黄丸，长大自然肌肉充满。口软者则虚，舌出口，此为阳盛，必须先治膈。若唇青痰喘，则难治也。又有五硬者，则仰头取气，难以动摇，气壅疼痛，连胸膈间，脚手心如水冷而硬，此为风证。如肚大筋青，急而不宽，用去积之剂，气消便安。若面青心腹硬者，则性命难保。如风证，方可依中风方治之。

天柱丸

治项风气起，颈软头不得正，或去前，或去后。

蛇含石一块，醋煅七次，未碎再用醋煅七次　川郁金少许

上为末，入麝少许，揉饭丸芡实大，每服一丸，荆芥汤化下，或入生姜汁三滴，或用金银汤化下。

五加皮散

治项软，又治三岁不能行。

上用五加皮为末，酒调，涂敷颈骨上。用酒调服，治行迟。

虎骨丸

治脚软行迟。

虎胫骨醋炙　生地黄　酸枣仁酒浸，去皮，炒　茯苓　辣桂去粗皮　防风　川芎　牛膝各等分

上为末，炼蜜丸如麻子大，每服一丸，酒吞下，或木瓜汤亦可。

牛膝散

治小儿三岁不能行。

五加皮六钱　牛膝　木瓜皮五钱

上为末，每服一钱，米饮调下，次入酒三二滴服。

橘连丸

治疳瘦久胀，消食和气，长肌肉。

陈皮一两　黄连去毛，米泔浸一日，一两　麝香五分，令研

上为末，入麝香，用猪胆七个，分药入胆内，用绳扎定，以水煮熟为度，取出，晒干为末，粟米糊丸绿豆大，每服二三十丸，米饮吞下。

眼目方论

目内赤者，乃心家积热上攻，亦导赤散主之；淡黄者，心虚热，生犀散服之；青者，肝热，泻肝丸主之；黄者，脾热，泻黄散主之。眼目视物不明，不肿，不痛，不赤，无翳膜，或见黑花，无精光者，是肝肾俱虚，不可便服凉药，宜地黄丸主之。又有小儿斗睛候，皆因竹木筑打，损着头面额角，兼倒扑，令儿肝受惊风，遂使两眼斗睛，宜牛黄丸服。血气凝滞于眼者，宜服生熟地黄散流行血气。热毒眼，小流气饮。积毒眼，小流气饮、小菊花膏主之。斑疮入眼，决明散、密蒙花散。或吐泻后眼如上膜，眼不能开，及无精光者难治。

生犀散

治小儿目内淡红者，心虚热。

犀角二钱　地骨皮　赤芍药　柴胡　干葛一两　甘草五钱

上剉散，每服二钱，白水煎，食后服之。

泻黄散

藿香七钱　山栀子一两　石膏五钱　甘草七钱五分　防风一两

上剉散，同蜜、酒微炒香，为末，每服二钱，水煎。

牛黄丸

治肝受惊风，遂使眼目通睛。

牛黄　白附子　肉桂　全蝎　川芎　石膏各二钱半　白芷　藿香半两　辰砂少许　麝香少许

上为末，炼蜜丸如梧桐子大，临卧薄荷汤化下三丸。乳母忌食热物并面、猪肉等。

生熟地黄散

治小儿疳蚀眼，患闭合不开，羞明怕日，或生内障，蒙眬失所，并治之。

生熟地黄洗，各一两　麦门冬去心，半两　当归二钱半　枳壳米泔洗，炒　防风　杏仁去皮、尖，炒　赤芍药　甘草各二钱半

上剉散，每服二钱，黑豆七粒煎，豆熟去滓服。

小防风汤

治小儿热毒眼疼。

大黄煨　栀子　甘草　芍药　当归　防风　羌活各等分

上剉散，每服二钱，水煎，食后服。

小流气饮

治小儿风热毒眼。

蝉蜕　甘草　羌活　天麻　当归　芍药　防风　大黄　龙脑叶　杏仁各等分

上剉散，每服二钱，薄荷叶三叶，水一盏煎，食后服。

小菊花膏

治小儿积毒眼。

羌活　苍术制　荆芥　防风各等分

上为末，炼蜜为膏，每一饼细嚼，白汤送下。

决明散方见痘疹

密蒙花散方见痘疹

经曰：目者，五脏六腑之精，荣卫魂魄之所常营也，神气之所常主也。又曰：诸脉者，皆属于目，目得血而能视，五脏六腑精气，皆上注于目而为之精。故白睛属肺，黑睛属肝，瞳人属肾，上下胞属脾，两眦属心，而内眦又属膀胱。五脏五色，各有所司。心主赤，赤甚则心实热也，用导赤散；赤微者，心虚热也，用生犀散。肝主青，青甚者肝热也，用泻青丸；淡青者，肝虚也，用地黄丸。脾主黄，黄甚者，脾热也，用泻黄散；淡黄者，脾虚也，用异功散。目无精光，及白睛多黑睛少，肝肾俱不足也，用地黄丸加鹿茸。昼视通明，夜视罔[①]见者，因禀阳气衰弱，遇夜阴盛，则阳愈衰，故不能视也，用冲和养胃汤。凡赤脉翳物，从上而下者，属足太阳经，用东垣选奇汤；从下而上者，属足阳明经，用局方流气饮。盖翳膜者，风热内蕴也，邪气未定，谓之热翳，而浮于外；邪气已定，谓之水翳，而沉于内；邪气既深，谓之陷翳。宜升发之，退翳之药佐之。若上眼皮下出黑白翳者，属太阳寒水；从外至内者，属少阳风热；从下至上绿色者，属足阳明，及肺肾合病也。疳眼者，因肝火湿热上冲，脾气有亏，不能上升清气，故生白翳，睫闭不开，眵泪如糊，久而脓流，遂至损目，用益气聪明汤、茯苓泻湿汤及四味肥儿丸。目闭不开者，因乳食失节，或过服寒凉之剂，使阳气下陷，不能升举，故目不开，用柴胡复生汤。若胃气亏损，眼睫无力而不能开者，用补中益气汤。暴赤肿痛者，肝火炽盛也，用龙胆泻肝汤。多泪羞明者，肝心积热也，用生犀散。亦有肝肾虚热者，用地黄丸。风沿烂眼者，膈有积热也，

---

① 罔（wǎng 网）：无，没有。

用清胃散。时时作痒者，脓溃生虫也，用点药紫苏膏。眼睫连眨者，肝经风热也，用柴胡清肝散。若生下目黄壮热，大小便秘结，乳食不思，面赤眼闭者，皆由在胎时，感母热毒所致，儿服泻黄散，母服地黄丸。若乳母膏粱积热，致儿目黄者，令母服清胃散。若肢体、面目、爪甲皆黄，小便如屋尘色者，难治。又有痘疹后，余毒未尽，上侵于目者，属肾肝虚也，用滋阴肾气丸。前症多宜审治其母，兼调其儿，厥有未尽，悉详《原机启微集》中，宜参考之。

罗氏煮肝丸

治疳眼翳膜羞明，大人雀目，甚效。

夜明砂　青蛤粉　谷精草各一两

上为末，每服二钱，以猪肝批开，摊药在内，麻缠定，米泔水半碗煮肝熟，取出，汤倾碗内，熏眼，候汤温，分肝三服，嚼吃，就用肝汤下，一日二服。

还明散

草决明炒，一钱　白蒺藜炒，去刺，四钱　防风二钱

各为细末，用猪肝一块，竹刀薄批，入末药在内，饭上蒸熟，去药食之。

耳病方论

耳者肾之候，小儿肾经气实，其热气上冲于耳，遂使津液壅而为脓为清汁也。亦有沐浴水入耳中，水湿停留，搏于血气，酝酿成热，亦令耳脓，久而不瘥者，变成聋耳，以龙骨散主之。又汤氏所说有五般聤耳候。聤耳者，常有黄脓出是也；脓耳者，常有红脓出是也；缠耳者，常有白脓出是也；伍耳者，耳内疳臭；震耳者，耳内虚鸣，时出青脓。虽五般病源一也，皆由风

水入耳，而因有积热上壅而成，若不早治，久则成聋，宜胭脂膏治之，仍服化痰退热等剂即愈也。

龙骨散

治脓耳。

明矾枯　龙骨各一钱，研　黄丹二钱，飞　胭脂一钱　麝香少许

上为细末，先以绵裹枝子，搌去耳中脓水，用末一字掺在耳内，日一用之，勿令风入。本方加海螵蛸末尤好。

龙黄散

治小儿聤耳，汁出不止。

白矾　龙骨　黄丹各半两，炒　麝香一钱，研

上研末，先以绵裹枝子，搌去耳中脓水，却掺药内。

胭脂膏

治小儿聤耳，常出脓水不止。

胭脂　龙骨　白矾　白石脂各等分

上为末，以枣肉和丸如枣核大，以绵裹一丸入耳，日三换之。

金箔散

治聤耳脓出。

白矾　胭脂各半两　金箔七片

上同研细，日三度，掺在耳内，每用半字。

蔓荆子散

治内热，耳中脓汁出。

升麻　木通　麦门冬去心　赤芍药　生地黄　前胡去芦　甘菊　茯苓赤者　蔓荆子　甘草各等分

上到散，每服三钱，姜、枣煎，食后临卧服。可加桑白皮。

鼻病方论

凡小儿三朝五日、一腊六晨，忽然鼻塞，吻乳不能开口呼吸者，多是乳母安睡之时，鼻中出息，吹着儿囟，或以水浴洗，用水温冷，不避风邪，所以致儿鼻塞，宜与通关膏、消风散，或有惊悸作热，薄荷散两服之。又有鼻衄者，是热传于气而乘于血也，肺主身之皮毛，口气开窍于鼻，蕴寒先客皮肤，搏于气而成热，热气于血，血得热而妄行，从鼻出者，名鼻衄也，或未及发汗而鼻燥喘息，鼻气鸣即衄，治法皆依大方而分剂轻耳，黄芩汤、犀角地黄汤主之，生地黄、茅根煎服尤佳。

薄荷汤

治鼻塞不通，及治夹惊伤寒，极热变蒸。

薄荷叶五钱　羌活　全蝎　麻黄去节　甘草　僵蚕炒。一钱
天竺黄　白附子各二钱半。煨

上为末，薄荷汤调下。热极生风，加竹沥少许服。

一方有用柴胡、台芎、桔梗、茯苓，无全蝎、蚕、天竺黄、白附子。

又　方

治鼻中出血，用乱发灰，井水调下，更吹鼻中。如不止，以白纸一张作八张，八折或十折，冷水湿纸放项中，以熨斗熨至一重或二重，纸干立止。

又　方

用大蒜捣，涂儿脚心底即止。或以葱白捣汁，入酒少许滴入鼻中尤妙。

消风散方见胎疾

鹅口口疮重腭方论

鹅口者，小儿初生，口里白屑满舌上，如鹅之口，故曰鹅口也。此乃胎热而心脾最盛重，发于口也。用发缠指头蘸薄荷自然汁水拭舌上，如不脱，浓煮粟米汁，以绵缠箸头蘸汁揩拭之，却用黄丹煅过出火毒掺于舌上。若小儿舌下有膜如石榴子样，膈连于舌根，令儿言语不发不转，可摘断之。微有血无害，如不止，烧发灰掺之，更以保命散敷之。口疮者，乃小儿血气盛，将养过温，心脏积热，熏热于上，故成口疮也。宜用南星末，淡醋调贴两脚心，乳母宜服洗心散，却用泻心汤敷之。又用黄药、青黛、脑子研细，以竹沥调敷口内。重腭者，乃小儿初生，上腭有物胀起如悬痈，或如芦箨①盛水之状，此皆脾胃夹热，血气不能收敛，颌中舌下或在腭颊如吹小胗，速宜绵缠长针，微露锋利肿处，去恶血即消，再生再刺之，不尔则胀满口，有防乳食，宜牛黄散敷之。

保命散

治小儿口内白屑满口上，如鹅之口，名曰鹅口。

白矾一钱，枯　牙硝五钱　辰砂二钱半

上研细，每服一字，取白鹤粪以水搅，取汁，调涂舌上。

牛黄散

治小儿重腭，重龈，肿痛，口中涎出。

牛黄　龙脑　辰砂各二钱　铅霜五钱　玄精石一两

上为末，每一字，先于肿内针出血，盐汤拭口，掺药在内。

---

① 箨（tuò 拓）：竹笋上一片一片的皮。

洗心散

治风壅壮热，头目昏痛，痰涎壅滞，心神不宁，烦躁，眼涩睛疼，鼻塞耳重，咽干多渴，五心烦热，小便赤涩，并治。

白术一钱半　甘草　当归　荆芥　麻黄去节　芍药　大黄各六钱。煨

上剉散，每服四钱，生姜、薄荷煎，去滓，乳母服或儿服。加前胡、生地黄、辰砂，名辰砂七宝散，为末，治小儿口疮，积热，伤壅热，夹惊伤寒，生姜、薄荷汤调下一钱。

泻心汤

上用黄连为末，以蜜水调，敷口内。

青黛散

治小儿鹅口、口疮、重腭，不能吮乳，及治咽喉肿塞。

黄连　黄柏各五钱　青黛二钱　牙硝一钱　辰砂一钱　雄黄　牛黄　蓬砂各五分　脑子一分

上为细末，先以薄荷汁拭口，却掺药口内，每用二分半。

如圣散

治小儿口疮，不能吃乳者。

巴豆一粒或二粒

上研烂，不去油，入辰砂或黄丹、赤土少许，剃开小儿囟门，贴在囟上，如四边起粟米泡，便用温水洗，恐成疮，便用菖蒲水洗，立安，其效如神。

秘　方

治鹅口，用地鸡擂水，涂疮即愈。地鸡即扁虫，人家砖下多有之。

朱矾散

治疮生口内。

白矾一钱　辰砂五分

上为末，煅乱发捻指揩舌上，令净，以药敷之。

重舌木舌弄舌方论

小儿重舌者，心脾俱有热也，心候于舌而主血，脾之脉络出于舌下，若心脾有热则血气俱盛，附舌根而重生，壅出如舌而短小是也。有著颊里反上腭者，曰重腭。有着齿龈者，曰重龈，皆当刺其血也。木舌者，脏腑壅滞，心脾积热，气上冲，故令舌肿尖大，塞满口中，若不急治，必致害人，用朴硝、紫雪、白雪各等分，同研，以竹沥、井水调敷。弄舌者，脾脏微热，令舌微紧，时时舒舌，治疗不可用凉药下之，亦或饮水，医为热，以冷药服之，非也，饮水者，脾胃津液少也。又加面黄羸瘦，五心烦热，即为疳瘦，宜胡黄连丸服之。又舌上白胎并黑色者，用蓬砂为末掺之，热者加脑子。

朴硝散

治肿舌。

朴硝二分　紫雪二分　白盐半分

上为末，每五分，以竹沥、井水调，敷舌上下。

和剂方

治小儿舌肿，塞口欲满者。

上用紫雪一分，以竹沥半合，细研和匀，频置口中自愈。

又　方

用黄蜀葵花研细，入黄丹末拌之，同研，点七次。

《千金方》用黄柏，以竹沥浸一宿，点舌上。

泻黄散方见眼目

青黛散方见口疮鹅口

齿迟方论

小儿齿迟者，乃禀受肾气不足，即髓不强。盖骨之所络而为髓，不足故不能克于齿，所以齿生迟也。以川芎散主之，仍以药末擦齿龈即生也。

川芎散

川芎　生地黄　山萸　当归　芍药　甘草各等分

上为末，每服二钱，白汤调下。

清胃散

治胃火牙疼，或连头面，最效。

升麻五分　生地黄　牡丹皮　黄连炒　当归各三分

上水煎服。加柴胡、山栀，即加味清胃散。若脾胃实火作渴，口舌生疮，或唇口肿痛，齿龈溃烂，焮连头面，或恶寒发热，或重舌马牙，吐舌流涎等证，子母并宜服之。若因脾胃气虚，寒凉克伐，或虚热上行，口舌生疮，弄舌发热，饮食不思，或呕吐困睡，大便不实，流涎龈烂者，仍须参酌用五味异功散。

语迟方论

小儿四五岁不能言者，心之声为言，皆由在胎时，其母卒有惊怖，内动于是儿脏，邪气乘于心，故令心气不足，而不能言也。宜服菖蒲丸。

菖蒲丸

石菖蒲二钱　人参五钱　麦门冬去心　丹参　远志姜制　天门冬去心　赤石脂三钱　《直指方》有当归、川芎、朱砂

上为末，炼蜜丸麻子大，每服三十丸，食后温水吞下。

滞颐方论

小儿滞颐者，涎流出而滞于颐间也，此由脾冷涎多故也。脾之液为涎，脾胃虚冷，不能收制其津液，故涎出渍于颐也。宜温脾丹主之。一法用百药煎含咽，其涎自不出，截法也。益黄散、温脾散可选而用之。亦有脾热者，清热脾气自宁也，不可专用温药。

张涣温脾丹

治小儿滞颐。

半夏泡　丁香　木香各一两　干姜煨　白术　青皮炒　陈皮各五钱

上末，面糊丸如黍米大，一岁十丸，米汤吞下。

温脾散

治滞颐。

半夏泡　人参　肉豆蔻各五钱　丁香一两　白术五钱　干姜煨　甘草各五钱

上末，每二钱，生姜二片煎，食前温服，量大小加减。

画眉膏

断乳。

栀子三个,炒存性　雌黄　辰砂各少许

上为末，入香油、轻粉少许调匀。候儿睡着，浓抹于两眉，醒来自然不吃乳。未效，再用即效。

痈毒肿疖方论

小儿痈、毒、肿、疖四证者，皆因血气凝滞，而有热毒之气乘之，故结聚成痈、疖、肿、毒也。未结之初，微见头红瘤起，疼者，急用不语唾，夜半频频涂之即消。如不退，用万病解毒丸磨涂并服立效。若已成，当用天乌散贴之。小儿痈疮惊毒疖肿皆可服漏芦汤。热甚者，青解毒丸、四顺清凉饮加防风、连翘、玄参剂，亦可服，五福化毒丹、连翘汤亦宜选之。外用青露散掩，留小孔。热甚者，凉膈散主之。

解毒丸

治小儿一切疮肿毒疖、丹毒、赤游肿。

玄参　连翘各三钱　升麻　黄芩各二钱　芍药二钱　当归　羌活　防风　生地黄　荆芥　甘草各二钱

上为末，炼蜜丸如芡实大，以青黛为衣，灯心、薄荷汤下。

天乌散贴方

天南星　赤小豆　草乌　黄柏各等分

上为末，以生姜汁调贴患处。毒盛，用米醋调尤佳。

漏芦汤

治小儿痈疮，及丹毒疮疖。

漏芦　麻黄去节　连翘　升麻　黄芩　甘草　芒硝各二钱半　大黄一两　白蔹七钱

上剉散，每服一钱，白水煎，量大小加减，可加羌活、荆芥、川芎、防风、枳壳。

玄参剂

解诸热，消疮毒。

生地黄　玄参各一两　大黄五钱，煨

上为末，炼蜜丸，灯心、淡竹叶汤下。或入砂糖少许，可加防风、羌活、川芎、赤芍药、连翘。

五福化毒丹

治小儿蕴积毒热，惊惕狂躁，颊赤咽干，口舌生疮，夜卧不宁，谵语烦躁，头面身体多生疮疖。

玄参　桔梗各一钱　茯苓二两半　人参　牙硝　青黛各一两
甘草七钱半　麝香一字　金银箔各十片

上为末，炼蜜丸芡实大。一岁儿服一丸，分四服，薄荷汤
化下。及治痘疹后毒上攻，口齿涎血、臭气，以生地黄汁化下，
及用鸡翎刷药口内。

青解毒丸

治小儿五脏积热，毒气上攻，胸肿咽喉肿痛，赤眼痈肿，
头面发热，唇口干燥，两颊生疮，精神恍惚，及伤暑毒，面赤
心热，烦躁而渴饮，食不下，及治惊风潮热，痰壅。

寒水石　石膏各四两　青黛二两

上为末，蒸饼丸芡实大，每一丸，食后新汲水磨下。

青露散

治背痘、一切肿毒恶疮，围药。

白及　白蔹　白薇　白芷　白鲜皮　朴硝　青黛　黄柏
大黄　天花粉各五钱　青露叶即芙蓉叶　老龙皮即老松枝梢

上为末，用生姜汁调涂，疮毒四围中留一孔，如干，再用
生姜汁润；如肿毒黑，用薄荷自然汁入蜜少许涂之。

惊毒诸般肿痛掩子

蒲黄　大黄　黄柏　真粉　白芷　白及　白蔹　连翘　牡
蛎　丹参各等分

上为末，水调，涂肿处。

三物散

治发边生软疖不愈者。

猪颈上毛　猫颈上毛各一撮，烧灰　鼠尾一粒

上为末，清油调敷。或加轻粉尤妙。

连翘饮方见禁风

又 方

治软疖，用大枳壳一枚，去穰，令空地上磨，令口平，以调面糊，搭四围，唇露在疖上，自破脓出尽，更无瘢痕。

又 方

治软疖，屡安屡与者。

上用桑螵蛸烧灰存性，以清油调敷。

恶核瘰疬方论

小儿恶核者，是风热毒气，与血气相搏，结成核生于项颈上，遇风寒所折，不消结成瘰疬，久而出脓成疮也。凡有此疾，宜服清凉饮子、千金龙胆汤、连翘丸等剂。贴恶核瘰疬，大方上各有妙方，宜审用之。

连翘丸

治小儿无故寒热，强津如故，而身体头项结核瘰疬，及心胁腹背有坚核不痛，名为结风气肿。

连翘 桑白皮炙 白头翁 牡丹皮 防风去芦 黄柏 肉桂去粗皮 香豉 独活 秦艽各半两 海藻一钱半

上末，炼蜜丸绿豆大，三岁儿服五丸，灯心汤吞下。

大圣散

治瘰疬，消风肿毒，上壅内热，多生瘾疹、风丹、风证。

羌活 荆芥 升麻 防风 甘草 大黄 黄芩 玄参 薄荷各等分

上剉散，每服一钱，水一盏煎。或加赤芍药、连翘亦好。

又 方

牡蛎二两，煅 玄参一两 甘草半两

上为末，每服二钱，茶清调下。

又 方

即以蒜片贴着病上，七壮一易，蒜炙取效。

又 方

用大田螺掰壳，肉烧存性，为末，破者干贴，未破者清油调敷。

发斑方论

盖发斑有两证，有温毒发斑，有胃烂发斑。温毒发斑，为冬月温暖，人感乖戾之气，即未发病，至春或被积寒所折，毒气不得泄，至天气暄热，温毒始发，则肌肉斑烂，疹如锦纹，其治用葛根橘皮汤、黄连橘皮汤主之。若胃烂发斑者，伤寒病未下即发斑，下早亦发斑，盖不当下而下之，热乘虚而入胃，当下失下，则胃热不得泄，所以皆发斑，不可用表药。盖表虚里实，若发其汗，重令开泄，更增斑烂，表虚故也，玄参升麻汤、化斑汤主之。复寒发斑，只是热气在脏腑，先攻肠胃，里蕴成疮，方出外，赤者易治，黑者难治，盖毒气入胃之深故也。羌活散加蝉蜕治斑赤者服。

葛根橘皮汤

治发斑，瘾疹如锦纹，咳嗽心闷，呕吐清汁，及治小儿麻痘疮。

葛根　陈皮　杏仁去皮、尖　麻黄去节　知母　黄芩　甘草各等分

上剉散，每服二钱，白水煎，有热不吐去陈皮，冷证去黄芩、知母，服。

黄连橘皮汤

治温毒发斑，兼治麻证，泄泻并去血。

黄连一两　陈皮　杏仁去尖、皮　枳实　麻黄去节　葛根各五钱　厚朴姜汁制　甘草各二钱半

上判散，每服二钱，白水煎。亦治烦渴。或不用厚朴、甘草。

玄参升麻汤

治伤寒、汗下后，毒气不散，表虚里实，热发于身体，身斑如锦纹，甚则烦躁谵语，兼治喉闭肿痛。

玄参　升麻　甘草各五钱

上判散，每服二钱，水一盏，煎六分服。

化斑汤

人参　石膏各五钱　葳蕤　知母　甘草各二钱半

上判散，每服二钱，水一盏，糯米半合煎，米熟为度。

羌活散方见风寒

丹毒赤游肿方论

小儿丹毒赤游肿者，盖热毒气客于腠理，搏于血气，发于外皮上，赤如丹毒，热毒与血相击，而风乘之，所以赤肿游走遍体也。此由乳母食酒面、煎炙等物过度，与夫烘衣与儿，不候冷即着，多成此疾。或发于手足，或发于头面、胸背，令儿躁闷，腹胀如火，其痛不可言。有入腹之证，便不可救。然小儿一周之内，皮毛肌肉、筋骨髓脑、五脏六腑、卫荣皆未坚固，譬如草木茸芽之状，未经寒热，娇嫩软弱，今婴儿称为芽儿故也。一周之内，切不可频频洗浴，恐温热之气郁蒸不散，身生赤游肿，俗谓之赤流，片片如胭脂涂染，皆肿而壮热。若毒入

腹者，则腹胀哽气，以致杀儿。若肌肉宽缓，腠理开泄，包裹失宜，复为风邪所乘，而身生白流，皆肿而壮热，憎寒，鼻塞脑闷，或上气痰喘，咳嗽吐逆，种种之疾，皆因洗浴脱着而得之也。赤流丹肿者，急用蜞针法以救之，使唲其恶血，毒气于此而散，次服米黄散，葛根白术散、五和散皆可选而用之。及丹热、实热、肿带热者，并用大连翘汤加大黄、灯心煎服，败毒散、解毒丸宜服之。

米黄散

治赤游肿毒。

土硝　大黄各一钱

上为末，令匀，新汲水调，以鸡翎刷毒上。

葛根白术散

治一切赤白丹肿毒。

白术　茯苓各二钱　木香　甘草一钱　芍药三钱　葛根三钱

枳壳二钱半

上剉散，每服二钱，白水煎，温服。

五和汤

治赤游肿。

当归　茯苓　大黄　枳壳七钱半，炒

上剉散，每服三钱，水一盏煎，热服。

惺芎散

治赤游肿，不可服冷药者。

茯苓　白术　人参　甘草　桔梗去芦

上剉散，每服二钱，水一盏煎。

防己散

治丹毒赤游，风入腹入肾，防其杀人。

汉防己五钱　朴硝　犀角　黄芩　黄芪　升麻各七钱

上剉散，每服二钱，以竹叶五叶同煎。一方去朴硝，有泽泻。

白玉散

治赤游丹肿。

滑石　寒水石各一两

上剉为末，米醋调涂肿处。或肿至外肾有破处，只用水调涂。

升麻散

治五种丹毒。

升麻　郁金　桔梗　甘草　干葛　天花粉各等分

上为末，薄荷入蜜少许，调下一匙。

蜞针法

治赤游丹毒，一切肿毒。

上用水蜞数条，以井边净泥敷疮肿顶上，看其肿毒上一点先干处即是正顶。先以大笔管一个，安于顶上，却以水蜞一条于管中，频频以冷水灌之，吮其脓血出，其毒自散。如毒大，可用三四条方见功。更蜞要腹旁黄者力大，吮着正穴，蜞必死矣，其毒即散，累试之奇效。若不吮其血，十无一生。如血不止，以藕节上泥涂之即止，或白茅花涂之亦可。

又　方

治赤游丹肿，用青黛土，研为末，井水调，入蜜涂之。

秘　方

治丹毒一时发急无药，恐其入腹，以磁器打碎，以锋利红肿处，去其毒血而散。

又　方

治小儿胭脂火丹，用蓖麻子去皮，研烂，并锈针磨水于红处周围之候干，再随处圈涂之。

救急方

治小儿丹毒，用灶中对锅底焦土研细，以新汲水调涂，干即易之，效。

解毒丸方见痈疖

消毒饮方见痘疹

败毒散方见伤寒

升麻汤方见伤寒

大连翘饮方见禁风

疮癣癗疮方论

小儿生疮癣者，伤湿血气壅滞，故生疮，多由乳母奶子不好洁净，衣服不与频换洗濯，或屎尿秽恶，连日不洗，亦能浸渍而成疮。天气温和，频与澡洗更衣得宜，亦不须服药，小儿不得已而服药，此乃下策。将养合宜，何病可侵？更令乳哺有节，勿令过饱太暖，此调养之理也。浴方：春用柳条、荆芥，夏用枣叶、槐枝，秋冬用苦参，频浴身，自然安和无病。如生疮癣发热，小便赤少，大便秘塞，宜服羌活散加防风、荆芥及大连翘饮、升麻汤、败毒散等剂，外用金华散、摩风膏敷之。癗疮者，小儿为风热毒气所乘，搏于皮肤，生癗浆而溃成疮，故名癗疮也。汤氏牛黄散、淋洗方治之。上有癗疽之发有数种，作点而后露骨，小者如粟如豆，剧者如梅如李，赤黑青白，色变不常，或臂或肾或口齿或肚脐，发无定处，大概多见于手指之间，根深入肌，走臂游肿，毒血流注，贯穿筋脉，烂肉见骨，出血极多，令人狂言，烦躁忧闷，皆毒气攻心之候也。南星、半夏、白芷为末敷之，用药先洗敷之尤佳。其疗理，推广痈疽法度治之。

金华散

治干湿疮癣。

黄丹一两，煨　黄柏　黄连各半两　轻粉　麝香少许

上为末，先洗，次干掺之。如干疮癣，用蜡猪脂油调涂。如无脂，用香油亦可。一方加大黄、黄芩尤妙。

摩风膏

治小儿遍身疥癣瘙痒。

苦参　松香　芜荑　黄蜡各一钱　轻粉少许　蝎子二粒　真麻油半两　巴豆三枚，去壳

上用香油煎巴豆焦，却入诸药和匀，敷疮上功效。

生料四物汤

治血热生疮，遍身肿痒。

生地黄　赤芍药　川芎　当归　防风各三钱　黄芩一钱，炒

上剉散，白水煎。忌食毒物。

又　方

治恶癣，用斑蝥去头足，糯米炒黄，去米，以淮枣煮熟，去皮取肉为丸，唾调，擦之尤妙。

瘭疮方

治卒得瘭疮，用赤烂牛粪烧灰，研细敷之。

三黄真珠散

治疳疾壮热，生敛淫疮，俗呼为溜脓，脓流处便湿烂成疮。此证当内服消食退疳积之药，后用此。

松香　五倍子　黄连　海螵蛸　黄丹各一钱　轻粉　雄黄各

少许

上为末，疮干则以香油调敷，湿则干擦，先以荣肌散煎洗后用此涂。

荣肌散

芍药　防风　苦参　薄荷　甘草　刘寄奴　黄柏各等分

上剉散，煎汤洗患处，宿脓后，以三黄真珠散掺疮上，即成痂而愈，或服五福化毒丹。

鱼脐疮方

用蛇蜕烧存性，细研，鸡子清调敷。

炙甲散

治眉丛中生疮，名曰炼银癣。

上用穿山甲前膊甲，炙焦为末，清油、轻粉少许调涂。

如胜膏

治头疮久不瘥，及白秃。

豆豉半升　龙胆草　芜荑各二钱半

上三味用湿纸裹，盐泥固济，火煅存性，为末，以清油半斤，熬取四两，下药急搅匀得所，磁合收，传神效。

白蔹散

治冻耳成疮，或痒或痛。

黄柏　白蔹各五钱

上为末，以汤洗疮后，用香油调涂之。

敛疮口方

白及　赤石脂各一钱　当归三钱　龙骨少许

上为细末，干掺少许。

羌活散方见中风

大连翘饮方见噤风

解毒丸 方见痈疖

麻证水痘方论

汤氏云：小儿斑疮之候，乃天行时气，热不能解，蕴积于胃，而胃主肌肉，毒气熏发于肌肉，状如蚊子所啮，乃成斑毒也。赤者十生一死，黑者十死一生。此证与斑证不同，发斑乃如锦纹，有空缺处，如云头之状；麻证乃遍身，无空处，但疏密之不同，分轻重耳。盖麻痘之证，其疮渐出，咳嗽烦闷，呕逆清水，眼赤，咽喉、口舌生疮，宜服黄连杏仁汤以解之。如麻痘催出得疮，斑烂瘾疹如锦纹，或出白脓水者，腥臭不能干者，心胸咳闷，呕吐清水，身体温壮不时，宜服黄芩知母汤。起初发热疑似之间，可服升麻汤；头疼热甚者，服柴胡升麻汤，化斑汤、羌活散、消毒饮、解毒丸皆可服之，麦煎散、大连翘饮以解利之。《活人书》云：黄连橘皮汤治温毒发斑，麻证作泻，服此下痢当先止，与黄连杏仁汤同，但多制厚朴、甘草耳。麻证始终宜用麻黄表，斑证可下不可表，痘症表与下皆不可，宜详审之。

黄连杏仁汤

治小儿麻痘之证，其疮渐出，咳嗽烦闷，呕逆清水，眼赤咽喉，口舌生疮，作泻。

黄连　陈皮　杏仁去皮、尖，麸炒　麻黄去节　枳壳炒　葛根各五钱

上剉散，每服二钱。作泻者加厚朴、甘草。

黄芩知母汤

治麻证，疮出斑烂瘾疹如锦纹，或白脓水腥臭不能干，心胸闭闷，呕吐清水，身体温壮不时，宜服之。

葛根　陈皮　杏仁_{去皮、尖}　麻黄_{去节}　知母_洗　黄芩　甘草各等分

上剉散，每服二钱。不呕逆，去陈皮、芍药，如吐则用之。

麦汤散

治水痘。

地骨皮　麻黄_{去节，二钱}　甘草　人参_{二钱}　滑石_{一钱}　大黄_煨　知母　羌活　甜葶苈_{各二钱。隔纸炒}

上剉散，每服五分，水一钟，入小麦七粒同煎。

升麻汤_{方见伤寒}

化斑汤_{方见发斑}

羌活散_{方见中风}

消毒饮_{方见疹痘}

大连翘饮_{方见噤风}

蝉蜕饮_{方见阴肿}

黄连橘皮汤_{方见发斑}

麦煎散_{方见伤寒}

卷之八

痘疹方论

此本于陈氏文中《家传集验小儿痘疹方论》，参酌而为之者。

夫小儿痘疹者，乃五脏六腑胎养秽液毒气发于皮肉之间。人生无不发痘疹，自幼及长，必生一次，又名百岁疮。盖此证，小儿在胎之时，而母不畏禁忌，恣意所欲，加添滋味，好啖辛酸，或食毒物，其气积于胎胞之中，受得此毒，名曰三秽液毒之所出也。一者五脏六腑秽液之毒，发为水疱疮；二者皮膜筋肉秽液之毒，发为脓水疱疮；三者气血骨髓秽液之毒，发为脓血水疱疮。三者既出，是为痘疹也。若始发未出之时，证有多端，卒未易辨，不可妄投他药。其证类伤寒之状，自然憎寒壮热，身体疼痛，唇脸俱红，尻骨鼻尖皆冷，以此验之。盖谓疮疹属阳，肾脏无证，耳与尻、足俱属于肾，故肾之部独冷，然疑似之间，视其耳后有红脉赤缕为真，其脉大弦数，诊脉之际，身略战动，是其证也。或腹痛，眼涩生眵，鼻鸣气急，口生黏痰，大便黄稠，烦躁谵语。调护之法，首尾俱不可下，但解毒和中，安表而已。凡热不可骤遏，宜轻解之，若无热则疮又不能发也。虚者益之，实者损之，冷者温之，热者平之，是为权度。如苟妄汗，则荣卫既开，转增疮烂；妄下，则正气内脱，变而归肾，身体振寒，耳尻反热，眼合肚胀，其毒不能出而反入焉。由是土不胜水，发为黑疮，有之何者？疮随五脏，未发则五脏之证悉具，已发则归于一脏，受毒多者见之。故肝脏发为水疱，色青而小；肺脏发为脓疱，色白而大；心脏发为斑，色赤，血疱；脾脏发为疹，色黄，小斑疱，惟归肾则变黑青紫干陷。故疮疹属阳，本无肾证，在下不受秽毒。阳取火也，肾取水也，以火为水所制，岂不殆哉？盖小儿始发，或伤风伤寒，或时气传染，身热未明，是与不是，便宜发散，可服四味升麻葛根汤。如痘疹始出一日，虽身热，或腹胀足梢冷者，或身热泻渴者，或身热汗出者，或惊悸手足冷者，皆不宜服升麻葛根汤，宜木香散服之。凡疗疮痘，先分表里虚实。若虚实不分，则无所治；如表里俱实者，其疮易出易靥也；如表实里虚者，疮易出难靥也。

疮疹已出未愈之间，或泻渴，腹胀，气促，其疮不光泽，不起发，根窠不红，谓之表虚也。先与十一味木香散服之，以和五脏之气，后与十二味异功散送下七味肉豆蔻丸，以助五脏六腑表里之气。

疮疹始出一日至十日，浑身壮热，大便黄稠，是表里俱实，其疮必光泽，必起发，必肥满，必易靥，而不致损伤也。

疮疹发热口渴，烦躁不止者，切不可以冷水并蜜吃，及不可与柿、西瓜等冷物食之，又不可妄投清凉饮、消毒饮等药，恐冷气内攻，伤损脾胃，则腹胀喘满，寒战咬牙，则难治也。咬牙者，齿稿也，乃血气不荣也，即不可妄作热治之。

痘疮虽出不快，皆言毒气壅盛。妄谓其热，以药宣利解散，致脏腑受冷，荣卫涩滞，则气血不能冲贯皮肤肌肉，其疮不起发、不充满、不结实，不能成痂，故多痒塌，烦躁喘渴而死，皆因宣利解散之过也。纵得其生者，亦罕矣。大抵天地万物遇春而发生，至夏而长成，乃阳气熏蒸，故得生成者也。今疮疹之病，脏腑调和，则血气充实，自然易出易靥，盖因外常和暖，内无冷气之所由也。异功散能除风寒，调和阴阳，滋养气血，温脾快胃，服之使痘疮易靥，不致痒塌也。

如泻水谷，或白色或淡黄色者，宜服木香散，送下肉豆蔻丸，泻止即住服，不止者多服。若泻频多，津液内耗，血气不荣，其疮虽起发，亦不能靥也。如身温腹胀，咬牙喘渴者难治，缘水谷去多，津液枯竭，而欲饮水不止者，荡散真气，故多死矣，速与木香散救之，不愈者，异功散治之。木香散性温平，能和表里，通行津液，清上实下，扶阴助阳之药也。

如痘疮出四五日，不大便者，可用肥嫩猪膘一块，以淡白水慢火煮软熟，取出，切如豆大或皂角子大与儿食之，令脏腑滋润，使疮痂易落，百无滞碍，切不可妄投宣药，恐内虚，疮毒入里，伤儿真气。如六七日，身壮热，不大便，其脉紧盛，与三味消毒散，微得利即住。

小儿神气软弱，痘疹自初出至十三日，当忌外人。恐有卒暴风寒秽恶或狐臭之气触儿疮疹，及父母更忌房事。

若痘疮已靥，忽不能靥，其痂欲落不落，若腹胀烦渴，不可与水蜜冷物食之，若与之，转渴而死，急与木香散救之。如身热烦渴者，宜服六味人参麦门冬散治之。身热大渴者，七味人参白术散服之，如不愈，仍服木香散主之。

黄帝问曰：饮有阴阳，何也？好饮冷者，水雪不知寒；好饮热者，沸汤不知热。岐伯对曰：阳盛阴虚，饮冷不知寒；阴盛阳虚，饮汤不知热。治之何如？故阳盛则补阴，木香散加之以丁香、官桂；阴盛则阳虚，异功散加之以木香、当归，每一两共加一钱。

小儿痘疹，首尾不宜与水吃。若误与之，疮靥之后，其痂迟落，或身生痈肿者，针之成疳蚀，血水不绝，甚则面黄唇白，以致难愈者，何也？盖脾胃属土，外主身之肌肉，只缘饮水过多，湿损脾胃，搏于肌肤。其脾胃肌肉俱虚，则津液衰少，致气血不能周流，凝结不散，故疮痂迟落，而身生痈肿也。

若涕唾稠黏，身热鼻干，大便如常，小便黄赤，十六味人参清凉散服之，或服人参白术散。如痰实壮热，胸中烦闷，大便坚实，卧则喘急，宜五味前胡枳壳汤主之。

——痘疹出二三日，始见微微才出，如粟米状，或黍米大，或绿豆大，似水珠光泽明净，根窠红者，不须服药。

——痘疮四五日，大小不等，根窠红活，光泽明净者，亦不须服药；如陷顶，灰白色，泻渴者，服木香散治之。

——痘疮六日至七日，肥满红光泽，八日至九日，肥满苍腊色者，皆不宜服。如身温气促，口干肚胀，足冷寒战咬牙，饮水泻渴，急用木香散加官桂、丁香服之，如不愈，服异功散。

——痘疮十一日至十二日，当靥不靥，其身热闷乱不宁，卧则哽气，腹胀泄泻，寒战咬牙，急用异功散加木香、当归，以救阴阳表里助其收靥。

——痘疮十二日至十三日，疮痂渐落，其瘢犹黯，或凹或凸，肌肉尚嫩，不可澡洗，及不宜食五辛煎炙愽物，恐热毒熏于肝膈，眼目多生瘴翳。或不依此，必有是患，用谷精草散治之。

——痘疮收靥之后，浑身热壮，经日不除，别无他证，六味柴胡散治之，热退住服。如不退，服人参白术散。若身热，大便坚实，口舌生疮，咽喉肿痛，皆是余毒未除，宜服四味鼠粘子汤或人参白术散。若风热咳嗽，咽喉不利，三味桔梗甘草防风汤治之。

——痘疮紫色黑陷，心烦狂躁，气喘妄语，或见鬼神，内热，大便秘者，宜用龙脑膏子、猪尾膏服之。如无内热，大便不实者，不可轻服也。

——痘疮，或误抓成疮脓淋漓，缘血气衰，肌肉虚故也。切不宜用新牛粪烧灰贴之，臭秽反触其疮，宜败草散贴之，仍服木香散加丁香、肉桂治之。小儿疮疹已靥未愈之间，五脏未实，肌肉尚虚，血气未定平复，忽被风邪搏于肤腠之间则津液涩滞，故成疳蚀疮也，宜用雄黄散、绵茧散治之。久而不愈者，溃骨伤筋，以致杀人。又有斑驳疮毒之病，俗言疹子，是脾胃有热也。其脾胃蕴积热毒，故时气所作，发于皮肤，状如蚊蚤所咬，故赤斑遍体也。

凡发赤斑者，十生一死；黑斑者，十无一生。欲治小儿痘疹之证者，宜依此论，而详审调理之，万不失一矣。

痘疹形色图

初出图 　　　　　　　倒陷图

根窠活 　　　　　　　已靥图

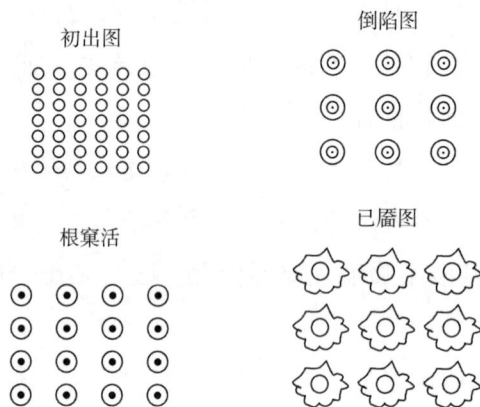

轻者：作三次出，大小不一等，头面稀少，眼中无，根窠红，肥满光泽。

重者：一齐并出，如蚕种，灰白色，稠密，泻渴，身温腹胀，头温足冷。

轻变重：犯房室，不忌口，先曾泻，饮冷水，饵凉药。

重变轻：避风寒，常和暖，大便稠。

痘疹疮五不治证

一痒塌，寒战不止；二紫黑色，喘渴不宁；三灰白色，陷顶，腹胀喘渴；四头温足冷，闷乱饮水；五咬牙气促，泄泻烦渴。

惺惺散

治风热疮疹，时气头疼，壮热，目涩多睡，咳嗽喘急。

桔梗　细辛　人参　甘草　茯苓　川芎　白术各五钱

上剉散，每服二钱，生姜、薄荷煎。

如圣汤

治身热如火，头痛颊赤，面白，疮疹未出，时宜服之。

芍药　升麻各五钱　甘草　紫草各二钱半　干葛五钱　木通二钱半，去皮、节

上剉散，每服二钱，姜二片，葱白二个，同煎。心烦，加人参、赤茯苓。

升麻葛根汤四味

芍药　升麻各五钱　干葛七钱　甘草三钱

上剉散，每服一钱，白水煎。

木香散十一味

木香　大腹皮洗　人参　肉桂去粗皮　半夏泡　赤茯苓去皮　青皮炒　前胡　诃肉煨　甘草　丁香各三钱

上剉散，每服三钱，用姜三小片，水一盏，同煎。如虚，加黄芪三钱，糯米一撮，同煎。

异功散十二味

木香　当归　茯苓各三钱半　肉桂二钱　人参　陈皮　丁香　肉豆蔻煨　半夏各二钱半。泡　白术　厚朴　附子泡，去皮、脐，一钱半

上剉散，每服三钱，生姜三片，枣二枚煎，先服。去附子亦可。若里虚泻甚，又不可无附子，量儿岁数加减服之。

肉豆蔻丸七味

木香　砂仁　白龙骨　诃肉各五钱　赤石脂　白矾半枯。各七钱　肉豆蔻五钱，面煨

上为末，面糊丸黍米大，一岁服三五十丸，米饮下。如泻甚者，煎异功散吞下，泻止住服。

人参麦门冬散六味

麦门冬一两，去心　人参　甘草　陈皮去白　白术　厚朴各五钱。制

上剉散，每服三钱，以淡竹叶三片煎。

葛根麦门冬散

治无毒斑疹，头痛，心神烦闷。

干葛　麦门冬去心。各三钱　石膏　升麻　甘草　茯苓　赤芍药　人参各一钱

上剉散，每服三钱，白水煎。

柴胡麦门冬散六味

柴胡二钱半　龙胆草一钱半　麦门冬去心，四钱　甘草二钱　人参　玄参各二钱半

上剉散，每服三钱，水煎。

生地黄散

治斑驳疹，身热口干，咳嗽心烦。

生地黄五钱　麦门冬七钱　杏仁二钱，去皮、尖　款冬花　陈皮各三钱　甘草一钱半

上剉散，每服二钱，水一钟，同煎。

射干鼠粘子散四味

鼠粘子四两，炒香　甘草　升麻　射干各一两

上剉散，每服二钱，水一钟，煎服。

桔梗甘草防风汤

桔梗　甘草　防风各等分

上剉散，每服三钱，水一钟。

人参清膈散十六味

人参　柴胡　当归　芍药　知母　白术　桑白皮炙　黄芪炙
紫菀　地骨皮　茯苓　甘草　桔梗各五钱　黄芩二钱半　石膏七钱
滑石七钱半

上剉散，每服三钱，姜二片，水一钟，同煎。

前胡枳壳汤五味

前胡　枳壳　茯苓　大黄　甘草各五钱

上剉散，每服三钱，水煎。如身温脉微，泻者，不可服。

人参白术散七味

人参　白术　藿香洗　木香　茯苓　甘草各五钱　干葛五钱

上剉散，每服二钱，姜一片，水一钟，同煎。

消毒散三味

牛蒡子四两，微炒　荆芥穗　甘草各一两

上剉散，每服三钱，白水煎。

韶粉散

治小儿痘疮才愈，而毒气尚未散，疮痂虽落，其瘢犹黯，
或凹或凸肉起，当用此涂之。

韶粉一两　轻粉一钱

上末，入猪脂油调匀，涂疮瘢上。欲落不落，当灭瘢痕。

或用羊骨髓一两，入轻粉一钱，研成白膏，涂疮上。如痘

疮全好，如痒甚，俱搔成。疮痂不落，用上等白蜜涂之，其痂落，亦无赤黑瘢痕，神妙。

雄黄散

治痘疮全愈，生痱蚀疮。

雄黄　铜绿二钱

上末极细，掺于疮上。

绵茧散

治痘疮愈，身体及四肢节上生痱蚀疮，脓水不绝。

出蛾绵茧不拘多少

上用生白矾末，入绵茧内令满，以烧白矾汁尽干，取出研细，每用干掺疮口内。

谷精草散

治痘疹已靥，眼目翳膜，遮障瞳子，或瘾涩泪出，久而不退。

谷精草一两　生蛤粉二两

上末，用雄猪肝一叶，用竹刀批作片子，掺药在内，以草绳缚定，磁器内煮，慢火令熟为度，取出儿食，不拘时。

仙圣散

治痘疮出不快，倒靥，或小便赤色，余热不除。

紫草　木通　甘草　黄芪炙　枳壳炒

上剉散，每服二钱，水半钟，同煎。或加人参、茯苓、糯米煎。

败草散

治痘疮抓搔成脓血淋漓。

屋烂草用盖墙烂草亦可，要多年者佳

上末，干贴，无时。若浑身疮破，脓水不绝，粘沾衣服，难以坐卧，则用二三升摊于席上，令儿坐卧，少即干掺尤妙。其草经霜、雪、雨、露，感天地阴阳之气，能解疮毒。或用荞麦粉、荔枝核，烧灰掺亦好。

三豆饮

治天行疹痘，活血解毒，或有此证先服之。

赤小豆　黑豆　绿豆各一升　甘草五钱

上淘净水煮熟，逐日空心服。已染则轻解，未染服之，七日不发。

紫草饮

治痘疮欲发未发，或未透者。

紫草　芍药　麻黄去节　当归　甘草各等分

上剉散，每服二钱，水一钟煎，不拘时服。

四圣散

治疮痘已透，皮肤未透，用此发之。

紫草　木通　黄芪　甘草各等分

上剉散，煎服，如痘即止。大便秘，加枳壳。

加味四圣散

治痘出不快，及变陷倒靥，小便赤涩，余热不除，一切恶候，或被风吹，复不见，入皮肤内者。

紫草　木通　木香　黄芪炙　川芎　甘草　人参各等分　蝉蜕十个，去毒

上剉散，每服二钱，水一钟，糯米百粒同煎。

紫草木香汤

治疮痘出不快，大便泄利。

紫草　木香　茯苓　白术　甘草炒。各等分

上剉散，每服二钱，水一钟，糯米三十粒煎，温服。盖紫

草能利大便，木香、白术所以佐之也。

紫草木通汤

治疮出不快。

紫草　人参　木通去节　茯苓各五钱　甘草三钱

上剉散，每服二钱，水一钟，糯米一撮同煎。大便利者，去紫草，入木香煎服。

快斑散

治痘疹出不快①。

紫草　蝉蜕去毒　人参　芍药各二钱半　木通一钱　甘草炙，五分

上剉散，每服二钱，水一钟，煎服。

活血散

治痘疮已出未出，烦躁。

白芍药一两

上为末，以百沸汤调下。大能活血，止痘疮胀痛，屡效。

万金散

治疮已出，不能匀遍，色不红润。

防风三钱　人参　蝉蜕去毒。各二钱

上末，用萝卜汤调下。服了，急用芥子末、白汤调如膏，涂儿脚心，干即再敷，其毒渐复出，依前红活。

奇　方

治疮疹出不透，腹痛甚，或黑靥者。

上用蝉蜕二十五个，去足、嘴、毒，洗净为末，每服一钱，沸汤调下，腹痛亦止而出透，神效。乳母亦可服。

---

① 治痘疹出不快：原为"治痘疹不出快"，据文义改。

龙脑膏子

治时气豌豆疮，及赤疮子未透，心烦狂躁，气喘妄语，或见鬼神，或已发而陷伏，宜速治，不然毒入脏必死。

生龙脑一钱

上研细，滴雄猪心血，和丸绿豆大，每服一丸。心烦狂躁，紫草汤下。若疮陷伏者，温酒化下。一方加大辰砂五分尤妙。此丸服后，少时心神便定，得睡，疮疹发透。

猪尾膏

治疮痘倒靥，心神不安。

上用小猪尾尖，刺血两三点，入生脑子少许，辰砂末一钱，同研成膏，以木香汤化下立效。

独圣散

治疮疹陷入不发，黑色，而气欲绝，服此渐苏，红润。

穿山甲汤洗净，炙，令焦黄

上为末，每服五分，入麝少许，煎木香汤调下，或紫草汤入酒少许，调服。

人齿散

治疮痘初出光壮，忽然黑陷，心烦性躁，气喘妄语，或见鬼神，急宜治之，不然毒入脏必死。

人齿烧存性

上为末，每一个作一服，酒调下。

民望方

治痘疮渐黑，面陷，大便不固。乳母同服。

人参　白术　肉豆蔻面煨　茯苓炒　黄芪炙。各五钱　甘草二钱

上剉散，每服二钱，姜二片，枣一枚煎。乳母倍之服。

犀角地黄汤

治痘疹出大盛者，及身壮热。

芍药_赤　生地黄　牡丹皮　犀角_{如无，以升麻代之}

上剉散，每服二钱，水一钟，煎服。

如圣麦门冬汤

治痘疹毒气上攻，咽喉肿痛，口舌生疮。

桔梗_炒　牛蒡子_{炒。各二钱半}　麦门冬_{去心，二钱}

上剉散，每服二钱，淡竹叶煎。《活人书》云：为末，每服二钱，沸汤调服，细细呷入口内含下。

神应膏

治疮疹正发时，先用以防痘花入眼生翳。

黄药_{一两}　真绿豆粉_{一两半}　甘草_{四两}　红花二两

上为末，清油调涂两眼四畔，免疮痘面上，或用干胭脂入蜜调，涂儿两眼眶，则痘不入眼内。

决明散

治疹痘入眼。

决明子　赤芍药_{各一钱五分}　瓜蒌根　甘草_{各一钱}

上为末，每服一钱，蜜水调。

加减四物汤

治斑疮入目，或疮收后。

当归　芍药　川芎　苍术　白菊花　干葛　羌活_{各等分}

上剉散，每服二钱，水一钟，煎。

加味消毒犀角饮

治毒气壅遏，壮热心烦，疮疹出，未匀透，口生疮，不能吮乳。

牛蒡子_{三两}　荆芥穗_{五钱}　甘草_{一两}　防风_{去芦}　川升麻_{各七}

钱半　犀角三钱　麦门冬去心　桔梗各五钱

上剉散，每服二钱，水煎，温服，时时令呷含下。大便利，不宜服。

掺　方

治水疱痘疮。

苦参　滑石　蚌粉　轻粉　白芷各等分

上为末，干掺之立效。

蝉菊散

治斑疮入目，或病后生翳。

蝉蜕　白菊花各等分

上剉散，每服二钱，水一钟，煎，入蜜少许，再煎，服即效。

胡荽酒

治痘疮初发时可服，远房喷之①，以辟秽恶之气。

胡荽三钱

上擂胡荽，以酒二大钟浸，去滓，遍房洒之。

紫贝散

紫贝用一个，即蠲螺，南海谓呀螺，味咸干，无毒，似海巴

上为末，用羊肝批开，掺药末一钱，米泔煮香熟，入小瓶内盛，候冷取出，露星月下一宿，来早空心温服。

牛李膏

一名必胜膏。

牛李子不拘多少，一名鼠李子、牛消子、诸李子、乌罢子，随其地呼名

卷之八

二六七

---

① 远：疑为"遍"。

上取汁，石器中熬成膏。牛李野生道边，至秋结实，黑圆成穗。或无生者，用干者为末，水熬成膏，遂服之，皂子大煎杏仁汤下。

调解散

治痘疮已发，偶为风冷所搏，荣卫不和，乳食所伤，内气壅遏，以致水哽，并服之。

青皮炒　陈皮　桔梗　枳壳炒　半夏泡　川芎　木通去节　干葛　甘草各五钱　人参三钱

上剉散，每服二钱，姜三片，枣一枚，紫苏五叶，水一钟煎。

扁鹊油剂法

治小儿发热，恐成痘疮，服此止之。

生麻油　童子小便各半盏

上逐旋夹和，以柳枝搅，令如蜜，每服二蚬壳许，服毕，令卧少时。但三四服，大小便利，身体热退，即不成痘疮之证。若形色已露者，不可服之。又法：以手蘸麻油摩其背脊间至尾骨，亦验也。

蝉蜕膏

御风邪，辟恶气，透肌，快疮疹。

蝉蜕去毒　当归　防风去芦　甘草　川芎　荆芥　升麻各等分　加芍药

上为末，炼蜜丸芡实大，每服一丸，荆芥汤磨下。

安斑散

调理疮疹。

升麻　赤茯苓　黄芪炙　羌活各一两　人参　枳壳炒　桔梗炒　甘草各五钱

上剉，服二钱，紫草少许，薄荷一叶，煎，温服。

太和散

治小儿疮疱，及伤寒时气，病后，余邪不解，发热。

干地黄　当归　人参　地骨皮　赤芍药　甘草各等分

上剉散，每服一钱，水煎。

又　方

治小儿痘疮入眼，痛楚，恐伤眼睛。用浮萍阴干为末，每服三钱，随儿大小，以羊肝半个，入盏内，以杖刺烂，投水半合，搅取汁调下。食后不甚者，一钱；已伤目者，十服，瘥。

陈氏集验小儿痘疹方论原本

尝谓小儿病证虽多，而疮疹最为重病，何则？疮疹之病，疑似难辨，投以他药，不惟无益，抑又害之。况小儿所苦，非若大人能言受病之状，乃知畏恶之由。为父母者，惟知子病，急于得药，医者失察，用药差舛，鲜有不致夭横者。文中每思及此，恻然于心，因取家藏已验之方，集为一卷，名之曰《小儿痘疹方论》。刻梓流布，以广古人活幼之意，顾不韪①欤？

论痘疹受病之由

夫小儿在胎之时，乃母五脏所养成形也。其母不畏禁忌，恣意所欲，加添滋味，好啖辛酸，或食毒物，其气传于胎胞之中，所以小儿在胎胞之时，受得此毒，名曰三秽液毒。今疮疹者，是三秽液毒所出也。三毒既出，发为疹痘疮也。子母当须慎口，即不可食葱韭薤蒜、酒醋盐酱、獐兔鸡犬、河海虫鱼等

---

① 韪（wěi 委）：是，对。

物。世俗未晓，将为发举，往往不顾其后，误伤者多矣。

小儿痘疹未出宜似之间，有类伤寒之状，其疮疹病证，自然憎寒壮热，身体疼痛，大便黄稠，乃为正。病若无他疾，不宜服药。

小儿痘疹已出未出之间，或泻渴，或腹胀，或气促，谓之里虚，速与十一味木香散治之，以和五脏之气。

小儿痘疹已出未愈之间，其疮不光泽，不起发，根窠不红，谓之表虚也，速与十二味异功散，以表六腑之气。

小儿痘疮已出未愈之间，其疮不光泽，不起发，根窠不红，或腹胀，或泻渴，或气促，是表里俱虚也，速与十二味异功散，送下七味肉豆蔻丸治之，以助五脏六腑表里之气。

异功散能除风寒湿痹，调和阴阳，滋养气血，使痘疮易出易靥，不致痒塌。文中代代为医，不敢妄处药饵，思人身难得，因果非轻。

若有小渴者，六味人参麦门冬散治之；如不愈者，只服七味人参白术散极妙。

若身热大渴者，七味人参白术散治之。如不愈者，只服十一味木香散。如腹胀泻渴者，或足指冷渴者，或惊悸渴者，或身温渴者，或身热面㿠白色渴者，或寒战渴不止者，或气急咬牙渴者，或饮水转渴不已者，以上九证，即非热，乃脾胃肌肉虚，津液衰少故也，宜服十一味木香散治之。如不愈者，更加丁香、官桂多煎服。丁香攻里，官桂发表。其表里俱虚，疮必致痒塌，喘渴死矣。

上陈氏方论，前有同者不载，已见前。

小儿患痘疮治之全愈者，略举数家以验。

涟水萧宣使有孙女，三岁，痘疹始出，泄泻。用木香散送下豆蔻丸，一服泻止。至九日，其疮不肥满，根窠不红，咬牙喘渴。宣使谓：热毒在里，痘疹不靥，欲吃清凉饮。文中曰：若与清凉饮，则耗散真气，喘渴而死。木香散加丁香、肉桂各一钱，连二服，又以异功散一服。至十日，其疮苍腊色，咬牙喘渴不宁，异功散加木香五钱，当归一钱，连二服，十七日愈。

涟水李千户有孙，二岁，痘疮出七日，痒塌寒战，咬牙。欲进木香散、异功散。千户畏此药热，不肯服。文中曰：其疮痒塌寒战，咬牙饮水，是脾胃肌肉虚也。如饮水转渴不已，必死，当服异功散、木香散急救表里。三日各三服，至十五日愈。

周统制有子，二岁，痘疮八日，发热，手足皆冷，咬牙饮水，其疮痒塌，擦之血出，成凹坑。文中曰：发热腹胀，手足冷者，脾胃虚也。其疮痒塌者，肌肉虚也。咬牙饮水者，津液枯也。若热去，即死也。经云：阴虚则发热。木香散加丁香、官桂各一钱。统制曰：如何又加丁、桂？文中曰：丁香攻里，官桂攻表，其表里俱实，则不痒塌，喘渴而死。连进二服，又异功散三服，十七日愈。

扬州王总裁女，九岁，痘疮十四日，不成痂，脓水出不干，咬牙饮水。文中曰：气血衰则咬牙，内虚则烦渴。木香散加丁香二十枚，肉桂五钱，日夜三服，至十七日，疮痂落而愈。

淮东洪中书子，十三岁，痘疮十一日，误食柑子一枚，发热痒渴。文中曰：柑子酸，收敛津液，故热痒渴。用人参麦门冬散，三服而愈。

淮东赵制翰子，十五岁，身壮热哽气。一医言伤食，感应丸一服，泻二次，仍壮热哽气。又一言伤寒，小柴胡汤加枳壳，一服，其身不热，口渴足冷。文中曰：始初身壮热哽气，便是疮证。口渴足冷者，感应丸泻得里虚也；身不热者，小柴胡汤表虚也。若加喘渴，则脾肺虚而不救矣。木香散加丁香、肉桂各一钱，二日吃五服，第三日疮出，第七日成脓疱子，微渴，人参白术散一服，又木香散一服，第九日疮腊色，成痂，至十七日愈。

扬州赵通判子，十三岁，痘出三日，浑身壮热，闷乱，烦渴呕吐，气促，睡则谵语，痘疹或隐或见，全不起发。连进木香散加丁香三服，十四日愈。

宿州刘千户有子，七岁，痘疮十三日，批塌破烂，脓水出，粘衣服，坐卧不得。以木香散加丁香、官桂服。三贴后，用败草散二升摊于席上，令儿坐卧，颈项等处干贴，至十日愈。又一儿二岁，发热，惊搐，足冷，痘疮欲出不出。用异功散三服，共加丁香四十五枚，附子一钱半。第二日木香散加丁香、木香、附子各五分，连进二服。其搐止，是暖而疮出。又服木香散，至十六日愈矣。

上小儿疮疹，无正方论。虽有王、谭、钱氏之书，止见其方，未见其源。疗之者往往以药宣利解散，因耗伤真气，遂至不救者多矣，深可痛悯。文中今将祖父秘传方论集为一卷，公以刊行。盖守此方三十余年，全活者甚众，百不失一。合广其传，使患者无枉夭之祸。医者有活人之功，此仆之夙心也。

和安即判太医局兼翰林良医陈文中谨书

钱氏小儿痘疹药证直诀

阎孝忠编集　李果重校

五脏疮疹证治方论

小儿在胎，食五脏血秽，伏于命门，若遇天行时热，或乳食所伤，或惊恐所触，则其毒当出。初起之候，面燥腮赤，目胞亦赤，呵欠顿闷，乍凉乍热，咳嗽嚏喷，手足稍冷，惊悸多睡。宜究其何脏所发，察其何因所起。令乳母亦须节饮食，慎风寒。看系天行之病，惟用温凉药治之，不可妄下及妄攻发、受风冷。五脏各有一证：肝脏水疱，肺脏脓疱，心脏斑，脾脏疹，归肾变黑。惟斑疹病后，或发痫，余疮难发。痫矣，木胜脾，木归心故也。若凉惊，用凉惊丸；温惊，用粉红丸。

小儿在胎十月，食五脏血秽，生下则其毒当出。故疮疹之状，皆五脏之液。肝主泪，肺主涕，心主血，脾为裹血。其疮出有五名，肝为水疱，以泪出如水，其色青小；肺为脓疱，以涕稠浊色白而大；心为斑，主心血，色赤而小，次于水疱；脾为疹，小次斑疮，其主裹血，故色赤黄浅也。涕、泪出多，故脓疱、水疱皆大；血营于内，所出不多，故斑疹皆小也。病疱者，涕泪俱少，譬胞中容水，水去则瘦故也。

始发潮热三日以上，热运入皮肤，即发疮疹，而不甚多者，热留肤腠之间故也。潮热随脏出，如早食潮热不已，为水疱之类也。

疮疹始出之时，五脏证见，惟肾无候，但见平证耳，骫凉、耳凉是也。骫、耳俱属于肾，其居北方，主冷也。若疮黑陷而耳骫反热者，为逆也。若用百祥丸、牛李膏各三服，不愈者，死病也。

凡疮疹若出，辨视轻重。若一发便出尽者，必重也；疮夹疹者，半轻半重也；出稀者轻，里外肥红者轻，外黑里赤者，微重也；外白里黑者，大重也；疮端里黑点如针孔者，势剧也；青干紫陷，昏睡，汗出不止，烦躁热渴，腹胀啼喘，大小便不通者，困也。

凡疮疹，当乳母慎口，不可令肌及受风。冷，必归肾而变黑，难治也。

有大热者，当利小便；有小热者，宜解毒。若黑紫干陷者，百祥丸下之；不黑者慎勿下。

更看时月轻重，大抵疮疹属阳，出则为顺，故春夏病为顺，秋冬病为逆。冬月肾旺又盛寒，病多归肾变黑。

又当辨春脓疱，夏黑陷，秋斑子，冬疹子，亦不顺也，虽重病犹十活四五。黑者无问何时，十难救一二。其候或寒战噤牙，或身黄肿紫，宜急以百祥丸下之。复恶寒不已，身冷出汗，耳骱反热者，死病也。何以然？肾气大旺，脾虚不能治故也。下后身热气温，欲饮水者可治，以脾土胜肾，寒去而温热也。治之宜解毒，不可妄下，妄下则内虚，多归于肾。若能食而痂头焦起，或未焦而喘实者，可下之。

身热，烦渴，腹满而喘，大小便涩，面赤，闷乱，大吐，此当利小便；不瘥者，宣风散下之。若五七日痂不焦，是内发热，气蒸于皮中，故疮不得焦痂也。宜宣风散导之，用生犀磨汁解之，使热不生，必着痂矣。

疮疹由内相胜也，惟斑疹能作搐。疹为脾所生，脾虚而肝旺乘之。木来胜土，热气相击，动于心神，心喜为热，神气不安，因搐成痫。斑子为心所生，心主热，热则生风，风属于肝，二脏相搏，风火相争，故发搐也。治之当泻心肝补其母，瓜蒌汤主之。

疮黑而忽泻，便脓血并痂皮者顺，水谷不消者逆。何以然？且疮黑属肾，脾气本强，或旧服补脾药，脾气得实，肾虽用事，脾可制之。今疮入腹为脓血，及连痂皮得出，是脾强肾弱，即病出而安也。米谷及泻乳不化者，是脾虚不能制肾，故自泄也，此必难治。

先发脓疱，后发疹子者顺；先发脓疱，后发斑子者逆；先发水疱，后发斑子者逆；先发脓疱，后发水疱，多者顺，少者逆；先水疱后斑子，多者逆，少者顺；先疹子后斑子者顺；先疮疹只出一般者善。

疮疹有误

睦亲宅一大王病疮疹，始用一李医，又召钱氏。钱留抱龙丸三服，李以药下之，其疹稠密。钱见，大惊，曰：若非转下，则为逆病！王言：李已用药下之。钱曰：疮疹始出，未有他证，不可下也。但当用平和药，频与乳食，不受风冷可也。如疮疹三日不出，或出不快，即微发之；微发不出，即加药；加药不出，即大发之；如大发不多，及脉平无证者，即疮本稀，不可更发也。有大热者，当利小便；小热者，当解毒。若出快，勿发勿下，故止用抱龙丸治之。疮痂若起，能食者，大黄丸下之，一二行即止。今先下一日，疮疹未能出尽而稠密甚，则难治，此误也。纵得安，其病有三：一者，疥；二者，痈；三者，目赤。李不能治。经三日，黑陷，复召钱氏。钱氏曰：幸不发寒而病未困也。遂用百祥丸为药，以牛李膏为助，各一二服。三五日间，疮复红活，七日而愈。盖黑者，归肾也，肾旺胜脾，土不克水，故脾虚寒战，则难治。所用百祥丸者，以泻膀胱之腑，腑若不实，脏自不盛也。何以不泻肾？曰：肾主虚，不受泻，若二服不效，即加寒而死。

热传疮疹

四大王宫五太尉，因坠秋千发惊搐，医以发热药治之，不愈。钱氏曰：本急惊，后生大热，当先退其热。以大黄丸、玉露散、惺惺丸，加以牛黄、龙、麝解之，不愈。至三日，肌肤尚热。钱曰：更二日不愈，必发斑疮。盖热不能出也。他医初用药发散，发散入表，表热而斑生。本初惊时，当用利惊药下之，今发散，乃逆也。后二日，果斑出。以必胜散治之，七日愈。

疮疹标本

睦亲十太尉，病疮疹，众医治之。王曰：疹未出，属何脏腑？一医言胃大热，一医言伤寒不退，一医言在母腹中有毒。钱氏曰：若言胃热，何以乍凉乍热？若言母腹中毒发，属何脏也？医曰：在脾胃。钱曰：既在脾胃，何以惊悸？医无对。钱曰：夫胎在腹中，月至六七，则已成形，食母秽液，入儿五脏，食至十月，满胃脘中，至生之时，口有不洁，产母以手拭净，则无疾病。俗以黄连汁灌之，方下脐粪及涎秽也。此亦母之不洁，余气入儿脏中，本先因微寒入而成，疮疹未出。五脏皆见病证，内一脏受秽多者，乃出疮疹。初欲病时，先呵欠顿闷，惊悸，乍凉乍热，手足冷，面腮燥赤，咳嗽时嚏，此五脏证具也。呵欠顿闷，肝也；时发惊悸，心也；乍凉乍热，手足冷，脾也；面目腮颊赤，嗽嚏，肺也。惟肾无候，以在腑下，不能食秽故也。凡疮疹乃五脏毒，若出归一证，则肝水疱、肺脓疱、心斑、脾疹，惟肾不受毒秽而无诸证。疮黑者属肾，由不慎风冷而不饱，内虚也。又用抱龙丸数服，愈。以其别无他候，故未发出，则见五脏证，已出则归一脏也。

薛铠曰：按《痘疹大要》，与痈疽治法无异，宜辨表里虚实寒热。盖表虚而用发表之剂，轻则斑烂，重则不能起发而死；里实而用托里之剂，轻则患痘毒，重则喘急腹胀而死；里虚而用疏导之剂，轻则难以贯脓结痂，重则不能结靥落靥而死，治者可不慎哉？若肿赤发热，疼痛，作渴，饮冷，便秘，此形气病气俱实也，虽在严冬，必用四顺清凉饮以救其阴；若黑陷，不食，呕吐泄泻，寒战咬牙，手足逆冷，此脾土虚败，寒水所侮也，虽在盛暑，必用六君、姜附，或十二味异功散以回其阳，此《内经》舍时从症之法也。若起发迟，不红活，不作脓，不结痂，或发热作渴，饮食少思，此脾胃虚弱也，用参芪四圣散以补之。若虽起而色白，虽贯脓而不满，虽结痂而不落，或痒塌，作渴饮汤，腹痛不食，呕吐泄泻，此脾胃虚寒也，用十一味木香散以温之。其在四五日之间死者，毒气盛，真气虚而不能起发也；六七日之间死者，元气虚而不能贯脓也；旬日之外死者，邪气去，脾胃败而元气内脱也。治者但能决其死而不知其死必本于血气亏损，苟能逆推其因而预为调补，岂断无生理哉！盖起发、贯脓、结痂三者，皆由脾胃荣养，不可妄投克伐之剂，以致其夭枉也。至于大人患此，治法迥异。昔丹溪尝治一老人，初患痘，昏愦不知，亟用大补四十余剂，遂出痘而愈。观此可见。

《真鉴》云：天时行令不同，人生禀受各异。况五方之风气不齐，贵贱之奉养殊科。治痘者可以例论而概药之乎？古人治病，必求其本，用药必顺乎时。其处方立论各有深见，皆因证加减，用得其效也。故曰：形分轻重，患有浅深。又曰：二病俱发，从重者治。盖患深者，必去其邪而正乃复；浅者，但扶其正而邪自退。形势轻，用以轻剂；形势重，则用重法。故热盛则治热，寒甚则治寒，虚则补之，实则泻之，宜表则表，当下必下，何可执也？陈氏、钱氏、诸名医方论虽殊，意各有在。善用者随证施治，不善用者误矣。陈氏、钱氏皆不可少也，《蔡氏痘疹》论甚详，达者审之。

全幼心鉴痘疹方论节略

论疹痘兼定色样

夫天行豌痘疮，自西汉以前，经方不载。或云建武中于南阳征虏所得，呼为虏疮。次而大小相继传染，为受虏之疫气故也。后世明医经方始说疮痘斑疹。庞氏云：天行豌豆疮，自汉魏以前，经方不载。或云建武中于南阳征虏所得，呼为虏疮。考之于史，建武乃汉光武年，自光武至魏，相去一百九十五年，则是起于东汉也。庞氏兼言汉魏，能无疑乎？盖小儿疮痘，是托质成形在胎，食母血秽，何以知之？儿生下未食乳前，古今以黄连汁饮一二日，下胎粪涎秽。以此观之，胎中食秽明矣。儿出腹，啼声才落，则咽下血秽，坐婆急拭口中，令净，儿生少病同胎粪而下，唯血秽之气存焉。钱氏云：余气入儿脏中，本因伤寒入而成疮疹。因伤寒时气，或积热潮热，运动秽气入于五脏，其毒当出。譬之荒野草木，无根而生者，盖受地土之气也。小儿痘疹，因热而生者，盖受胎秽之气也。五脏受秽气，多则出甚，少则出稀，兼腑则相杂出。儿禀气虚则出早，气实则出晚。如地虚则萌芽早发，实则迟也。秽气入肝，与泪相感则为水疱，色泽微青，以应肝之象。入心与血相感则为斑子，色带深红，以应心之象。入脾与涎相感则为疹子，色赤黄浅也。钱氏云：脾为裹血，故色赤黄浅也。入肺与涕相感则为脓疱，色白而肥，以应肺之象。肾主色黑，肾在下，不受秽气。疮痘不透，即变黑色，以应肾之象。唯肾证初出者，紧小紫黑，出不透，痰喘渴燥，不治。亦有初出微红者，后因不忌，至脾虚肾旺，多作寒战噤牙之证。其疮欲出，五脏先有证候，各有时辰。钱氏云：呵欠顿闷，肝也；时发惊悸，心也；乍热乍凉，脾也；颊赤嗽嚏，肺也；寒战噤牙，肾也。《道书》曰：寅卯属肝，巳午属心，申酉属肺，亥子属肾，辰戌丑未属脾，五脏之气，皆与时辰合也。

检五脏所出疮子

肝出为水疱，其气旺在寅卯；心出为赤斑，其气旺在巳午；脾出为疹子，其气旺在辰戌丑未；肺出为脓血疱，其气旺在申酉；肾主疮黑色，其气旺在亥子。假如小儿寅卯时发潮热，来日依时，或三日依时，盖肝旺于寅卯，因潮热而运动肝气，故随脏而出，必知水疱也。钱氏云：自寅至午，皆心肝用事。《脉经》云：其旺日，甲乙旺，旺时，平旦日出。如巳午时发潮热，来日依时，必出斑子也；若辰戌丑未时内占一时发热，来日又占一时复作者，必知出疹子也；如申酉时复作潮热，木属肺脏，来日却在寅卯时发热，不依次第，必知脓疱、水疱相杂而出，余皆做此推之。肾之在下，不受秽气，惟内虚多归于肾，变黑色，难治也。凡疮痘欲出，先见于头面。《难经》曰：诸阳皆会于头。钱氏云：疮痘属阳，出则为顺。《素问》云：春阳上升，故知先出于头面也。疮痘者，是小儿大难，不可不为详察也。

疹痘劝诫论

多有人不会医小儿痘疹，今具捷法，如信用之者，能保十全。凡医至当先说病源，然后诊视，庶无差错，言之几何人哉？疮痘既出，其证有三：一曰好证，二曰常证，三曰危证。

一好证：若乳食与大便如常，或一日一次，或两日一次者，此为好证，不须服药，亦自愈。如要服药，切不可用利并冷热之剂，只宜解毒和中，其疾自安矣。

二常证：痘疮出，而大便秘，小便赤者，此是常证。

三危证：出痘疮而腹泻不已，及小便青者，此为危证。用生料理中汤四味，加藿香叶数片，糯米三十粒，浓煎服。人家出痘疮，为父母者切记色欲，不得熬油，不得出厕，仍须忌食一切毒物。

痘疮热与诸热不同

小儿痘疮，其初不免乎发热，临病之际不可不审。一概用药，鲜不败事，今列于后，以便后学。

伤寒热，手足梢微冷，发热恶寒而无汗，面色青惨而不舒，左额有青纹。

伤风热，手足梢微温，发热自汗，面赤而光。

伤食热，目胞肿，右额有青纹，身热而头额、腹肚最甚，夜热昼凉，面黄，或吐痢腹疼。

惊风热，面色青红，额正中有青纹，手心有汗，时作惊悸，手脉络微动而发热。

风热，身热，倍能食，唇红颊赤，大小便秘。

潮热，如水之潮，依时而至。

痘疮热，必有四脏之证，耳冷，中指冷，尻冷。

辨　证

人禀天地之气，要元气胜壮。《论语》注云：肉气不可胜谷气，谷气不可胜元气。人身气血相秉，环转顶足，气旺血和，气和人安，血败气弱则疾生。小儿痘疮将出，肌体至热，得气壮出长皆齐，敛疱易入。譬如春种十余日方出，夏止五六日即长，为何？气盛然也。疮出犹火炽，若下凉剂，如水投火，必伤其和。又如痘疮出长皆齐，或小儿吃凉物，便减元气。若水减火力，气体削弱，身反加热，致疮迟入。不晓者再服温凉药饵，脏冷泻，其命倾矣。经云：气亡神灭。出疮当忌凉药可也。《婴童宝鉴》云：疹痘是脏腑俱热，发于皮肤为之。热在腑，发之即疹；热在脏，发之即痘。未发同一治，未出可下，解热而退。疮出忌下及冷药逼之，其病不出，在里害人。疮痘之病，首尾证平，下之者误。首尾有实热证，不下者误。切不可用巴豆、丸子药下之，此药乃攻食积，出《活人书》。首尾有虚寒证，不补者误。疮痘出透，色泽肥红，证平者，不须服药。如证候平稳，强施汤药，杀小儿也。大抵治病之法，对证用药，有是证服是药，顺其证则生，逆之则死，此理昭然。

论疮痘约日诀

小儿疮痘者，与伤寒相类。或安，或危，或见，或隐，皆六七日之间，归证明矣。凡疮欲出，先发热，轻者三四日，次者五日，远者不过七日，此约法也。一日太阳传膀胱，二日阳明传胃，三日少阳传胆，四日太阴传脾，五日少阴传肾，六日厥阴传肝，七日还经，传遍五脏六腑，故七日而止也。有小儿因伤寒至七日后，或已汗，或未汗，或吐下后热不除，此毒气盛而未发，热毒入胃，发于皮肤。或斑者，壮如蚊蚤所啮，赤斑十生一死，黑斑十死一生。及有胃热发黄者，壮如橘色，下利者死。又有成瘾疹或白泡者，此皆伤寒热毒不除，多变此候也。巢氏云：发斑不可用汗药。

春夏为顺秋冬为逆

经云：春夏阳气在上，人气亦在上；秋冬阳气在下，人气亦在下。今痘疮之发，自里达表。当春夏之时，则血气随阳气而上，运而行疾。秋冬则血气随阳气在下，陷而行迟。是以发于春夏者顺，秋冬者逆。又当论小儿禀受充实，堪耐寒暑，节令变更，不以为事，虽发于秋冬，亦不为害。受气怯弱者，寒暑易节，便生疾疢，虽发于春夏，未可言为顺也。

顺　候

春夏为顺。先发搐而后发疮者生，先发热大便如常，其疮红活，乳食如常。

逆　候

秋冬为逆金克水，夏黑陷水克火，秋斑火克金，冬疹土克水。已出而谵语不止者，恶候。病瘥后发惊搐者危，痘正出而吐痢者困，便血而乳食不化者死，脾虚也。泻血而疮烂无脓者死。大小便秘，目闭声哑，肌肉黑者死。疮遍身黑陷，目闭无魂者死。面色青黑色，病不相应为逆。或因吐痢内虚而为陷伏，或因已出妄汗表虚而斑烂，或因冒犯风邪而成倒靥，或因秽恶触忤而成黑陷，耳尻反热，其疮青紫变坏归肾。面黑或有黑气，不治；两目闭，黑暗蒙昧无魂，不治；头面肿，疮尽抓破，或臭烂不可近，或足冷至膝，不治；面肿鼻陷，目闭咬牙，不治；痘疮黑焦，风攻颐颔，唇项肿硬，或胸高而突，不治。

有正痘疮有肤疮

脏腑蕴热不同，表里受证各异。六腑属阳，有热则易出，一出遍于肌肤之上，如沸疮泡子，见而便没，受毒浅也，此名肤疮，俗曰麻子。五脏属阴，有热则难出，在肌肉之间，受毒深也，此为痘疮。大抵热蒸而便出者，必肤疮；火热难出者，必痘疮。

汤氏曰：小儿痘疮，其证与伤寒相似。先当发表，使毒出腑，则成细疹。若失表则热毒在脏，故成痘疮也。杨氏曰：由风邪夹热起于腠理，皮肤不肿不疼，发而瘙痒，谓之瘾疹，此风热在表之浮浅也，亦有寒暑湿之气行焉。热在表，天时炎暄，燥气乘之，则为赤疹；风热在表，天时寒凉，冷气折之，则成白疹。赤者，遇清凉而后灭；白者，遇温暖而后消。又有浴后感受，汗出解脱得之者，隐隐微黄，似赤似白，凝滞肌肉之间，而四体重着，此风热夹湿。当知寒暑湿之由生，不可一概用热药，使痰嗽呕渴杂证交攻，由瘾疹而变为痘矣。痘之一症，必俟时运而发，发必假乎气血，稀稠逆顺之分，在受毒浅深之故也。毒重热深则痘密，毒轻热少则痘稀也。首尾虽期二七，虚实难拘日数。轻而顺者，不须治而自痊；重而密者，纵治疗而难愈。今世之医不知，始见色红者，毒初出也；白者，毒初化也；黄者，毒将解也，此其顺。灰白者，血衰气滞也；黑者，毒滞血干也；焦腊者，气散血枯也，此其逆。用药之法，色淡者助血，顶陷者补气，色紫者解毒，色黑者凉血。调摄之法，冬宜温暖，夏宜清凉。饮食以时，有禁则忌。将理之法在谨气血，气亏则不能充满光泽，血盈则多致崩陷倒靥，虚寒者毙迟，热毒者亡速。大抵痘症重在气血二字，气血不旺，浆从何生？故痘出一日至七日，内毒传外，外不足，则毒内攻，由血盛气虚，送毒不出。七日至十四日，毒传内，内不足则毒外剥，乃气盛血弱，载毒不入也。至若重而可医者，是痘虽密，而气血丰盛，负载有余力，故毒有所制。轻而不可治者，以其气血衰弱，难于负载，故痘虽稀而毒莫之制也。如红化白，白化黄者生；红变紫，紫变黑者死也。前医治痘方论，各执所长，有用温补者，寒凉者，解利者，有因病谈方者，设方待病者，纷然杂出，难于例据，在折衷而用之。

卷之九

蔡氏痘疹方论

序

痘疹方最传者陈钱二氏，彼非自立方。古有寒热二门，陈氏主热，钱氏主寒耳。盖时有寒暑，地有南北，体有壮弱，家有贫富，难以一概分处，量力酌用，存乎其人焉。但诸家论痘疹之由，多非本旨。有谓小儿在母腹食血，生时口有恶血吸下为患者；有谓伤乳湿热，下流肾中者；有谓小儿胎中，母食辛辣者，俱未然。盖天有五气六运，风寒暑湿燥火，而热湿居其五中。国居天地之中，故受热湿独多。即今边塞夷人鲜有此症，穷荒地寒故也。中国多热湿，而闽广又在万山之中，是热湿中之最甚者。地狭人众，草木虫蛇之气熏蒸为变，故癞疬之疾偏于他方，此必然之理也。今治痘疹者，必当以热为主。热而不毒，十无一二。非用热剂，则热毒不能发表；非用凉剂，则热毒不能宣解，二氏不为无见也。正德戊寅①间，盱眙②蔡氏维藩，颇能酌二氏而变通之，不论有余不足，随医辄效南北，俱宜著为《袖金》③一书。抄诵日久，未易周遍，且字多讹舛，词语繁秽。暇日稍加阅订，因而梓之以广其传云。

万历元年秋日达生道人东郡李先芳刻于清平阁

---

① 正德戊寅：明代正德戊寅年（1518）。
② 盱眙（xū yí 虚宜）：今江苏盱眙县。
③ 袖金：指《痘疹袖金方论》。

论受病之源第一

小儿痘疹始出之症，乃太阳寒水起于右肾之下，煎熬左肾，足太阳膀胱寒水，夹脊逆流，上头下额，逆手太阳丙火，不得传导，逆于面上，故显是症。盖壬癸寒水，克丙丁热火故也。或云小儿在母腹中，饥则食血，渴则饮血，当其降生，口中尚有恶血，啼声一发，随吸而下，复归命门胞中，僻于一隅，伏而不发，直至内伤乳食湿热之气，下流合于肾中，二火交攻，致营气不从，逆于肉理恶血，乃发诸痘疹也。或又云小儿在母腹中，其母罔知禁忌，或好食辛辣之物，或恣意淫欲，以此蕴毒，流注小儿经络，他日发为痘疹。职此之由，鲜或有能逃之者，故人以为百岁疮也。

一说小儿在胎时，每月食血饼一个，临生时或有在口中食未尽者，当于啼声未出之先，用绵包指，入口拭净，斯免咽入流毒之患。但是仓卒之际，鲜有不咽入者。访之收生老妪，间有取出血饼。又胎死畜类，常有血饼。假彼验此，信为不诬。初生时宜服甘草汤，初浴时用猪胆一枚入汤，主不生疮疾。一二朝服淡豆豉，襁褓服三豆汤及抱龙丸之类，皆所以预解其毒也。一方用丝瓜近蒂三寸，烧灰存性，入朱砂一钱，研为细末，临发时，蜜水调与小儿服之。巡盐赵御史刊方，用苦楝子煎汤浴儿。鄞节判方，采八月葫芦花阴干，入除夜蒸笼汤浴儿。以上三方，俱主不出痘疮，纵出亦稀疏，随用无拘。凡各用药方，总附于后。

论诸热之症第二

或传染，或伤风，或伤食，或痘疹，其症不一。头与肢节疼痛无时者，为时疫传染热也；面赤汗出而鼻流清涕者，为伤风热也；午后发热，头与肚热，右额有纹者，为伤食热也；乍寒乍热，呵欠烦闷，惊悸，咳嗽嚏喷，两腮赤红，骫凉耳冷者，为痘疹热也；浑身壮热，妄言鬼神，口鼻衄血，惊搐不止，几死而复生，为痘疹实热在内也。正在疑似之间，治者当有一定之见。既辨认痘疹之热，与诸热不同，又须审其势之轻重，轻则发散之，服朱砂散、升麻汤、参苏饮、惺惺散之类，重则疏利之，服紫草散、五苓散之类。首尾俱不可汗下。盖汗下二说，古人之所深戒也。

仆季子服周病痘，其热太盛，血自鼻衄，流满床席，朱砂散一服而愈。朱砂、蜜水，性皆寒凉，用者量儿强弱可也。推府毛鹏子病痘，发热三日犹未见苗，其热太盛，闭目妄言，用升麻汤以发散之，不散，用五苓散以疏利之，后热退而疮出。《活幼新书》云：升麻汤，小儿痘疹已发未发皆可服。世俗皆以为常，自取危困。殊不知古人立方，深有意存焉，但后学不能究心造意，以为一定之方，误人多矣。此方未发之先可服，使解肌热，自出快易；已发之际，便不可服，恐其发得表虚，反以为害。结痂之后可服，使其解散余毒，气顺血活，斯免后患。今人于此方间有知用于未发而不知用于已发，至于靥后而知用之者，百无一二。熊氏《类症》云：宜用于未见红斑之先，戒用于已见红斑之后，斯言得之矣。仁斋《直指方》云：不如用参苏饮加青皮、木香，催出痘疹，甚为稳当。凡引症所治之人，举一以例其余，不能备录也。

论预防之法第三

初觉发热时，以黄柏膏涂于面，白芥子敷于足，干胭脂涂其目，清香油润其脊，此皆思患预防之法也。

以上药俱可用。俗用镜照面目者，欲其凉气以散热血也。

又有抱儿观井，投绿豆七枚者，欲取其极，视以受水气之凉故也。

论避忌之方第四

正当病痘之时，谨司门户，恐为风寒所袭；严禁房事，恐为秽气所乘。月妇经水，庖厨煎煿，生畜粪秽及狐臭触忤，一切忌之。须常烧芸、檀、苍术、小枣之类，及挂胡荽，浸醋炭以逼其气，庶外虞之不我即也。如有犯者，当服托里散，肉桂随意加减之。

门户不谨，不免寒邪之伤；房事不禁，必受闷乱之毒。为人父母者，不可以不慎矣。至若月经、狐臭，设在其母，幼子时刻不可离，将何如哉？必常加澡洗，每易新衣，不使气侵其肤，庶几可也。烧芸、檀者，荣卫得香而运行故也。苍术、小枣愈于芸、檀，只此二味足矣。胡荽以酒喷之，挂于闱幕以除秽气。浸醋炭，一以僻除外邪，一以接儿不足之气。有以水代醋，恐其气袭人者，殊不知醋亦能运行气血也。近日有用新砖烧红浸醋者，亦为近理。

论以形势分轻重第五

初见苗时，用手揣摩其疮势，宜力而坚，不宜软而塌。三次出者轻，一齐出者重。脐窝去处不宜有，头面心窍不宜多。大小不一等，根窠红活，尖头似水珠光泽者最轻，平头者半轻半重，陷顶者极重。又有出轻而变重，出重而变轻者，顾调养避忌之何如耳。此于血气上见形势，则轻重可知矣。

儿之受症，热几日复凉，凉几日复热，作三次出，其热毒以渐而泄，故曰轻。若才觉发热，一齐涌出，稠密无缝，其重可知。腰通肾命门①。《山居简要方》云：窝内有者，十死一生。头面心窍乃虚软去处，故不宜多。大小不一等，此血气之所由分也。人多有不知一种小痘，以为不起，长②用药发举之，则误矣。尖顶者是气血盈满，无一点缺欠处，故曰最轻。平顶者是气血未至满足，不能无欠缺处，故曰半轻半重。陷顶者是气血不能充满于胞络，反致陷伏，此极重之症也，治者须当有辨。

论以日期分轻重第六

出三日至足心为齐，三日长肥满，三日成脓窠，三日上蜡色结痂，首尾十二日，可保平安，此其大约。设使气候乖违，疮势危重，则又难定其期也。

最轻者可定日期。若当出时击搏而不出，当长时陷伏而不长，成脓时涸燥而无脓，结痂时斑烂而无痂，必须服药调理，但求得生意为上，不须更论日期之迟速也。

论疏利第七

始出之时，壮热无度，其疮隐隐在皮肤间，腹内疼痛不止，皆是一团阳火搏击于内，无由发泄也。用五苓散导心火，或用四物汤加酒芩连，其出自易。又有将起长上浆之时，其色红赤，或灰白模糊在皮肤上，此亦阳火之害，必须用疏利之法，服紫草散及五苓、四物、酒芩连之类以导之，则血归本，疱疮之平顶者不至痿塌，长者必至上浆，血气流通而罔滞矣。不然，迁延日久，遂成虚脱，良可悲夫！若本来稀少，热不壮胜，非惟不可疏利，亦不可发散。不知所谨，则操戈入室，其祸自生矣。

---

① 脐通肾命门：此后疑有脱文。
② 长：副词，通"常"。

痘疹始发热之时，若壮盛，则用五苓散以疏利之，甚则用酒芩连以解之，少缓则用升麻汤以发散之。误用其药，不斑烂则虚脱，可不谨哉！

论虚寒不足第八

若灰白色碎小平顶，或不起长，或不收靥，隐隐在皮肤间，乃表虚寒不足之症矣。必早为之计，亦发举之如笼松，染蘸法、木香散、异功散、独圣散、一匕金之类，随意无拘，但有生意浆来，斯为上策也。

软塌不起，长用笼松法。笼松云者，如庖人发面，欲使之起长也。色之滞暗不明，用染蘸法。染蘸云者，如匠人染布，欲使之上色也。《丹溪心法》：似炉灰白色作寒看，是血气俱虚，用黄芪生血活血之剂，略佐以风药白芷、防风之类。子壻冯世魁病痘，三日灰白色不起长，服木香散而愈。亲邻徐氏望子病痘，五日灰白色不起长，泄泻不止，服木香散送下肉豆蔻丸，再服而愈。汪文秀子病痘七八日，红赤模糊，不起长，泄泻不止，服八珍散，再服五苓散而愈。或问：泄泻同而用药异者，何也？曰：灰白色不起长而泄者，是不足之症，用木香散举发之，豆蔻丸涩滞之宜矣。红赤不起长而泄者，不宜有发举之害，宜八珍散活血保脾，量加木香、当归以微发之，再加木通、紫草以疏利之，则热必退而泄自止，所谓药不执方，合宜而用也。

论实热有余第九

若红赤过度，血入皮肤连根窠，模糊而不散者，乃表实热有余之症也，宜疏利之，服紫草散、八珍散或四物汤，或各加酒炒芩连并解毒之剂。

《丹溪心法》以红黑色作热看，是血气俱实，用前胡、葛根、升麻，佐之以川芎、白芍药、桔梗、枳壳、羌活、木通、紫草之剂，则可以调适矣。血本当藏入疱内，今却散在皮肤，模糊而不起长，用八珍散或四物汤，佐以紫草、木通以疏利之，或加酒炒芩连以解其毒，使皮肤之血复归本疱内，才可望其长起，上浆结痂而愈。淮安上舍仲绳祖女痘五日，其症如前所云，八珍散加紫草、木通服之而愈。上舍翟见之子痘四日，其症如之，用四物汤二服而愈。上舍李本达子痘七日，症亦如之，连服八珍散、四物汤不效，五苓散亦不效，十二日而死。其故何哉？盖仲翟之子各在四五日间，血气方盛而未过，一用前药则血归本疱，所以得脓浆结痂而愈；若李之子过经七日，血气已过，再生再活之无及，故症治虽同，而死生自异也。

论斑疔形状第十

若灰白，若红赤，若紫黑，平顶陷顶，紫疱水疱，如众豆然，臭不可闻，攒蹙一处，又如癣疮，如黑线相牵，皆谓之痘疔也。宜点附四圣丹，随症服以药饵，其疮四围如火炙之状，突然而起，则毒根拔去，斯免其患。若依旧陷伏，须再点前药，治疗亦如前，无有不效。缓而不治，则此种肆恶，交互把持，不容善类起长，且将使之变为其党，不成脓窠，难于收靥，其患不可胜言矣。

附四圣丹，乃魏君用旧本引曲沃张教论所传，依法点之，则黑滞去而毒害无，真起死回生之术也。失于治疗，则周围痘疮皆为把持，不得起长，一二日变为百种溃乱燥痒，恶不可言。人有以艾灸者，则动阴火；有以药洗者，洗则开腠理；又有紫花地丁乃治疔疮之药，有用以治痘疔者，煎汤服之，身出臭汗，间有偶中而愈。然汗出而腠理不密，蕴热去矣，将何以收后功？以上皆非治法。一方用野狶猴粪服之有效。家叔女痘五日，其色灰黑平顶，用木香散去丁、桂、半夏，姜水煎服，是主于发举，点前药而愈。周信卿子痘四日，其症如之，用八珍散加紫草、木通，是主于疏利，亦点前药而愈。刘刚子痘八日，证亦如之，用木香散、八珍散、附四圣丹，俱不效，此以当在血气上论。四五日血气方盛，故举发疏利皆得其宜；八日者，血气已过，故举发疏利皆非治法。又有紫血疱、水疱，成群稔毒，间有不伤命者，何哉？盖言紫血肥满有浆，其毒已泄在外，故亦无害。须连服解利之剂，幸而免耳。

论变坏归肾第十一

陷伏之疾，名为倒靥，变坏归肾。遍身紫黑如茱萸色者，是表里极有实热，宜服朱砂散，并猪尾膏、无价散、四圣散、百祥丸、宣风散之类。

痘疹，四脏俱受症，独肾在腑下无症，验耳与尻凉是也。耳尻属肾，居北方壬癸水，故主冷。今紫黑陷伏，乃毒气弥漫，复入内。而耳尻反热，斯为之变坏归肾矣。猪尾血取其常动，有散于内也。龙脑取其辛温发散之意。无价散纯阳性热，当酌而用之。钱氏用百祥丸、熊氏以宣风散泻膀胱之邪，既下后而身热气温，欲饮水者，可治，急以四君子汤加陈皮、木香、厚朴、白姜等剂以温脾土，使脾土复旺，有胜肾水，则黑陷者，必当复起而安。若下后转加寒战咬牙，身冷汗出，不思饮食，水谷不化，耳尻反热，乃脾虚为肾水所胜，其死必矣。当此之际，不用百祥丸，则无治法。盖百祥丸能去毒气，毒气去而真气不绝者，尚有可治之理，否则坐以待毙矣。父母之心，宁忍恝①然乎哉？如《活人心书》治厥阴症，土败木贼，用承气汤

---

① 恝（jiá 夹）：无动于衷；淡然。

泻毒气，亦岂得已而用之哉？《兵法》云：置之死地而后生。故韩信以背水阵取胜，医家用百祥丸亦犹是也。仆遇有此疾者，多用疏利解毒之剂，间亦有生者，不过泄肾水之热以复陷伏之患，此亦熊氏宣风散之余意也。

论斑烂之由第十二

斑烂之疾有二：当发散而不发散，则毒内拥于胸臆，喘促闷乱，故成此疾；不当发散而强发散，则热气尽发于肌窍，气不能冲和，亦成此疾。治者以保脾土，和荣卫为主，四物汤、四君子汤、八珍散，随用无拘。

斑烂之疾，比之外靥，似同而实异。外靥有浆，按之有力；斑烂亦有浆，按之无力。盖其血气弥满，无阴以敛之，故同归于溃烂。斯二者有余之症，皆有毒气，故以保脾土、和荣卫为主，或疏利之亦可。若妄汗以开腠理，妄下以泄元气，有浆无浆，亦主斑烂。又有未岁小儿，其疮红活，余无他症，但是稠密无缝，其血气充拓不去，亦成斑烂，谓之小船不堪重载。仆以次子对周①曾坐此厄，可胜痛哉！若小儿遭此，更无他疾缠绕，咽喉清亮而不肿痛，余毒不来攻害，间亦有上浆收靥，幸获全生者，此又望外之幸也，治者当以疏利为主。

论虚脱第十三

虚脱之疾有二，或发散早而血气耗散，或发举早而脓血枯竭，皆有此症。治者当以生血养血为主，四物汤、八珍散，倍用生熟地黄、白芷之类。

虚脱之疾，比之空壳无浆，似异实同。盖空壳无浆者，亦

---

① 对周：指小儿的周岁生日，民间称作"做对周"。

是耗散血气以致脓水枯竭也。虚脱在三五日，血气未过，犹有生意；若在七八日间，是为不足之症，绝无生浆养血之理，与空壳无浆者无异。又有因伤风伤食，以致妄汗妄下，亦主虚脱，卒同于一毙也。

论惊搐生死第十四

心经有热流注不解，故有惊搐之疾。痘疹未出乃宜，既出不宜。治者不可纯投以寒药，寒因热用可也。又有壮热不除而烦闷溃乱者，治法亦同，并用五苓散导心火而愈，甚则加酒芩连，或黄连解毒汤。

惊搐在心，心火盛而生肝风，故有此疾。痘未出而惊，是热在疮而不在心，故曰宜。既出而犹惊，是热在心而不在疮，故曰不宜。仁斋《直指方》云：先发搐而后发疮者生，先发疮而后搐者死，正谓此也。昧其治者，多投以轻粉、牛黄、芒硝、牵牛、大黄之类，或用艾灸截风路，皆非治法。先发惊而将痘者，以服升麻汤发散之，则心火解而惊自止；痘既见而惊不止者，用五苓散以疏利之，使热从小便泄而惊自止。否则热蒸太过，疮势必干，浆水不来，难于收靥。仆守五苓一方，四十余年，百发百中，诚所谓神仙夺命丹也。

论痛痒分虚实第十五

痛痒之疾，皆属于心。痛为实，乃热毒而不能泄，故有疮痛腹痛之不同，治者以活血为主，投以活血散，更加黄芪归以助其长。痒为虚，乃肌肉虚弱而血气不能荣贯故也，治者当以活血为主，先服四物汤、四君子汤；不效，量加木香散，慎加参酌可也。

《原病式》云：诸痛痒疮疡，皆属心火。实痛虚痒，固然矣，大抵微热则痒，热甚则痛。试以手炙火而验之，稍近则痒，愈近则痛，皆属心火无疑矣。治者以活血生血为主，血既调适则痛痒自消。一方用赤芍药可以止痛。蜜水调滑石润疮上止痒。亦有虚热之痛，实热之痒，随症施治，不可执一。仆常考《药性赋》云赤者行经白止痛，今方多载赤芍药，疑亦有误。

论吐泻不食第十六

痘疹已靥未靥之间，有腹痛，有泻痢，有呕吐，有不食之疾，或曰脾胃虚寒也。盖小儿脾胃本热，虚则有之，寒则未也。今当出痘之时，虚弱不任风寒，故冷入胃则吐，冷入脾则泻，所以作痛而不食。大抵吐因火与痰与食者为多，泻亦因火与痰与食，而属湿属气虚者为多耳。治者不可投以燥热药，当服治中汤、四苓散，并肉豆蔻丸以止之。又有热吐面赤，烦躁不止，频乳而即吐，大便泄泻，小便赤涩，咽干口渴者，须辨目睛，黄白为实热不食，或五苓散，或胃苓散以疏之。大率小儿虚寒者百中一二，实热者十常八九。

按：肉豆蔻丸，本涩滞之药也，非为实热不可用，而虚寒亦不可用。或正出痘时，遇有是疾，不得已而暂用之，以救一时之患可也。若可少缓，曾谓泻有补法乎？

论烦躁口渴第十七

烦躁口渴之疾，心经有热，津液不足故也。小渴，人参麦门冬散；大渴，人参白术散。更要随症审查：燥渴而大便秘、小便赤者，宜服甘草散、通关散、导赤散；烦渴而小便不通者，宜服五苓散；烦渴而喘闷者，宜服灯草汤；夏月烦渴而大便秘、小便赤者，宜服白虎汤加人参之剂。

按：通关散可用于已靥之后，导赤散当用于未靥之时。白虎汤，夏月中暑者可服，冬月不宜。凡用药既当审病势，犹当顺天时。心经有热，津液必少，渴病由之而生。至于烦躁喘闷，大便涩，小便赤，皆热症也，可用五苓散以导心火，加人参、白术以生津液。又周岁小儿，口不能言，频欲饮乳，口无津液，知是热渴也，可服前药，勿令饮水。又有过食柑子、西瓜、蜜水，以致津液收敛，转生焦渴，为害不浅。治者以除热生津可也。

论寒战咬牙第十八

寒战咬牙之疾，肌肉虚弱，血气不荣固也。肌肉虚弱则寒战，血气不荣则咬牙。治者不可作热看，当助其表里，调其气血，斯无二者之患。服四物汤、四君子汤、八珍散，甚则木香散、异功之类最宜斟酌。

一方热少，全用异功散；甚热者，去附子、丁香、半夏。

以上固虚寒不足之症，还当兼看疮势何如，若红赤紫黑，或变为灰白色，或不变，亦有寒战咬牙者，盖牙乃骨之余，属肾，热毒归肾，火极似水，故显是症，未可轻用木香散、异功散，止可用四物汤、四君子、八珍散之剂，和血保脾。脾所以制肾，本胜乎肾也，今脾虚反为肾水所胜，保脾正使之有胜肾水，复其常道而病自安矣。若果是虚寒者，更当七八日间不起长，不上浆，不用木香、异功以发举之，更待何时耶！

论腹胀喘急第十九

腹胀喘急之疾，由其正发热之际，或外感于寒，内伤于冷，则毒气为其所激，发泄不尽，反伏入在内而阴阳不和，故成此疾，治者当以和中为主，腹胀服四圣散，喘急服清肺汤，兼而有之，则二方合用，不可拘执。仆用五苓散佐以枳壳、陈皮、大腹、桑白皮、杏仁之类，其效甚速。

论咳嗽第二十

咳嗽之疾，乃心火不降，肺金受制故也。治者当清肺气，逐邪热，服二和汤、清肺汤，调顺阴阳，疾自愈矣。一方用二母汤，一方用二陈加知母、贝母服之，俱立效。

论狂叫喘呼第二十一

狂叫喘呼之疾，是脏腑热燥而无津液也，当服犀角地黄汤，邪热去而津液生，自无此疾矣。

痘疹已出，热毒自内达外，不宜有狂叫喘呼之疾，今犹云尔，是脏腑热燥，津液枯竭，无阴以敛之故也。《原病式》云：诸躁扰狂越，皆属于火。宜服前药。仆用五苓散亦有效，盖心火降而肾水生，是亦探本之论也。

论大便不通第二十二

古人论痘疮首尾不可汗下，盖谓不可妄下妄汗也。如大小便数日不通，极不可忍，危在须臾，此犹不可下乎？急则治其标，理宜然也。盖大便不通，有热、有虚、有湿、有津液不足者，有气结者，少缓用当归须、生熟地黄、麻仁、生甘草之类以润之，急则大黄以通之。小便不通者，有热、有湿、有气结于下、有痰气闭塞，宜清、宜燥、宜升气，升则水自降，盖气承载其水也。气虚，参、术、升麻等；血虚，四物汤；痰多，二陈汤；痰气闭塞，二陈汤加木通、香附。实热亦当利之，或八珍散之类，大便动则小便自通。又有积痰在肺，肺为上焦，膀胱为下焦，上焦闭则下焦塞，如滴水之器，必上窍通而后下窍之水出焉，当以清肺为主。又有正治并隔二隔三之治，皆古人要法，不可不知。

论瘀血便血第二十三

心主血而荣于血。痘疹毒气太盛，壅瘀血于心胁之间，由是而为便血之症，用犀角地黄汤主之，或四物汤加黄连亦可。

便血之症，治者当以活血散为主，及如前药之类。胡氏论疮毒太盛，大便见黄黑色，若烦躁喘渴腹胀，此有瘀血在里，犀角地黄汤治之。吐血衄血，磨生犀角饮之。京卫宋镇抚子病痘，其色灰黑，便下血饼，仆诊得六脉浮洪，知是脏腑蕴热，用五苓散加生地黄一服而愈。

论咽喉疼痛声哑第二十四

咽喉疼痛而声哑，是心胃间有热，风邪相搏而成，以活血除热为主，用防风甘桔汤。若痘疹已出后有声音者，形病而气不病也。痘疹未出，先声音不出者，形不病而气病也。痘疹出而声音不出者，形气俱病也，宜服清肺汤以清其肺。有因发举，用丁、桂热药，攻破咽喉而疼肿声哑者，宜用如圣散、射干鼠粘子汤治之。

又方，小热用紫草、木通、车前子之类，以小疏之；大热用猪苓之类以大疏之，热退而疾自止。

论气血分勇怯第二十五

用药须分血气勇怯。如不思饮食，脾胃受伤也，用四君子汤开胃保脾。痘疹赤过或色黑者，血热也，凉血为主，四物、生地之类。初出色黑者，大热也，便宜解毒，芩、连、黄柏俱酒炒、鼠粘子、紫草、升麻、葛根、荆芥、防风、甘草节、人参、黄芪之类。色白者，气虚也，补气为主，四君子、陈皮之类。有中黑陷而外白起者，气血俱虚也，则相兼而治，加八珍之类。将成就而色淡者，血虚也，宜助血，如芎、归酒洗、芍药之类，或加红花。将成就而色紫者，实热也，宜凉血解毒，加芩、连、升麻、连翘、葛根之类。大凡颜色不红润，即气血不和也。更参以脉理，以左手大小分血之盛衰，以右手大小分气之盛衰，盛衰即勇怯之谓也。宜各用气血药，勇则抑之，怯则补之，或加紫草以蘸之。若不起长，不成血疱脓窠，气血不足也，用人牙散、圣独散、胡荽酒、一匕金以微发之；不得已，用木香散、异功散以大发之。须酌见其勇怯，能对症用药可也。

时医多于不起长之疾，用人骷髅或人骨煎汤发之，服后如人醉酒然，肌①色顿发红润，但药性既过，依然呈露本色，且腥臭触忤，则亦何益之有哉！

论余毒破烂第二十六

若本原不正，不得上等收靥，或血疱破烂，或脓水淋漓，是皆余毒之所致也，并用败草散敷之，及服四物汤以活其血，卒亦可保无虞。

败草散最解疮毒。若外靥脓水，流满床席，即以前散罗在床席，任其坐卧，甚为有益。

论气盛收敛之难第二十七

若痘疮已成，脓肥满，色上苍蜡，过期而不靥者，其症有二：一则表里俱实，热气蒸郁，是阳气太盛无阴以敛之也，服四物、四君子汤，或用滚水调砂糖，食之而靥。一则内曾泄泻元气，外散则肌肉虚弱，表里不固，是阴气太盛，无阳以敛之也，宜服木香散，不效，异功散收之。治者能分气血盛衰，则知收敛之难易矣。

---

① 肌：原作"饥"，据文义改。

论收靥分等第二十八

疮疹收靥，有上中下三等：其色苍蜡，痂瘢高突，为正靥上等也，自无余毒，不须服药，可刻期而收全功。有脓满而色灰黑，干塌在皮肤者，为次靥中等也。有脓满而气血不足，破烂淋漓者，为外靥，斯为下矣。中下二等，虽不伤命，却有余毒，疮瘢落动，便宜解散。

当解散而不解散，蕴之而为内毒，则肚腹心窍脏腑，为疼痛、为闭涩、为泻痢是也。发之而为外毒，则肢节、口齿、眼目、咽喉，为肿毒、为疳蚀、为翳障、为咽哑是也。然亦不可解散太早太迟，意详见于后条"论余毒有缓急之下"。

论空壳无浆第二十九

三等之外，又有空壳无浆者，观其颜色一般红活，只是无浆。盖缘三五日之间，身热太盛，气血蒸干，不能流通，是以浆不来；或当起长之时，而不起长，曾用丁、附之剂攻成脓疱，已经七八日之间，血气已竭，水浆不来。症虽不同，致死之由则一而已。

头为诸阳之会，浆必先满，次及胸胁腰膝之间。有头上靥成痂瘢，而足上浆水才生者；有头上浆未满即有苍蜡色、欲收靥，而身上之浆才生，腿膝去处全无者，皆血气已过，生意绝矣。更有一等面上才生浆而肿即消退，两眼开闭不宁，舌头伸缩无度，此毒气入内之状，不旋踵而告变也。

论余毒有缓急第三十

已靥之后，身热未退，或妄言鬼神，或时常惊搐，口舌干燥，心神不宁，六脉浮洪，大便壅塞，此余毒也，便宜解散，须随热之大小以为用药之缓急可也。

解毒之药，不宜太骤。如已靥未尽而热未除，且服四圣散以解疮毒；次服五苓散，使热从小便泄出。正结痂已落未落之间，小热用升麻汤、透肌解毒散、人参白术散；其热不退，然后用消毒散、鼠粘子汤、人参清膈散、小柴胡之类。若不审察，一概投凉药，速退其热，则未靥之痘何自而靥？未落之痂何自而落？其为害也不浅矣。魏君用《痘疹方》云：小儿痘疹，心痛不可忍者，余毒归心故也，急用乳香二钱煎汤服之。一方加没药、赤芍药、当归之剂。《奇效方》云：小儿痘疹方愈，余毒未解，忽然遍身或黑或青，手足厥冷，口禁涎响，甚者手足搐搦，此由四时五行节令气交，或风雨寒暑，或地气暴至，小儿荣卫尚弱，毒气乘虚而入，故生是疾。宜用和济散二钱，入蝉壳末，分作三服，生姜、薄荷汁、酒各数点，温汤浸服，二三服立醒，随时少汗而解，或出瘾疹，或再出麸疮而愈。

论热毒壅遏在肢节第三十一

或失于解散，或解散不愈，身热流注，肢节亦肿，将成痈疖者，以针蘸清麻油，灯上烧红，刺肿处周围一度，服小柴胡汤加生地黄即愈。如赤肿不散，未得头者，捣马鞭草敷之，小雀粪敷之亦可。又有脓出不止，体虚烦热，头目昏闷者，黄芪丸主之，绵茧散、雄黄敷之亦可。

胡氏论曰：痘疹既平，失于解利，余毒太盛，内不能入于脏腑，外不能泄于皮肤，聚而不散，轻则结为疮疖，重则头顶、胸背、手足、肢节赤肿而成痈，用小柴胡汤加生地黄并消毒散治之。熊氏《类症》用针刺之法如前。《奇效方》云：赤肿初生，烧鸡毛灰，水调敷之。或用醋调伏龙肝，或胡荽酒，或鸡子清调小豆，或调地龙粪敷之。马齿苋、鸡肠草、芸薹草、景天草，皆可捣烂敷之。《易简方》用凤凰蜕烧灰醋调，搽涂痈患周遭，再不荫开，名为铁箍散。

论热毒痈遏在口齿第三十二

口内疳蚀烂，臭不可闻，甚则将齿蚀落而血出不止，宜用清米泔净洗，敷以绵茧散或雄黄散、消毒散、鼠粘子汤、小柴胡汤之类。

上用麝香等药敷之者，甚不可。河涧张世安子痘后，余热生疳，小儿服周用绵茧散加鸡肫粗皮炙干，为末、红褐子一块，烧灰为末，拌匀敷之，一二日间果效。

论热毒痈遏在眼目第三十三

眼目红赤泪流，羞明怕日，或生翳障，服谷精草散、菊花洗肝散、四物汤、茶调兔粪，水磨石燕子尤为简易，可服。

痘疹为眼目之患，乃毒气自里达外，活血解毒，治之要法也，宜用消毒散、小柴胡汤为主，若石燕、兔粪，特治其标耳。经云：扬汤止沸，不如灶底抽薪。又有食猪羊鱼鲜、梨栗瓜枣及闻煎煿油气，损其目者，当思患预防，不受其害可也。《痘疮详明方》以四物汤主之。盖目得血而能视，视之而不见者，血滞也。血滞以和为本，故用四物汤以活血。今有用冰片点眼者，其味辛温，多则有害。一方小儿痘风，眼眶红烂，用乌鸦胆汁敷之有效。又州人董敬子痘疹结痂，壅塞鼻孔，不通气息，仆以蜜润之，随用针拨开微孔，气得出入而自愈。因附于此，从其类也。

论津液第三十四

人之有津液，犹天地之有雨露，海之潮汐也。天无雨露则旱，海无潮汐则涸，人无津液则渴。心胃间有热者，是火炎于上而少津液，主烦躁喘渴之疾。脏腑有热者，是火蕴于下而少津液，主狂叫闭塞之疾，并用五苓散、清肺汤以解之。脾热少津液则吐泻，用益元散。肺热少津液则咳嗽，用二陈汤。肝热少津液则眼羞明，用菊花洗肝散。风热攻破咽喉，少津液则声哑，用防风甘桔汤加人参、白术以生津液。用药发举太过而少津液则溃乱，用消毒散、四圣散、射干鼠粘子汤。肌肉虚而津液少则寒战咬牙，口燥渴而气体虚则完谷不化，并用木香散、异功散治之。更有未岁小儿，口不能言，频欲饮乳，亦能津液少而心火盛故也，用四苓散。症治虽各不同，然皆不外乎除热生津二者而已。

以上皆有余之症，惟寒战咬牙、完谷不化，为不足之症，治者当有所辨。其寒战咬牙，肌肉虚弱，血气不和也；腹胀，脏腑有热也；喘急，肺金受制于心火也；烦渴，火炎上而少津也；泄泻，脾胃有食与湿也。当以解毒生津液为主，用四圣散加当归、白术，再服果愈。

论靥后调养第三十五

洗浴不宜太早，太早则生痘风疮，须经月余，煎荆芥或榆槐、柳艾叶汤浴之。忌食升麻、朴硝、大黄、麻黄之剂，及蜜水、西瓜、红柿、梨、栗、橘子、白果、葱、韭、薤、蒜、獐、兔、鸡、鹅、牛、羊、鱼鲜等物；所宜食者，豚猪腰子、白煮猪肉、淡齑菜、干菜、腌菜、圆眼、葡萄、核桃、莲肉、红枣之类。

论斑疹水痘大痘所出难易第三十六

熊氏《类症》云：脏腑蕴热不同，表里受症各异，小儿时气咳嗽声重，涕唾稠黏，目眶焮赤，烦躁渴热，此则肺胃蕴积热毒，发则易出，有细疮遍于肌肤之上，如沸疮疱子，见而渐没，此病在表，受毒之浅，名为疹子，一名肤疹，一名肤疮，俗名麻子，或曰痧子是也。又曰疹属腑，腑属阳，蕴热而出，遍身形见赤者十生一死，黑者十死一生，治者宜用清凉之剂。或时行蕴毒，热气熏蒸，发于皮肤，其体状如锦纹，或如蚊蚤咬痕相似，大如小豆，或赤或黑，此病在于里，受毒之深，名曰斑。或有热毒蕴于内，斑疹击搏而不出者，用升麻汤加青皮、木香以催之，三日三次而出，隐隐有形在皮肤间，不遽然消灭，乃为得宜。一出即收靥，形影不见者，用木香散以发之，五苓散以疏之。如无腹胀、喘急、渴热者，其毒不甚为害，宜服快斑化斑、解毒消毒之剂。症之轻重虽不同，实与大痘相为表里也。又水痘与大痘不同，其状如水珠，易出易靥，不宜燥湿。燥湿虽无害，第恐不能结痂，则成疮塌矣。若夫小痘则属脏，脏属阴，有热而难出，故其疮在肌肤血脉间，必先出红斑而后生成如豆，因名曰痘疮。盖取受气深，故难出也。暴热而便出者，必肤疹；热而难出者，必痘疮。《明医杂著》云：疹要清凉痘要温。清凉则紫草、木通、升麻、羌活之类，温则当归、白芍药、青皮、木香之类。《痘疹详明》云：小儿出疹，根在皮肤，所患最轻，调理最宜和缓。若被风寒所激，热反入内。痰涎壅上，直视喘急，胸膈胀满者，不治。身热口干，心烦咳嗽，宜生地黄散以疏之。《活幼全书》诗云：斑疹总言因胃热，赤生黑死分明别，忽然锦片出肌肤，湿毒发时从两胁。《奇效方》又云：冰厚三尺非一日之寒，痘疹蕴热非一日之热，宜预服升麻汤、消毒散、紫草散及油剂之法为良。又有伤风邪热在表，发而为斑为疹。又有痘疮已出未靥之间，余毒未除，发而为疹，名曰盖痘疹。所患虽异，所治则同，必先使疹收靥，然后可施治疗之法，不然未免有得此失彼之患。

论痘疹所属经络第三十七

痘疹之状，皆五脏之液，肝主泪，肺主涕，心主血，脾主裹血。

其疮有五名：肝为水疱，以泪出如水，其色青而小；肺为脓疱，似涕稠浊，色白而大；心为斑，主心血，色赤而小，次于水疱；脾为疹小，次于斑疮，主裹血，故色赤黄浅也。

涕泪出多，故脓疱水疱皆大；血营于内，所出不多，故斑疮皆小。

心主惊，实则叫哭而搐，虚则困卧不宁；肝主风，实则直视大叫，呵欠烦闷，虚则咬牙吹气；脾主困，实则困睡、身热、饮水，虚则吐泻生风；肺主喘，实则闷乱喘促，有饮水者，有不饮水者，虚则哽气长吁气；肾主虚无实也，惟痘疹肾实则黑陷。

以上当视病之新久虚实，虚则补母，实则泻子。当视其睡口中气温，或合面睡，及上蹿咬牙，皆心热也，导赤散主之。心气热则心胸亦热，言不能出，而有就冷之意，故合面卧。若心气实而合卧则气不得通，故喜仰卧，气得上下通也，泻心汤主之。

以手寻衣摸床，及乱捻物者，肝热也，泻青丸主之。饮水喘闷者，肺热也，泻白散主之。手掐眉目鼻面者，肺热也，甘桔汤主之。唇深红色，肺虚热也，少服泻白散。唇白色，当用补气阿胶散主之。若闷乱、气粗、喘促、哽气者，难治，肺虚损故也。

脾肺病久则虚而唇白，脾者肺之母也，母子皆虚，不能相营，名之肺怯。肺主唇白，白而泽者吉，白如枯骨者死。肺气热则胸满气急，惟伤寒则不胸满。肾气不足则下蹿，盖骨重，则欲坠下而缩身也。肾水阴也，虚则畏明，皆宜补肾也，地黄丸补之。

面上症，左腮为肝，右腮为肺，额上为心，鼻为脾，颏为肾，赤者热也，随症治之。目内症，赤者心热，导赤散；淡红者心虚热，生犀散；青者肝热，泻青丸；浅淡者补之，地黄丸；黄者脾热，泻黄散；无睛光者，肾虚也，地黄丸。

按：以上皆历论各经所属不同，能明乎此，非特可治痘疹，凡治小儿诸疾之法，举不越乎此耳。咬牙之症，既曰肝虚，又曰心热。盖肝为心之母，心为肝之子也，其所来有自矣，初未可以歧而二也。

论伤寒产后与痘疹传变症治第三十八

伤寒之证，从表入里，其传变病在表则当发表，病在里，则当解里。痘疹之疾，从里出表，其传变病在里则疏之，病在表则温之。若产后妇人血脉虚损，与小儿痘疹，耗散元气者，不甚相远，其生血补血，如生地黄之剂，用之无别也。

论寒热用药不同第三十九

陈氏之药主于热，钱氏之药主于寒。今之医者，不可执一，因时制宜可也。

寒则因表虚而入，热则因里实而生，治者须分内外虚实，一向发举固不可，一向解毒亦不可，寒用举发，热用解毒，斯为活法，何以主为？

陈氏方多用木香散、异功散，有丁香、官桂、附子、半夏之热，可治不足之症。钱氏方多用解肌汤、凉膈散，有大黄、芒硝之寒，可治有余之症。医不察此，宗陈氏者，虽痘疹稠密，其色过度，亦用木香散、异功散；宗钱氏者，虽痘疹稀疏，亦用解肌汤、凉膈散。此盖仁智之见仁智者也。

《明医杂著》云：近时小儿痘疹，止宗陈文中木香、异功散。殊不知彼立方时，为运气在寒水司天，时令又值严冬大寒，郁遏痘疹，不红绽，故用辛热之剂发之。今人不分时令寒热，一概施治，误人多矣。时值温热，山野农家贫贱之人，其或偶中也。

又云：丹溪痘疹治法最为明备，近世通用陈文中木香、异功等方，乃一偏之术。若痘疹虚怯淡白痒塌者，属虚寒，宜用陈文中方；若发热壮盛，齐拥而出，紫色燥痒者，属实热，宜用凉血散解热毒，如钱氏所主之药之类也。自文中方盛行后，属虚寒者，率得生，属实热者，皆不效。痘是胎毒，古人治法只解毒气，血虚则毒气不出，及不能成就，故文中之法，千载妙诀，能补前人之未备者。

但温补之法既行而解毒之旨遂隐，救得一边，害了一边，卒未得以收全功也。今之学者必详究东垣、丹溪二法，并仆之鄙见酌中而通行之，然后为无弊也，虽然此固言可得而传者也，若夫应变之机，则存乎其人耳，又奚假于言。

初出痘疹图

逆者初出于天庭、司空、太阳、印堂，结喉、心胸、方广之处先发，如蚕种紫黑干枯。

顺者一二日之间，初出如粟于口鼻、腮耳、年寿之间，先发三五点，淡红润色者，吉之兆也。

险者初出圆晕，成形干红少润，其一二日间出现者，毒尚浅，气血未离此，可治。

先现于以下部位一十一处为上吉：耳门、年寿、卧蚕、正面、泪堂、金柜、正脸、缺盆、准头、承浆、地角。

发际　　天庭额空　司　发际

额角　　印堂　　　　　额角　太阳　风门

太阴　方广　眉　鼻　眉　方广

眉角　　　山根年寿准　眉角

风门　风池　　　　风池　风门

卧蚕　泪堂　　泪堂　卧蚕

耳门　颧面　寿带　人中　寿带　颧面　耳门

脸腮　缺盆　浆承（地角）　缺盆　脸腮

金柜　　　　　　　　　　金柜　颐

年寿即年上，准头近里名年上

部位出现稀稠，可知证候轻重

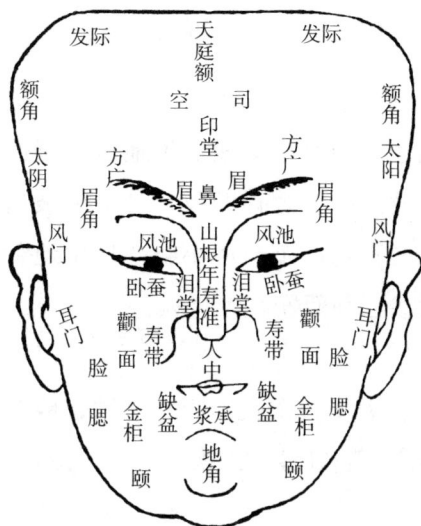

先现于以下部位八处多吉少凶：风门、眼角、风池、鼻柱、眉角、方广、印堂、司空。

先现于以下部位五处防变，凶吉宜斟酌：太阳、额角、发际、天庭、颐位。

论咳嗽

蔡氏云：大司成刘公子病痘未靥，咳嗽不止，舍纪应时子病痘已靥，咳嗽不止，仆用五苓散而愈。盖心火既导，则肺气自定矣。

论腹胀喘急

热被冷激而不能发散，冷气内拒不能消化，所以令人腹胀气喘，宜以温脾药逐冷气，冷气散而阴阳和，阴阳和而腹胀消，则喘止。所谓温者，非辛热使之重困。熊氏《类症》云：心火不降，主腹胀；金受制，主喘急，是母子俱病也。董氏用四圣散以解其毒。

热毒在肢节

蔡氏云：南京国子监监丞杨女痘已收后，失解利，致膝血瘤浮肿，用针刺法，随服小柴胡加生地黄一服而愈，外用三豆散醋调敷，效。龙邑廖上舍孙四肢节骨节肿破出脓后，复肿数次不已，仆云此乃毒过肢节，用小柴胡加生地黄二三剂后，用升麻连翘汤加玄参五剂而安。

甘草汤

大甘草一寸，去皮，微炙，用水一钟，煎至小半钟，绵包指蘸渗入儿口唵之，随吐液一二次，免将来流毒之害。

淡豆豉

用淡豆豉二三粒，研如腻粉，抹入儿口，以乳送之，能利脐屎，余毒自消。

三豆汤 见陈氏痘疹

瓜蒂散

用老丝瓜近蒂三寸，烧灰存性，加朱砂三分，细研，蜜水调服。

赵侍郎避痘方

苦楝子不拘多少，擂碎，煎浴儿数次，永不出。

鄄判官避痘方

八月采苦葫芦花阴干，除夕蒸笼下汤煎洗儿，永不出。

普济消毒饮

治小儿痘疮，初发热即服，多者可少，少者可无。凡发热，头目昏痛，浑身壮热，不问伤风伤食，并时气大热，即服即解，神效不可尽述。

麻黄 去节留根　羌活　防风　升麻　生地黄　黄柏 酒炒。各五分　川芎　藁本葛根　苍术　黄芩 酒炒　生黄芩　柴胡 各二分

细辛　红花　苏木　陈皮　白术各一分　甘草　归身各三分　连翘　吴茱萸炒。各半分　黄连三分

上各制称作一服，水煎去渣，温服。

升麻汤

川升麻一钱五分　白芍药一钱　干葛一钱五分　甘草二分，炙加牛蒡子二钱五分　山楂肉一钱

用水煎，温服，见点不宜用。

参苏饮

陈皮一钱，去白　枳壳一钱　甘草五分，炙　桔梗一钱　半夏八分　干葛　紫苏　前胡　人参　白茯苓各一钱五分

上吹咀，姜三片，枣一枚，水煎，温服。一方加青皮、木香，催之效速。

惺惺散 方见陈氏痘疹

以上四方轻症用之。

紫草散

此方斟酌停当方用。

用紫草水浓煎，草系紫嫩芽，脾虚不可多服。

五苓散 方见伤寒门

熊氏方去桂名四苓散。

以上三方须重症用之。

黄柏膏

用厚黄柏去粗皮，切碾细末，香油调，涂头顶上并两腿。

白芥子散

用真白芥子为细末，水调，敷两足心。

干胭脂散

用洗花膏子对绿豆粉成坯，用水调，涂目上。

木香散方见陈氏痘疹门

热少全用，热多去丁香、半夏、桂心。

肉豆蔻丸方见陈氏痘疹门

圣独散方见陈氏痘疹门

一匕金

神曲微炒　川乌灰火煨，去皮、尖　川山甲土炒黄

上分为极细末，温酒调服。

八珍散

人参二钱五分　白术　川芎　当归各五钱　白芍药　熟地黄各
一两　白茯苓四钱　甘草一钱五分，炙

上细切，每次四五钱，或一二钱，量儿大小，用水煎，
温服。

四物汤

川芎　当归各五钱　白芍药　熟地黄各一两

细切，每次七八钱，量儿大小用之，或加紫草、木通，利
其热毒，或加酒炒芩连，清解其毒亦妙。

附四圣丹

用豌豆四十九粒、血余即乱发，不拘多少，各烧存性，与豆灰等分、
珍珠五粒，不可见火，三味细研，用油胭脂和膏子，将疗用针拨
开少许，点疗口内即效。

猪尾膏

用獖猪尾尖血研龙脑一字即二分五厘也，用新汲凉水送下。

龙脑即片脑，一名冰片，以色如水也，一名梅花脑，以形
如梅花也。曰龙脑者，如龙脑也。味辛苦微寒，温平无毒。

无价散

人猫猪犬腊晨烧，每用三分蜜水调，起死回生人莫测，一

服千金价不高。用罐封，勿令泄气，煅过存性，极为细末，用一二字，蜜水调服，量儿大小用。其人猫猪犬四粪用，不知阴阳的妙，此不可用，早看证候可加。

四君子汤方见脾胃门

四圣散方见陈氏痘疹门

宣风散

陈皮五钱　槟榔二个　甘草五钱　牵牛白，一两，黑兼用取头末

为极细末，每服五分，见壮大用一钱，蜜调服。

百祥丸

用红芽大戟入浆水内，煮极软去骨，晒干后，入原汁内，煮将干，取细切，焙干为末，用原汁为丸，粟米大，每服一十丸、二三十丸，量见大小虚实用，赤芝麻煎汤下。

保元汤

治顶陷塌不起，效。

拣参二钱　黄芪三钱　大甘草炙，一钱

姜一片，水煎温服。如气血不能复，加肉桂三分、酒炒黄芩一钱、归身一钱妙。再用水杨柳煎汤熏蒸，任用软布泡热，于痘上揉洗沃之，热气蒸透，其浆自满，用药调养以收全功，如不起长，天命而已。其水杨柳，春夏用枝叶，秋冬用根皮。

五苓散方在前伤寒门

加酒芩连、朱砂，治先痘后惊。

黄连解毒汤

黄连君　黄柏去粗皮，佐　黄芩去腐芦，臣　栀子仁陈，佐

各等分，水煎，温服。

至神活血散

痛痒皆治。

白芍药_{不拘多少}，细切微炒，碾细末，每服一钱，水白酒下。

滑石散

止痛。

白洁滑石_{研细}，蜜水调扫疮上。

治中汤

白术　干姜_炮　甘草_炙　青皮_{去穰}　陈皮_{留白}

上等分，细切，水煎，温服。

和中散

治五色泻痢，神效。

藿香　枳壳_{麸炒}　陈皮　甘草_{各五钱}　厚朴_{三钱五分，姜制}

各为极细末，称合和匀，每服一二钱，红枣煎汤调服。

益黄散_{方见霍乱吐泻}

胃苓汤_{方见泄泻门}

随见大小加减用之。

人参麦门冬散

治小渴。_{方见陈氏痘疹门}

人参白术散

治大渴。_{方见陈氏痘疹门}

甘草散

治大便秘，小便赤，未靥前用。

大甘草

细切一二钱，水煎服，能解利诸毒。

导赤散_{方见诸淋门}

通关散

治已靥之后大便秘，小便赤，烦渴。

栀子　大黄各一钱。炒　木通　甘草　瞿麦　白茯苓　车前子炒　滑石各三分　萹蓄一钱五分

上为极细末，每用一字，灯草煎汤送下。一方去大黄。

灯心汤

灯心二分　鳖甲一钱

白虎汤

治夏月之症。

真石膏煅，五钱　肥知母二钱，去毛　甘草一钱　加人参半钱

上切作一服，糯米一撮，水煎温服。

异功散

治虚寒体弱。遇严寒时月可用方见陈氏痘疹门。

清肺汤

人参　柴胡　杏仁　桔梗　荆芥　半夏　甘草　五味子桑白皮　赤芍药　旋覆花　枳壳

上切等分，用姜水煎服。

四六神遣散

予用治喘胀，效。

猪苓　泽泻　白术各六分　赤茯苓　肉桂一分枳壳五分，去白大腹皮一钱，酒洗，炒　桑白皮五分　杏仁七分，去皮、尖

上切片，姜一片，灯心一丸，水煎温服。

二和汤

藿香叶、香附米为细末，每一字，水调服。

二母汤

知母去毛　贝母去心

切片等分，水煎温服。

二陈汤

陈皮一钱五分，去白　半夏六分　白茯苓八分　甘草三分　知母
贝母各一钱

切片，姜三片，水煎，温服。

犀角地黄汤方见陈氏痘疹门

防风甘桔汤

防风　甘草　桔梗

上切片，等分，水煎，温服。

如圣散方见陈氏痘疹

射干鼠粘子汤方见陈氏痘疹

十奇散

即托里散，又名十宣散。

人参　当归　黄芪各二钱　川芎　防风　桔梗　甘草　白芷
梢　厚朴各一钱。姜制　肉桂一分半　加紫草一钱　红花七分，酒洗，
焙干

上切片，水煎服。如为末，用三五钱，水、酒各半煎更妙。

解肌兼五苓散

此方治气血涌盛，不能通畅发扬者，效。

葛根一钱半　麻黄一钱，去节　黄芩　赤芍药　甘草　升麻各
八分　猪苓　泽泻　赤茯苓　白术各六分　木通一钱　肉桂三分

上切片，水煎，温服。

芎归汤

川芎二钱　当归三钱半

上切片，水煎，温服。

人牙散方见陈氏痘疹

胡荽酒方见陈氏痘疹

败草散方见陈氏痘疹

小柴胡汤

柴胡二钱　黄芩一钱七分　半夏五分　拣参一钱　甘草五分

加生地黄一钱半

切作一服，姜三片，枣一枚，水煎，温服。

消毒散方见陈氏痘疹

绵茧散方见陈氏痘疹

黄芪丸

黄芪　大黄　川芎　甘草　黑牵牛各等分

上为末，面糊丸如麻子大，量见大小服，滚白汤下，以溏
利为度。

菊花洗肝散

干菊花　当归　川芎　羌活　大黄　防风　荆芥　栀子

薄荷　甘草　黄连各等分

上用水煎服。

化斑散

石膏用纸裹煨，炮令透，为末，或用泥瓦烧之，取出火毒　知母去
皮、毛。各等分

上为细末，用热水调一字服之。

生犀散方见眼目门

泻黄散方见眼目门

泻心散方见口疮门

八正散方见诸淋门

泻白散

桑白皮一两，刮去皮，炒　甘草一两，炒　地骨皮一两，洗去

土，焙

上为末，每服一二钱，用水入粳米百粒煎服。

阿胶散

阿胶一两五钱，炒　鼠粘子一钱，炒香　糯米一两　杏仁炒，七个，去皮、尖　马兜铃五钱，焙　甘草炙，一钱

上为末，每服一二钱，水调下。

生地黄丸

干熟地黄八钱半　山茱萸　干山药各四钱　牡丹皮　泽泻白茯苓各三钱

上为末，炼蜜为丸如梧桐大，三岁下一二丸至三丸，温水空心化下。

五疳肥儿丸

和养脾胃，退热，美饮食，服之百病自除，诸病不生，乃痘后调养之圣药也。

白芍药末，五钱　黄芩切片，猪胆汁浸，炒为末，一两　黄连切片，猪胆汁浸，炒为末，一两　地骨皮为末，六钱　山楂肉五钱　白术六钱　青皮一钱，麸炒　甘草三钱，炙　胆星三钱　苍术米泔浸透，为末，四钱　神曲三钱，炒

各制为末，汤浸蒸饼为丸黍米大，青黛为衣，每服三四五分，米汤下，量见大小多少用之。如儿小不会吞，放在清粥内食之。

卷之十

小儿明堂灸经

夫小儿之患，详悉幽玄，默而抱疾，自不能言也，故曰哑科。或胎中受病，或生后伤风，动发无时，寒温各异，证候多端。然治疗之功，药有不能使其全愈，皆凭灸法，然散在诸经，文繁之甚，其说不通，既点穴以差讹，则治病全然纰缪①，安能疗之哉？今按《明堂》之内精选小儿应验七十二穴，并是曾经使用累验神功，大抵穴法与大人无异，但艾炷小如小麦许，特将录于末卷以便活幼耳。

点灸法

凡点灸时，须得身体平直，四肢无令拳缩，坐点无令俯仰，立点无令倾侧。灸时孔穴不正，无益于事，徒烧好肉，虚忍痛楚之苦。有病先灸于上，后灸于下，先灸于少，后灸于多，皆宜审之。

下火法

凡下火点灸，欲令艾炷根下赤辉广三分，若不分，孔穴不中，不合得经络。缘荣卫经脉，气血通流，各有所主，灸穴不中，即火气不能远达，而病未能愈矣。

用火法

古来用火灸病，忌八般木火，切宜避之。八木者，松木火难瘥增病，柏木火伤神多汗，竹木火伤筋目暗，榆木火伤骨失

---

① 纰缪（pī miù 披谬）：错误。

志，桑木火伤肉肉枯，枣木火内伤吐血，柘木火大伤气脉，橘木火伤荣卫经络。有火珠耀日，以艾盛之，遂得火出，此火灸病为良，凡人卒难备矣。次有火照耀日，以引之便得火出，此火亦佳。若遇天色阴暗，遂难得火，今即不如无木火也。灸人不犯诸忌，无去久疴，清油点灯，灯火烧艾茎，点艾是也，兼滋润，灸后至疮愈已安。且无疼痛，用蜡烛艾佳。诸番部落，知此八木火之忌，用镔铁击磖①石得火出，以艾引之，遂乃着灸。

人神所在不宜针灸

一日在大指，二日在外踝，三日在股内，四日在腰间，五日在口舌，六日在两手，七日在内踝，八日在足腕，九日在尻，十日在腰背，十一日在鼻柱，十二日在发际，十三日在牙齿，十四日在胃脘，十五日在遍身，十六日在胸，十七日在气冲，十八日在股内，十九日在足，二十日在内踝，二十一日在小指，二十二日在内踝，二十三日在肝及足，二十四日在手阳明，二十五日在足阳明，二十六日在胸，二十七日在膝，二十八日在阴，二十九日在膝胫，三十日在足跌，此日忌灸。

十二时不宜灸

子时在踝，丑时在头，寅时在耳，卯时在面，午时在胸，未时在腹，申时在心，酉时在背，辰时在项，巳时在乳，戌时在腰，亥时在股。

十二部人神不宜灸

建日在足，禁晡时；除日在眼，禁日入；满日在腹，禁黄

① 磖（lá 拉）：古同"砬"，岩石。

昏；平日在背，禁人定；定日在心，禁夜半；执日在手，禁鸡鸣；破日在手，禁平旦；危日在鼻，禁日出；成日在唇，禁饭时；收日在头，禁日中；开日在耳，禁午时；闭日在目，禁日昳。

每月忌日不宜灸出血

正月丑日，二月未日，三月寅日，四月申日，五月卯日，六月酉日，七月辰日，八月戌日，九月巳日，十月亥日，十一月午日，十二月子日。

新忌旁通不宜灸

	正	二	三	四	五	六	七	八	九	十	十一	十二
月厌	戌	酉	申	未	午	巳	辰	卯	寅	丑	子	亥
月忌	戌	戌	戌	丑	丑	丑	辰	辰	辰	未	未	未
月杀	丑	戌	未	辰	丑	戌	未	辰	丑	戌	未	辰
月刑	巳	子	辰	申	午	丑	寅	酉	未	亥	卯	戌
月害	巳	辰	卯	寅	丑	子	亥	戌	酉	申	未	

四季人神不宜灸

春在左胁，秋在右胁，夏在脐，冬在腰。男忌除日，女忌破日。

贴灸疮法

春取柳飞花如鹅毛者；夏用竹膜；秋用新绵；冬用兔毛，取腹上白细腻者，猫儿腹上者更佳。

正人形第一图

小儿惊痫者，先惊悸啼叫，后乃发也。灸顶上旋毛中三壮及耳后青络脉，炷如小麦大。

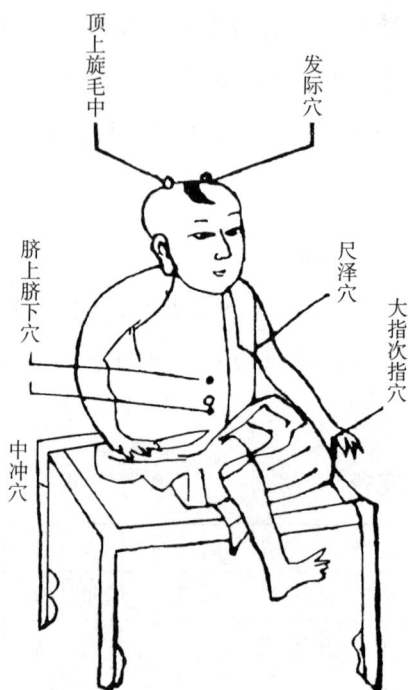

图中标注：

顶上旋毛中

发际穴

脐上脐下穴

尺泽穴

大指次指穴

中冲穴

小儿风痫者，先屈手指如数物乃发也。灸鼻柱上发际宛宛中三壮，炷如麦大。

小儿慢惊风，灸尺泽各一壮，在肘下横纹约上动脉中，炷如小麦大。

小儿二三岁，忽发两眼大小皆俱赤，灸手大指次指间后一寸五分陷者，各三壮，炷如小麦大。

小儿囟门不合，灸脐上、脐下各五分二穴，各三壮。灸疮未发，囟门先合，炷如小麦大。

小儿夜啼者，上灯啼，鸡鸣止者，灸中指甲后一分中冲一壮，炷如小麦大。

正人形第二图

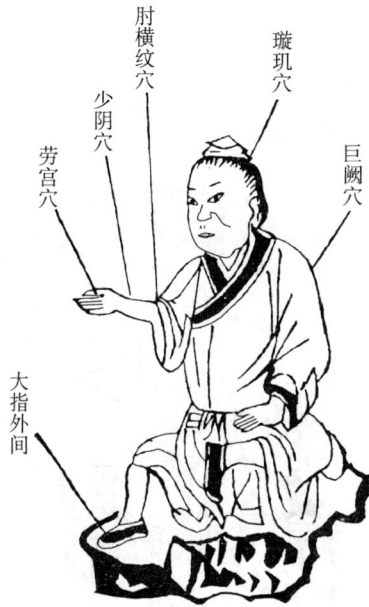

肘横纹穴　璇玑穴

少阴穴

劳宫穴　巨阙穴

大指外间

小儿喉中鸣，咽乳不利，灸璇玑一穴三壮，在天突下一寸陷者中，炷如小麦大。

痫病者，小儿恶疾也。呼吸之间，不及求师，致困者不少。诸云：国无良医，枉死者半。

小儿诸痫病，如口秽吐沫，灸巨阙穴三壮，在鸠下一寸陷者中，炷如小麦大。

小儿睡中惊，不合眼目，灸屈肘后横纹中三分各一壮。

小儿口有疮蚀，齿臭，秽气冲人，灸劳宫二穴，各一壮。取法：在手掌中心，以名指屈指头尽处是穴。

小儿鸡痫，善惊及掣目摇，灸手少阴三壮。取法：在掌后去腕半寸陷中是穴。

小儿久痉不愈，灸足大指次指外间痛中各一壮，名内庭穴也。

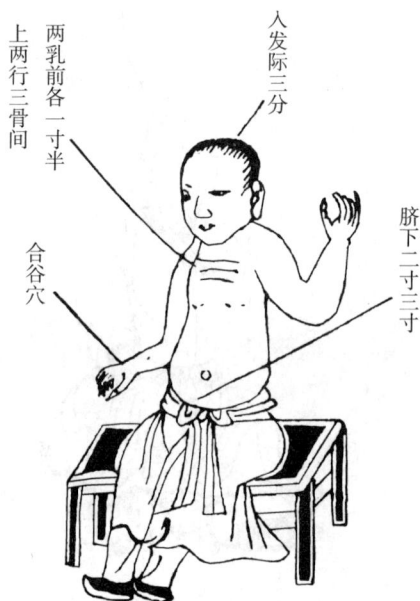

小儿身强，角弓反张，灸鼻上入发际三分三壮，次灸大椎下节间三壮。

小儿龟胸，缘肺热胀满，攻胸膈所生。又缘乳母食面热物五腥，转更胸起高也。灸两乳前各一寸半，上两行三骨罅①间六处各三壮。春夏从下灸上，秋冬从上灸下，若不依此法灸之，十无一愈也。

小儿疳眼，灸合谷②二穴各一壮。取法：在手大指次指两骨间陷中是穴。

小儿秋深冷痢不止，灸脐下二三寸间动脉中是穴，各灸

---

① 罅（xià 下）：缝隙。
② 合谷：原作"合骨"，据文义改。

三壮。

正人形第四图

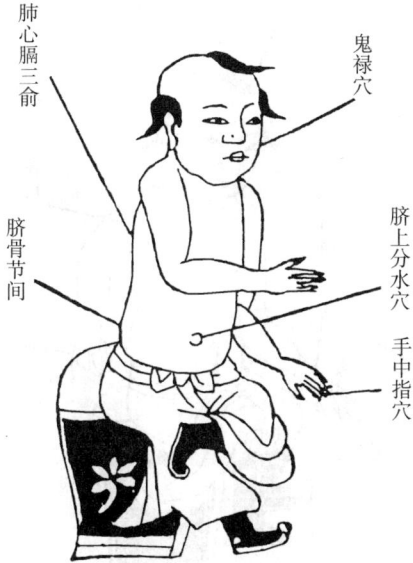

肺心膈三俞

鬼禄穴

脐骨节间

脐上分水穴　手中指穴

小儿惊痫，灸鬼禄一穴三壮。取法：在上唇内中央弦上是穴。

小儿水气肿及腹大，灸分水一穴三壮。取法：在脐上一寸是穴。

小儿热毒风盛，眼睛疼痛，灸手中指本节后头三壮，名拳尖也。

小儿龟背上，生时被风拍着脊骨，风达于髓也所致，若是灸肺俞、心俞、膈俞各三壮。取法：肺俞在三椎下两旁各开一寸半，心俞在五椎下两旁各开一寸半，膈俞在七椎下两旁各开一寸半是穴。

小儿脐肿，灸腰对脐骨节间三壮。

正人形第五图

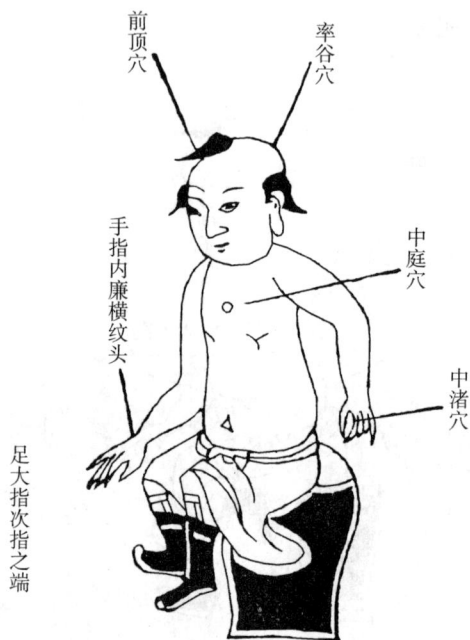

小儿急惊风，灸前顶一穴三壮。取法：在百会前一寸。若不愈，灸两眉头及鼻下人中一穴。

小儿诸般风痫，医治不瘥，灸耳上入发际一寸五分，嚼而取之，名率谷也。

小儿呕吐乳汁，灸中庭一穴一壮。取法：在膻中①穴下一寸陷中是穴。

小儿目涩怕明，状如青盲，灸中渚二穴各一壮。取在手小指次指大节后陷中是穴。

小儿雀目，夜不见物，灸手大指甲后一寸内廉横纹头白肉各一壮。

---

① 膻中：原作"亶中"，据文义改。

小儿睡中惊掣，灸足大指、次指端去爪甲如韭叶许各一壮。

正人形第六图

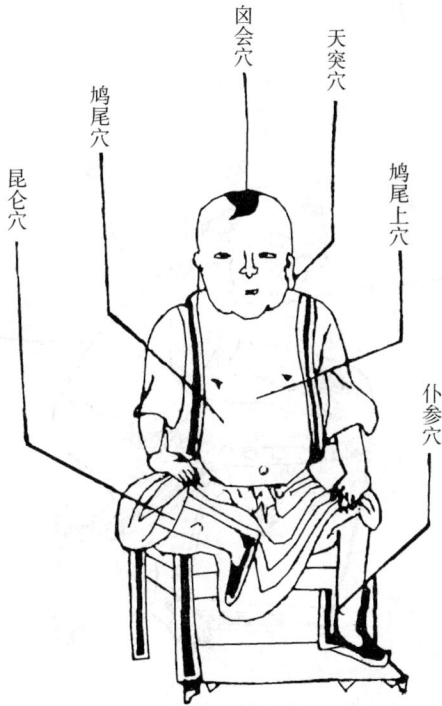

小儿多疳者，是脑门被风拍着及肺寒也，灸囟会一穴二壮。取法：在上星上一寸直鼻是穴。

小儿急喉痹哮吼，灸天突一穴一壮。取法：在结喉下三寸陷中是穴。

小儿食痫者，先寒热洒淅乃发也，灸鸠尾穴上五分三壮。

小儿牛痫，目视直，腹胀乃发也，灸鸠尾一穴三壮。取法：在胸蔽骨下五分陷中是穴。

小儿马痫，张口摇头，身折反，马鸣也，灸仆参穴各三壮。取法：在足跟骨下白肉际陷中，拱足取之是穴。

小儿阴肿，灸内昆仑二穴各三壮。取法在内踝后五分筋骨间陷中是穴。

背人形第一图

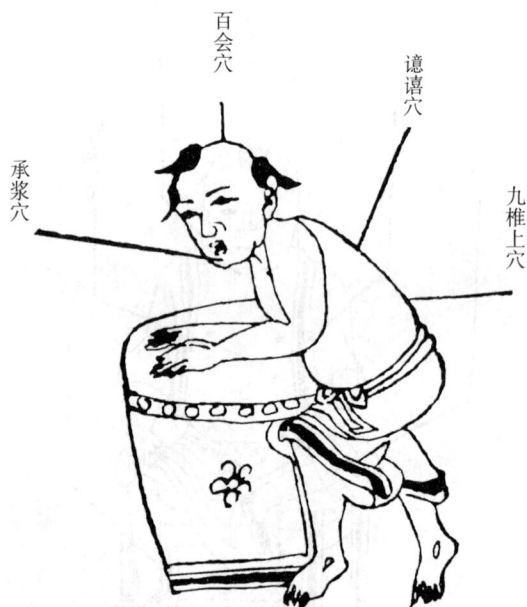

小儿脱肛泻血，每厕脏腑撮痛不可忍者，灸百会一穴三壮。取法：在头中心陷者是穴。

小儿初生三四日，七日内嚓不吮奶多啼者，是客风中于脐，循流至心脾二经，遂使舌强唇胫痞嗍奶，得斯疾所施方药，不有十全尔，大抵以去风无过，灸承浆一穴，取法在唇棱下宛宛中是穴；次灸颊车二穴各七壮，在耳下曲颊骨后是穴。

小儿食时头痛，及五心热者，灸谚喜二穴各一壮。取法：在第六椎下两旁各开三寸宛宛是穴。

小儿三五岁，两眼每至春秋忽生白翳，遮瞳子，疼痛不可忍者，灸九椎上一壮。

背人形第二图

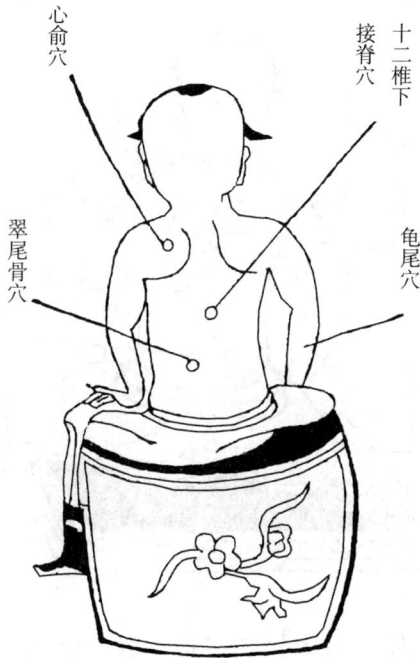

小儿五六岁不语者，心气不足，舌本无力，发转难，灸心俞二穴各三壮。取法在五椎下两旁各开一寸半陷中是穴。

小儿下痢赤白，秋末脱肛，每厕肛痛不可忍者，灸接脊一穴。取法：在十二椎下节间是穴。

小儿疳痢脱肛，体瘦渴饮，形容憔悴，诸般医治不瘥者，灸翠尾骨上三寸骨陷间三壮。岐伯云：兼三伏内，用桃柳枝水浴孩子，午正时当日灸之，后用清帛拭，兼有似见疳虫子随汗出也，此法神效不可量。

小儿脱肛泻血，秋深不较，灸龟尾穴一壮。取法：在脊端穷骨也。

背人形第三图

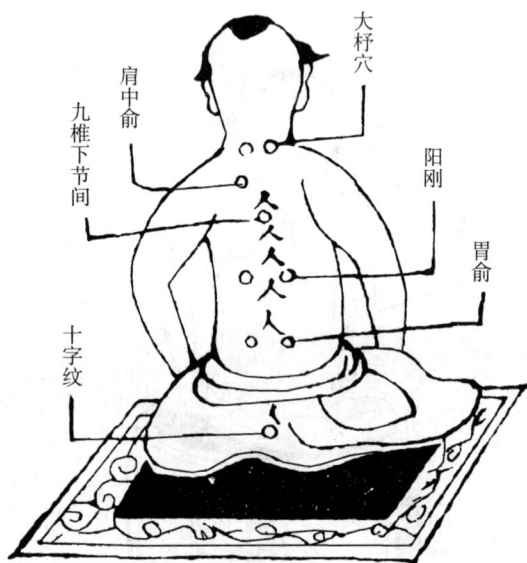

小儿斑疮入眼，灸大杼二穴各一壮。取法：在项后第一椎下两旁各开一寸半陷中是穴。

小儿奶癖，目不明者，灸肩中俞二穴各一壮。取法：在肩内廉去脊二寸陷中是穴。

小儿羊痫，目瞪吐血，羊鸣也，灸第九椎下节间三五壮。

小儿饮水不歇，面目黄者，灸阳刚二穴各一壮。取法：在十四椎下两旁各一寸陷中是穴。

小儿胎产疝卵偏肿者，灸囊后缝十字纹上三壮。春灸夏较，夏灸秋较，秋灸冬较，冬灸春较。

小儿羸瘦，饮食少进，不生肌肉，灸胃俞二穴各一壮。取法：在十二椎下两旁各一寸半陷中是穴。

附灸法图

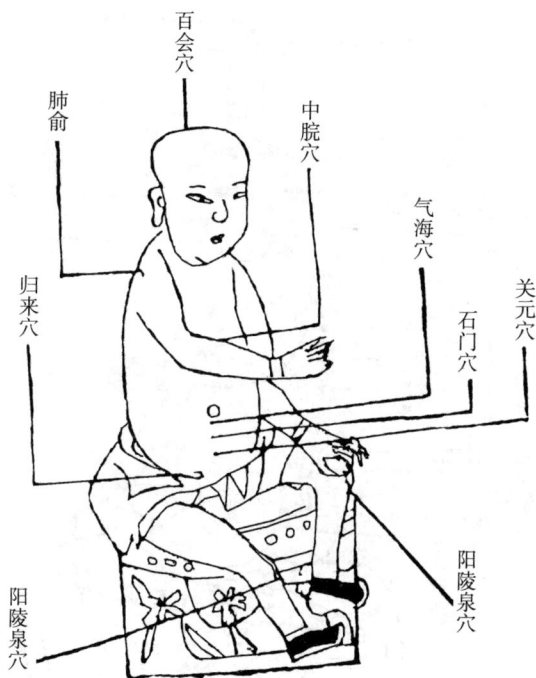

百会穴
肺俞
中脘穴
气海穴
归来穴
石门穴
关元穴
阳陵泉穴
阳陵泉穴

小儿疟疾，灸大椎、百会，各随年壮，然百会在发际五寸。

小儿咳嗽久不瘥，灸肺俞五壮，在第三椎下两旁各一寸半。

小儿小便淋沥，灸法：炒盐不拘多少，热，填满病人脐内，是神关穴也，用小麦大艾炷灸七燋，良验。或灸三阴交穴。

小儿伤寒阴毒，灸气海穴，在脐下一寸五分，石门穴，在脐下二寸，关元穴，在脐下三寸，以上三穴治阴厥，脉微欲绝，囊缩遗尿，腹痛腹满，肠鸣皆效。阳陵泉二穴，在膝下一寸。易老曰：烦满囊缩者，宜灸此穴。凡脉微弦小腹痛，厥阴也，宜灸归来、关元各艾炷。凡脉沉脐腹痛，少阴也，宜灸中脘五七壮。

督脉之图

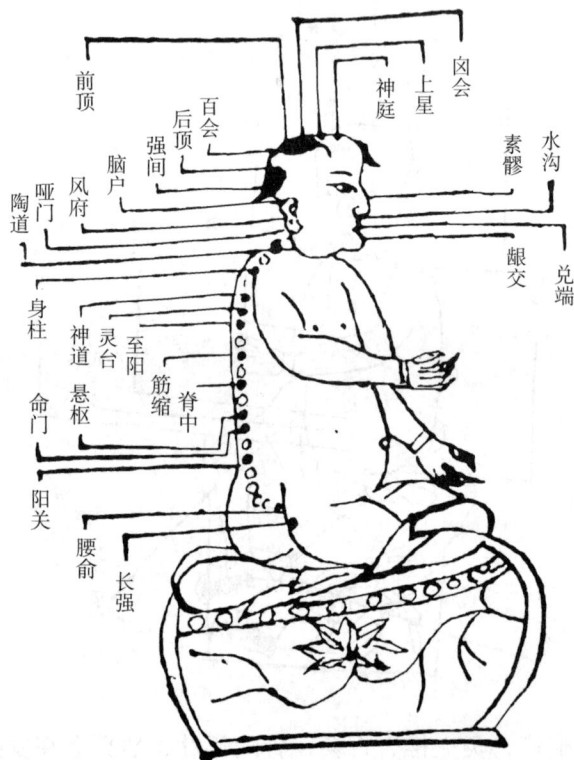

督脉凡二十七穴

督之为言，都也，行背部之中行，为阳脉之都纲，奇经八脉之一也。

督脉者，起于下极之腧。下极之腧，两阴之间，屏翳处也。屏翳，两筋间为篡，篡内深处为下极，督脉之所始也。并于脊里，上至风府，入脑上颠，循额至鼻柱，属阳脉之海也。

脊之为骨，凡二十一椎，通顶骨三椎，共二十四椎。自屏翳而起，历长强穴并脊里而上行，循腰俞、阳关、命门、悬枢、脊中、筋缩、至阳、灵台、神道、身柱，过风门，循陶道、大椎、哑门，至风府入脑，循脑户、强间、后顶上颠，至百会、前顶、囟会、上星、神庭，循额至鼻柱，经素髎、水沟、兑端，至龈交而终焉。云阳脉之海者，以人之脉络，周流于诸阳之分，譬犹水也，而督脉则为之督纲，故曰阳脉之海。屏翳：见任脉。任脉别络，挟督脉、冲脉之会。长强：在脊骶端。腰俞：在第二十一椎节下间。阳关：在第十六椎节下间。命门：在第十四椎节下间。悬枢：在第十三椎节下间。脊中：在第十一椎节下间。筋缩：在第九椎节下间。至阳：在第七椎节下间。灵台：在第六椎节下间。神道：在第五椎节下间。身柱：在第三椎节下间。风门：见足太阳，乃督脉足太阳之会。陶道：在大椎节下间陷中。自阳关至此诸穴并枢取之。大椎：在第一椎上陷中。哑门：在风府后，入发际五分。风府：在项入发际一寸。脑户：在枕骨上，强间后一寸五分。强间：在后顶后一寸五分。后顶：在百会后一寸五分。百会：一名三阳五会，在前顶后一寸五分，顶中央旋毛中，直两耳尖，可容豆。前顶：在囟会后一寸五分陷中。囟会：再在上星后一寸陷中。上星：在神庭后入发际一寸陷中，容豆。神庭：直鼻上入发际五分。素髎：在鼻柱上端。水沟：在鼻柱下人中。兑端：在唇上端。龈交：在唇内龈上龈缝中。

任脉之图

任脉凡二十四穴

任之为言，妊也。行腹部中行，为夫人生养之本，奇经之一脉也。

任脉者，起于中极之下，以上毛际，循腹里，上关元，至喉咙，属阴脉之海也。任与督一源而二歧，督则由会阴而行背，任则由会阴而行腹。夫人身之有任督，犹天地之有子午也。人

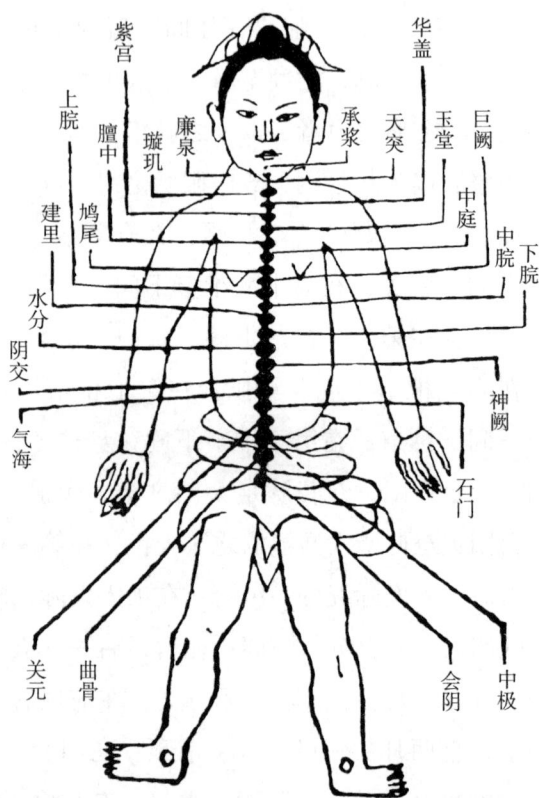

身之任督以腹背言，天地之子午以南北言，可以分可以合者也，分之于以见阴阳之不杂，合之于以见浑沦之无间，一而二，二而一者也。任脉起于中极之下，会阴之分由也，是循曲骨上毛际，至中极行腹里，上循关元、石门、气海、阴交、神阙、水分、下脘、建里、中脘、上脘、巨阙、鸠尾、中庭、膻中、玉堂、紫宫、华盖、璇玑、天突、廉泉，上颐，循承浆，环唇上，至龈交分行，系两目下之中央，会承泣而终也。云阴脉之海者，亦以人之脉络周流于诸阴之分，譬犹水也。而任脉则为之总任焉，故曰阴脉之海。会阴：一名屏翳，在两阴间。曲骨：在横骨上，毛际陷中，动脉应手。中极：在关元下一寸。关元：在脐下三寸。石门：在脐下二寸。气海：在脐下一寸五分。阴交：在脐下一寸。神阙；当脐中。水分：在下脘下一寸上脐一寸。下脘：在建里下一寸。建里：在中脘下一寸。中脘：在上脘下一寸。

《灵枢经》云：骨骺即歧骨也以下至天枢天枢，足阳明经穴，挟脐二寸，盖与脐平直也长八寸，而中脘居中是也。然人胃有大小，亦不可拘以身寸，但自骨骺至脐中，以八寸为度，各依部分取之。上脘：在巨阙下一寸，当一寸五分，去骨三寸。巨阙：在鸠尾下一寸。鸠尾：在蔽骨之端，言其骨垂下如鸠形，故以为名。臆前：蔽骨下五分也，人无蔽骨者，从歧骨际下行一寸。中庭：在膻中下一寸六分。膻中：在玉堂下一寸六分两孔间。玉堂：在紫宫下一寸六分。紫宫：在华盖下一寸六分。华盖：在璇玑下二寸《资生经》云一寸。璇玑：在天突下一寸陷中。天突：在颈结喉下一寸宛宛中。廉泉：在颈下结喉上舌本，阴维任脉之会，仰而取之。承浆：在唇下陷中，任脉、足阳明之会。龈交：见督脉，任督二脉之会。承泣：见足阳明，跷脉、任脉、足阳明之会也。

论手足三阴三阳

手太阴肺之经从大拇指起少商而通列缺。

手阳明大肠之经从次指起商阳而通合谷。

手厥阴心包之络从中指起中冲而通内关。

手少阳三焦之经无名指起关冲而通外关。

手少阳心之经从小指内端少冲而通神门。

手少阳小肠之经小指外侧起少泽而通后溪。

足太阴脾之经大拇指内端隐白而通公孙。

足厥阴肝之经大拇指外端大敦而行而通公孙。

足阳明胃之经二指起厉兑、内庭穴而通三里。

足少阴肾之经足掌心涌泉而通照海至阴跷络。

足少阳胆之经四指端起窍阴通临泣、丘墟、阳陵穴。

足太阳膀胱经小指外侧至阴通申脉、承山之穴。其伤寒并针灸，先明手足三阴三阳，知五脏之症。

八卦成人图

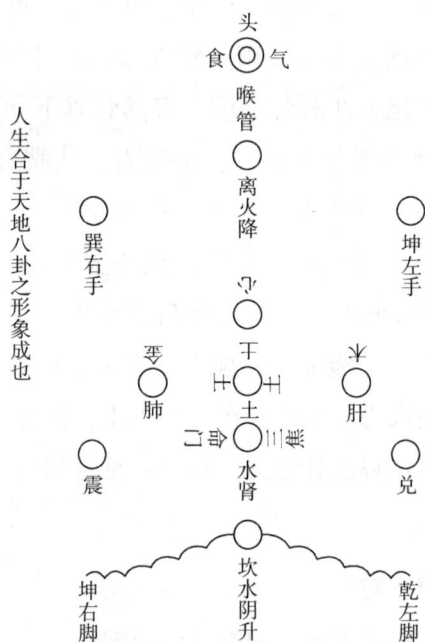

秘传看惊掐筋口授手法论

人禀天地造化之气，阴阳顺行则精神清爽，阴阳逆行则杂病乱生。盖由冷热不调，阴阳失序，乍寒乍热，颠倒昏沉，故孩儿失其调理作炒，使父母偏僻之见，疑神疑鬼，幸我师传秘诀，言人之手足与树枝梢根一同其发生，衰旺荣枯，俱是阴阳节度而无差殊，却向男女儿推上三关为热为补，推下六腑为凉为泻，任是昏沉霍乱，口眼㖞斜，手足掣跳，一应杂证，俱有口诀存焉。先须推擦，然后用灯火按穴而行，无不随手而应，随手而灵，随手而苏，万无一失也。

穴道诀

如被水惊，板门太冷；如被风惊，板门大热；如被惊吓，又热又跳。先扯五指，要辨冷热，如泻黄尿热，泻青尿冷。

手穴经络图

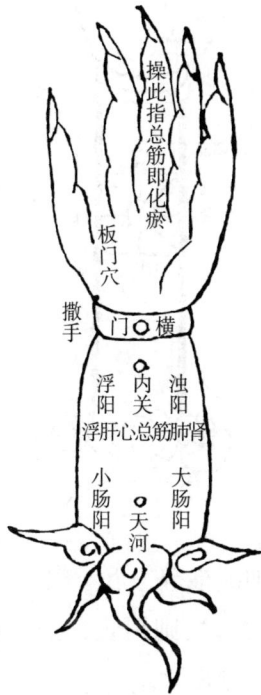

家传秘诀

如女子以内下为三关，上为六腑；男子以外上为三关，下为六腑。如横刮至中指节掐之主吐，手背刮至中指头为主泻，板门推下横掐吐法。横门推上板门掐泻法，如欲泻之时，手板门横对掐之即泻。天门入虎口揉之，鹰爪惊掐之不止，将大指往下掐，掐手大指节。

　　推上三关退寒，加暖退拂三五十次，男依此例，女反此也。

男左女右图

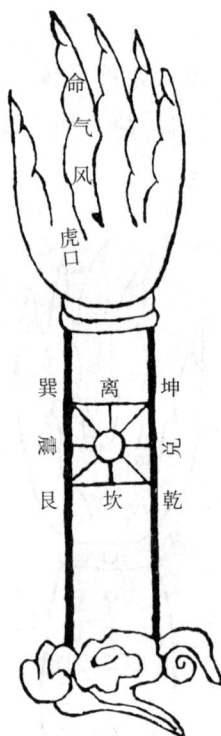

　　推下六腑退热，加凉推拂三五十次。

　　中指头第一节内纹搵之则泻止，掐三次就揉之。阳溪穴柱下推拂治男儿，治女子则反之。

　　腕骨穴柱下推拂治男儿，治女子则反之。

　　大陵穴后五分为总心穴，治天吊惊。柱下掐抠治看地惊，往上掐抠治女子一同。

　　板门穴往外推之退热，一除百病；往内推之治四肢掣跳。医人用手大拇指名曰龙入虎口；用手捻小儿手小指，名曰苍龙摆尾。

穴道脚面图

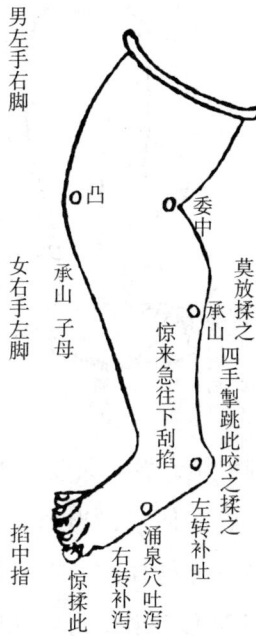

家传秘诀

如男子左手右脚，女子右手左脚。小儿望前扑，委中穴掐之；小儿望后跌，前承山子母穴掐。热急气喘，承山上推下掐之。四手掣跳，脚后跟咬之揉之。吐泻在涌泉穴左右转，左转补吐，右转补泻。惊，揉大脚指，掐中指脚爪少许。

男左女右图

大敦穴，小儿鹰爪惊，本穴掐之就揉。

解溪穴，治小儿内吊，惊往后仰，本穴掐之就揉。

中廉穴，治小儿惊，未急，掐之就揉。

涌泉穴，治小儿吐泻，本穴掐左转揉之，男儿吐即止。右转揉之泻即止，左转吐，右转泻。女儿则反之。

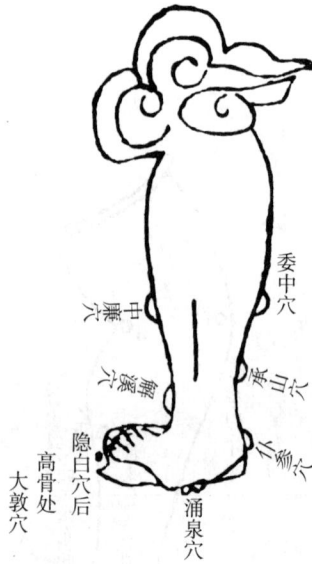

委中穴
昆仑穴
中渎穴
承山穴
解溪穴
仆参穴
隐白穴后
高骨处
大敦穴
涌泉穴

仆参穴，治小儿脚挈跳，着人只咬，本穴就揉。

凡看惊掐筋之法，看在何穴，当令先将主病症之穴，起手掐三遍，然后诸穴俱做三遍就揉之，每日掐三次或四次，其病即退。此手足穴法，其秘传口诀，予今得之，秘诀注解于书，后来有同道者，与众共耳。

总穴图

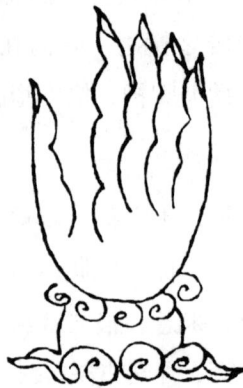

浮阳心总阴肾

口诀：

乃男左女右，手分六阴六阳，外呼内应，以通五脏六腑之气，次第分别，此为家传之心法也。

第一赤筋者，乃浮阳属火，以应心与小肠，主霍乱，外通赤筋，反则燥热，却向乾位，掐之则阳火自然即散也。

第二青筋者，乃阴属木，以应肝与胆，主温和，外通两目，反则赤涩，决生多泪，却向坎位，掐之则目自明也。

第三总筋者，位居中属土，总五行以应脾与胃，主温暖，外通四大板门，四肢舒畅也。

第四赤淡黄筋者，居中分界火土，无备以应三焦，主半寒半热，外通四大板门，周流一身，反则壅塞之证，却向中掐之，则下元气通，除其闭塞之患耳。

第五白筋者，乃属阴属金，以应肺与大肠，主微凉，外通两鼻窍，反则胸膈胀满，脑昏生痰气，却在界后掐之妙也。

第六黑筋者，乃重浊纯阴，属水，以应肾与膀胱，主冷气，外通两耳，反则尪羸昏沉，却在坎位，掐之妙也。

辨证诀法

天吊筋者，眼翻不下，手掣者是也。将手青筋掐之，又总心筋者掐之，或脐上下用灯灭提之。

眼翻望天，手往下束，天吊筋。眼翻望天，将耳两珠掐之。又总心穴往下掐抠之效。

头后仰却望后伸手，往后称灯火。囟门四燋，两眉二燋。可用两伞一把撑开，将鹅一只吊在伞下，扎住嘴取涎水，与小儿吃之便好。

内吊筋者，其心不下，乃是内吊也。

用竹沥，小儿吞下。可用黄蜡二钱，细茶二钱，飞盐二钱，擂烂为末，皂角末五分，酒醋各小半钟，放锅内。将茶同蜡，化开成饼，贴心窝内妙，待一时去药。

马蹄筋者，四肢乱舞是也。将天心穴掐之，后用心筋总穴掐之妙。

慢筋惊者，人事不省者是也。慢惊不省人事，亦总筋心穴掐之。若不省，鼻或大小手青筋上掐之，其气不进不出，乃浮筋之说也。再用灯心于两掌心肩膊上各一燋，喉下一燋便好。心间迷闷，掐眉心、两太阳，演用粉热油推之手心足心四燋，心上下三燋，妙也。

急筋一惊者，一惊就死是也。阴阳两手筋掐之妙也，用灯火断鼻梁下、眉心、演青筋鞋带，以生姜热油擦之即全生也。

蛇丝筋者，口含母乳者是也。喷一口青烟掐之，小便不喷，头上隔衣轻轻掐之，将蛇血左手缠肚上，青筋气急便是，用灯火胸前六燋便安。

鹰爪惊者，两手乱抓，捻拳不开，手足爪往下来，口往上来便是。手足二弯掐之妙也，用灯火顶心一燋，两手心各一燋，心演内推，两太阳、眉心、脚掌却断，可用水粉敷脐一转，父母不与人言便好，大指左右掐之。

迷魂惊，不知东西南北四向者是。天心、人中穴、眉心各掐之，然后断心演、总筋、鞋带穴各一燋便安。

撒手惊，两手一撒一死者是。将两手相合横纹侧掐之。若不醒，手大拇指头一节掐之。上下气闭，人中穴掐之。鼻气不进不出，吼气寒热，承山一穴掐之即苏。若泻，随证治之。先承山二穴，推眉心，后用灯心火断总筋，手上背上各二燋，断之便安。

担手惊者，双手蹴往后一担而死，太阴太阳掐之甚妙。

月家惊，将中指内头一节掐之，劳宫穴掐之，板门穴掐之。若不效，青筋缝上下七燋，背上二燋效也，即百劳穴。

肚痛筋者，肚痛，半月便发，肚腹气急，肚脐眼中烧一壮即愈。如不愈，四燋便安。

孩儿惊者，筋手足缩住，先笑后哭，眼光筋红白难救，有紫黄者不妨。将太阴太阳穴掐之，用黄麻一束，烧灰吹鼻中；若不醒，中指指头掐之妙也。

小儿脐风惊者，将太阳太阴掐之。太阳日起而红，添醋一钟，韶粉炼之，红脉各处治之。太阳日起而红，将龟尾骨一燋，天心一燋；若是吐，横门掐之；若泻，中指穴掐之妙。初一日太阴，初二日太阳，余仿此。用黄麻烧灰，吹入鼻内，中指头一节内掐之即苏。

挽弓筋者，手往后乱舞者是也。将内关穴中界掐之，脚往后伸便是。脚弯脐上下四燋，青筋缝上七燋，喉下三燋便好。内关去横门二寸中间。

看地惊，两眼看地不起者是。将皂角一夹，烧灰为末，入童子小便及括屎柴篦等件用火炉烘干，将小儿囟门用药贴之即苏。眼光两眉义，总心穴中指掐之效也。

老鸦筋，大叫一声就死者是也。或手上下用撒麻筋胁下缠住，四心灯火断之，用老鸦、蒜晒干、车前草共为末，酒水调在童子心窝贴之。灯心麦门四燋，双手肩膊四燋，两手心、脚蹲、眉心、心演、鼻心各一燋，若醒气急，背总筋一燋，即百劳穴掐之亦好。吐乳将孩童四肢心揉之为妙。四心即手足中心为四心。

治筋惊或软或硬不开言者是，向拇指爪甲处节上掐之。又四指头掐之，或不醒，用灯火肚脐上下四燋，若醒不开口，用母乳将乳后心窝揉之为妙。若肚青筋，夜啼沉重朝轻是也，青筋缝七燋，喉下三燋便好。

乌纱筋者，遍身乌者是。急往下推，将黄土一碗，使白捣烂为末，添醋一钟，锅内炒过，将手袄包土，将黄土遍身推擦，从头引乌纱处，又引下足，用针刺破为妙。用灯火四心断之亦好，主肚泻上起青筋，用灯火青筋缝上七燋。

鲫鱼筋，口撮出白沫者是。掐手足四肢，用灯火各四燋，口嘴上下四燋，鲫鱼烧灰为末，调酒小儿吞下，掐小儿周身，捞鱼网温水洗，鱼腥水与儿吞下，五七日便好。

膨胀筋或肚胀，用灯火青筋弯上四燋，若泻，龟尾骨上一燋，若吐，心窝上下四燋，脚软，鬼眼一燋，手软倒蹭，后手拐节弯上一燋，头软，天心一燋，肚脐上下一燋，若不开口，心口一燋，妙也。一法下处若不烧，掐之妙。

水筋，眼翻白睛，眼角起黄丹者是。将韶粉、飞盐清油煎干，用五心揉之眼角天心穴，太阴太阳掐抠之三五次即愈。

治小儿诸惊秘传口诀看诸筋之法

五脏六腑之气，男左女右分阴阳，外呼内应以通五脏六腑之气，次第分前后，此是口传心法。青白筋直上印堂者，此筋易救，针行左右两眉内，属坎离二卦，此病难救。又看筋法，若青白紫筋上无名指三关者难治，上中指三关者易治。

诗曰：

动地惊天火海倾，万中无一得传真，

回生起死翻身易，三刀蓬莱让我尊。

入门看法秘诀

凡进门看男左女右指节，可掐手足中指节，舌出者死，吸而痛者生。生者将中指望下刊正。如又昏闷者，将足后跟咬之即醒。

进门小儿昏者，掐之中指，先热后寒阴干阳，先寒后热阳干阴。凡儿鼻尖筋白，或五六筋黑，究之如下黑上白者，难治。

正月阳，二月阴，余皆仿此，至十二月止。春筋要白要红，正月要紫，二月要红，但本月犯黑白者不妙。

杂症诀法

小儿若作寒热，眼赤气急属肺经，掐总筋，揉大小中三指妙也。

小儿口干不止，反背，阴阳筋骨掐之妙矣。

小儿眉烂头疮，小麦麸炒至黑色，为末，酒调敷之。

小儿乳疮多生于耳后，令母嚼白米或糕，涂之。

小儿夜啼哭，用灯心烧灰，在乳上与儿口服之为妙。

小儿脐风撮口，用僵蚕，蜜调入口唇内即愈。

小儿脐肿，先用荆芥汤，葱一根火上灸过，地上去火毒，刮薄搭上即消。

消肿方

飞盐一酒钟，皂角一片，焙干为末，要黄土一钟，同添醋炒，用手袱包，倒合掌心，掐大指节即消。

补要小儿痘疹方论别集

博爱心鉴痘疹方论

浙东萧山桂岩魏直著，门人新安俞鉴、休宁黄珏同校正

气血交会图

痘毒中于有生之初，虽无形臭，畜之既久，必假气血而发而解。若非气血形容、毒之深浅，焉得而窥其阃奥①乎？盖痘之理，出于太极隐微之妙，非天地至仁之心不能斡旋，此造化之大功也。予因深契②嘿③察，画为图式，虽未足以尽其万一，而亦少备有志于王道者究焉。

始形图

○

血载毒犯阳纯阴之象　　血初定位　　阴始交阳

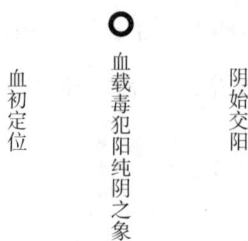

初出一点血，纯阴之象也。血初载毒犯阳，循窍而出，未受阳制故也。吉凶悔吝于此而生焉。

---

① 阃奥（kǔn ào 捆奥）：内室，此喻高深奥妙的道理。
② 深契：深厚的交情。
③ 嘿（mò 末）：同"默"。

交会图

气满微阴渐亏之象　阳中之阴

气至微阳始形之象　阴中之阳

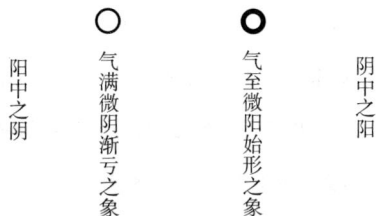

　　二变微阳之象也，乃阳始制阴，血盛之势未降故也。由是气血交会之机，于此而出焉。

　　三变微阴之象也，乃阴受阳制，气盛之势独尊故也。由是气血尊卑之道正，则邪毒自降。一有不得而凶咎于此定矣。

成功图

乾坤道济　纯阳毒化　气血功收

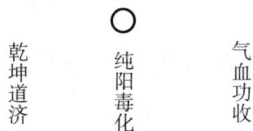

　　功成毒化，纯阴之象也，乃气制血毒两降之故。由是生灵保合，斯太极弥纶之道昭矣。

气血交会图说

　　夫人身一太极耳。盖气血传变、阴阳交会之理，无非一太极中来也。故曰：人生与天地一般大，且人身所受之火毒，中于有形之先，发于有生之后。曰：痘者以其形而名之也，发必假气血而后解。予尝究其气血形色之象，宜乎有太极之道存焉，故痘之发也，有则形于中者曰气，周于外者曰血，中白处曰气，外黑处曰血，以一而为例，则百千皆类。即阴阳动静互为其根之理，阳动阴静、阴动阳静之义，此举太极之理以正痘之形象也。一皆气血交会，制化其毒而形之也。非气之尊血之附则不成其形也。阴始交阳，初出一点，血气未至，阴虽交阳，未得会之象也。血能载毒犯上，谓荣血犯卫气，其体立也。阳始会阴，气会血也。气能定位制下，谓气制血毒也。其用行也，是以阳刚于上，气居中而制血，阴柔于下，血围外而附气，各能顺其性也。而健顺之理得矣。总结上文之意，言阴阳性情守而不失，各得其正也。二变而为阴中之阳，阴血盛而阳气初长。血附于外，体气之道致，言血性柔而附气，则不失于顺之义。三变而为阳中之阴，阳气盈而阴血渐亏。气尊于内，成血之功效，言气性刚而拘，血化毒则不失于健之义。气和血就。此极言气血交会之道得其正。万殊皆贯同乎一春，举一而言则物物皆太极，物物皆阴阳也。阳施阴化，非阳则不能以发其毒，非阴则不能以化其毒，血收气足，毒既发于外，与人身之气血无干矣。痘始成形，痘之发千态万状，总归于豆之形色，斯为气血交会制毒之妙，如逆其形色，天命莫不由此而终焉。而火毒斯解，厥功成焉，足以见阴阳交会制毒得其全道矣。斯毒也虽则巨细稀密之有殊，而百千形状皆类乎一性也，痘之性能，圆如火之炎上，水之润下，万殊一本之义，此言天地自然之理也。惟其变态不一情也。毒出陷塌紫褐黑白之形不类乎豆者，此皆阴阳气血亏盈之使然也。性出于天地，情出于阴阳，情可化也，性岂人力为哉？此申言毒受之理，虽周流四体百脉，关合有准，立有乖离，实气血之所为，人可得而修为，如理有偏倚而欲斡旋，虽圣人莫能焉。然阴阳者，气血之司命也。交会克胜之理有违，毒势反盛，曷可解耶。拟治若阴始交阳之际，阳交阴会之初，忧虞之象未可加治，恐其药性紊乱。气血交会之机，若气始定位，血初归附，吉凶得失由此生焉，苟失其正，则宜治矣。不然恐其气血亏弱，毒必内攻。业是者，当加调燮①，气尊血附，乾坤道济，足以见阴阳治化，收其全功矣。窃观造化生生，非太极中求之，世可得而知此，诚百世不易之定法也与。

---

① 燮（xiè 泻）：谐和，调和。

气血亏盈图

天道亏盈，地道变盈，此自然之理也，人之气血亦然。故惟痘之为证，不可使气血之有亏盈也。盖气体天而常亲乎上，血体地而常亲乎下，气有生血之功，血无益气之理。是故气不可亏，亏则阳会不及，而痘之圆晕之形不成；血不可盈，盈则阴乘阳位，而痘之倒陷之祸立至。如此者则交会不足，外剥内攻之大患，不复有可拯矣，此虽岐黄尚何益之有哉。予故立亏盈图以明其治道，当以急务为先，必须益气之亏，引血而入，血入气盈，盈则能制血之有余，庶可以保合天和。告诸学者，使知气血之不可庸治，而谨之以隆斯道焉。

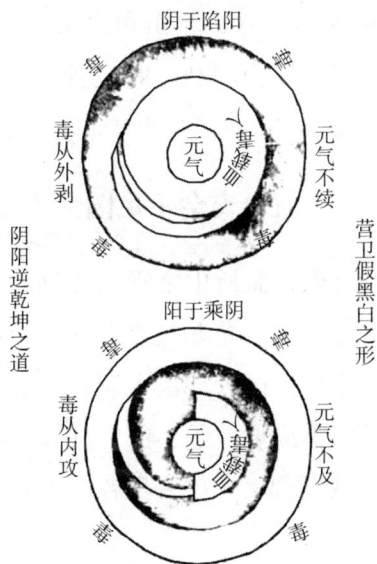

阴于陷阳

毒从外剥　元气不续

元气

营卫假黑白之形

阴阳逆乾坤之道

阳于乘阴

毒从内攻　元气不及

元气

毒　毒

气血亏盈图说

气血者，二五之精也，始于有形，付受之先，以至于有生长养之后，五内百骸周流不息，如日月之经天，潮汐之运海，同此枢机运行无停而不少缓也。故人之真元借此而滋培，一有碍而不及则诸证生焉。信乎痘毒，中乎阴阳之偏气，气血自得阴阳之正理，二者虽混于一途，同其原而不同其道，同其情而不同其性，情性善恶，各有攸分，故不得不出。人之生灵亦非气血之能，又乌足以保全哉？且气血之有亏盈，果何能如是耶？夫血载毒奔流诸脉，上犯气位，是阴乘阳也，阴血盈则阳气亏，亏则交会不及而陷于阴也，且阴有乘阳之能而无陷阳之理，故气愈亏而血愈盈矣。何则气血自咎，各失其政，则无以当其毒势，诚所谓剥床以肤①是也，譬诸君子小人之不相得，犹水炭之不可同器而处。虽则圣人大化行于天下，亦无如之绮也已。是故亏盈之理不可不明，非扶阳抑阴之能，岂足以捍其大患哉？然治气血之要，犹大禹治水，相山川之形势，度土地之高深，一鑿一沟，地平天成，斯为顺利。业是者，虽小道亦有可观者焉，务须深究其者而行之，庶可以全中和之道，孰曰不能。

气血交会不足图

夫一身之气血有限，慨所中之毒火无涯，以有限而欲济无涯，则人之微命其能保乎？苟非气之制血，血必泛滥不附，毒斯下陷内攻之患立至矣，虽天地圣人至仁之心不能以大造化而斡旋之况，其下者可不谨耶？予尝深究其旨，必当加治于始陷之先为要，开明图式，俾②其知乎我者，用心于补益助气，拘血成浆，则何陷之有哉？

血痘者，气不至，元气损也，五日前则血载毒入泡，滞脏

---

① 剥床以肤：剥，六十四卦之一，指伤害；床，卧具。以肤，损害到肌肤。形容迫切的灾害或深切的痛苦。

② 俾（bǐ笔）：使。

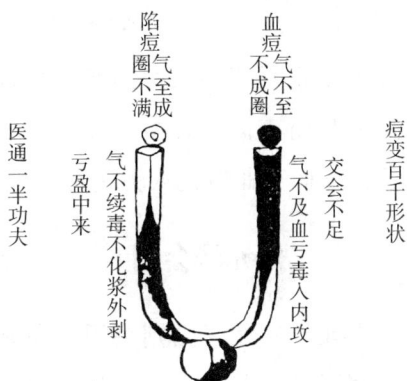

痘变百千形状

血痘气不至不成圈　交会不足　气不及血亏毒入内攻

陷痘圈气不至成不满　气不续毒不化浆外剥　亏盈中来

医通一半功夫

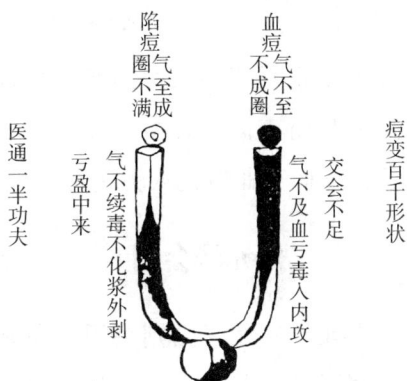

腑为内攻，如硕果之腐仁矣，世无可治之理。陷痘者，气至不满，生气绝矣，不治，七日后则血悖。不附毒、不化浆为外剥，如佳木之无肤矣。但气至不满，血附有力，辅翊①得人，虽功亏一篑于九仞，亦可以修为，故复系五陷之说于下处，告学者当潜心于斯图，则道自见矣。

气血交会不足图说

阳始会阴，气至血附，根窠既立而中陷者，为因元气不足则不能续其后来而然也。盖阴血虽有附气之功，而阳气使无制毒之力，以致陷而不满，生生之道绝矣。且陷有五：一曰黑陷，二曰血陷，三曰紫陷，四曰白陷，五曰灰陷。黑陷者，为初出少稀，后出加密，阳会阴之次，阳气弱不能续其初出，血无气养，故枯萎而黑陷也。血陷者，血盛于气，气弱不能拘领其毒，久则变而为紫陷也。紫陷者，为气愈虚，血无气，畜毒之盛负载不前，血亦为之离去也。白陷者为气不足，其血亦弱，久则变而为灰陷也。灰陷者，气血衰败而不荣也。此等之陷，一皆

---

① 辅翊（fǔ yì 符亦）：辅佐，辅助。

气之亏损使然，如折奇花，少顷生气既绝，则憔悴不荣矣。噫！毒纵狼戾肆虐，有生之正气非药之灵慧神功孰能裨补，乾坤之大，奈何灰紫二陷俱从自吉向凶传变而来，则难于施治矣。于乎毒设陷弃气蹈危机，而又非造化人力之可夺也。

保元济会图

惟人之荣卫根乎元气，元气固则荣卫于脉之内外，阴阳相济，周流不息而无间断矣。盖痘毒之为患，非药之神品灵性奚足以平气血而收治道也，是故人参为君，守中修德，由是元气得以滋养；甘草为萧萧之臣，参赞造化，由是阴阳得以和平；黄芪为藩篱之臣，承宣济时，由是卫气得以补益；桂为使，令行中外，通运四维，由是荣血得以开导。然此方有君臣协恭，上下相济之道，故总而名之曰保元，惠及生灵，建大功，御大患，诚王道之大，岂虚语哉？

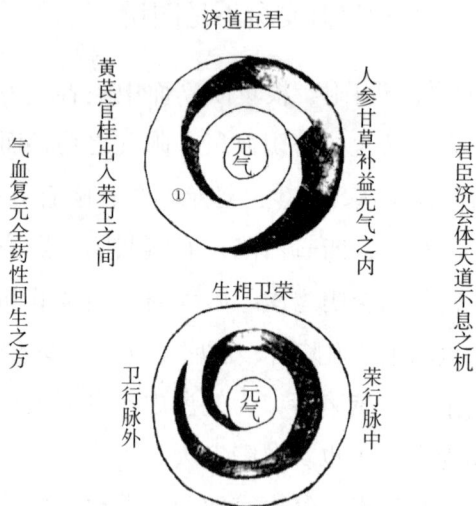

济道臣君

黄芪官桂出入荣卫之间

气血复元全药性回生之方

人参甘草补益元气之内

君臣济会体天道不息之机

元气

①

生相卫荣

卫行脉外

荣行脉中

元气

---

① 此图中空白处有较多文字，漫漶不清。

保元济会图说

夫元气荣卫者，即太极阴阳之根本也，盖荣行脉中，卫行脉外，内外回护，互相滋养，得天地生生之道而无替也。且痘毒之火，实阴阳相亢而中，与天之沴①气同其轨辙，莫不因时感动而发，犹镜之取火，镜之火虽在，焉使无日之晶光相射则何能发也。是故治痘之要，非得阴阳传变盈亏之理则不能加治于气血。然气在内，外不及则血载毒出，为外剥；气在外，内不续则血载毒入，为内攻。即阳道虚，阴往从之，阴道虚，则阳往从之之义。非保元汤善补气血之过，则不能施其功妙。故用人参以固元，内实则能续其卫气之不足，黄芪以补表，外实则能益其元气于有余，而又以桂制其血，血在内引而出之，则气从内入，血在外引而入之，则气从外出，而参、芪非桂之逐血引导则不能独树其功，桂亦非甘草平和气血则不能绪其条理。虽则随其土地所宜以他药攻之，终不能出乎四品君臣之要剂。予擅立此方，立此图，开明治法，将欲利乎天下国家，俾其从吾道者，不费离珠之索而有得焉。

荣卫相生图序

荣卫者，气血之德也。气血者，痘毒之庐也。痘毒者，气血之贼也。荣卫德盛，则庐舍全。荣卫德衰，则庐舍剥。盖人身荣卫亏盈之理，攸系气血之盛衰，则痘有满陷即盈亏感应之使然也，岂在形躯肥瘠、毒出多寡可比哉？然痘有稀密不均，亦出于气血不迥耳，又非形躯宜与不宜出之地欤。彼其气血充

---

① 沴（lì力）：灾害。

溢则荣卫自然长养，以施其政，痘毒为贼，讵①敢剥其庐而为衅耶！苟其气血德衰，固不得不加滋养以顺荣卫之情，荣卫受益，坚固内外，力戬②其贼而有余矣。观下图式，非济会中来，讵可得也。夫人身元气得太极之理而命以荣卫，行运造化之功也，保元汤亦得太极之理而命以气味，补益荣卫不足以成造化之功也，是皆天地成就，生人之大道存于中，见于理，昭然于亭，毒间以待，人之知识非深契玄默，又焉得而豰其机矣，尚与善医者宝焉，斯为得道。

荣卫相生图

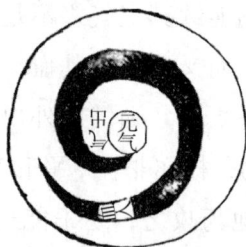

道阐君臣之济会

医明营卫之相生

斯图也，气出则荣血行于脉中，血入则卫气行于脉外，气顺血随运行，百脉如环无端，此保元济会成功之妙也。

荣卫相生图解

血生之谓荣，气守之谓卫，荣性好静，卫性好动，动则情随，言阴血之性随气之情则体气之道致也。静则情顺，言阳气之性顺血之情则成血之功效也。顺则血生，随则气守，血生则内固，气守则外旺，故血向心生，气从肺主，血荣气卫各尽相生之道。人身荣

---

① 讵（jù 句）：岂，怎。
② 戬（jiǎn 简）：铲除、歼灭之意。

卫即天地之乾坤。乾坤者，施天地之德也；荣卫者，施血气之德也。由是尊卑有位，动静有常，合造化于一机而无差矣。譬之荣卫者，气血之先锋也，痘毒者，气血之敌人也，知者必加滋养荣卫以攻其贼，诚万全之策也。及窥其内之交会得失，必应于外之形色善恶，则痘有枯荣变易信可验也。盖痘出皮肤间，稀处必荣，密处必枯，亦滋养及与不及之应耳。惟人受气血于身，是处有之，犹天有风焉，地有水焉，二者于天地间，无往而不在也。夫开落万物赖乎风，滋养万物赖乎水，如天失应于风则开落不成，地失应于水则滋养不及，荣卫应痘，正在此耳，有若痘发光泽，必先应于荣卫盛者，枯陷必先应于荣卫弱者，信乎荣卫即痘之蓍①龟也，苟有不应乎形色，正者不得不加治，气血以待充溢，然后荣血得以随气之情培根于内，卫气得以顺血之情保障于外，血入气出，交会顺德，痘必克应，若桴鼓②焉。非保元汤可得，而济其功美，以应其滋养开落乎！是方功效力在守气，气守则能拘血附位，于是痘形善而变化应矣。否则荣卫相背，交会通德，血不能载则塌，气不能拘则陷，一有乖离抗若矛盾，则痘毒恶形亦必感于中而应于外也。彼气血不守，犹风水之泮涣③，理之自然，其何疑哉？于乎大哉，保元奏功之玄微而能效，顺太极之大道，不可得而言也。

顺逆险三法图

凡治痘证，非有均衡气血之能者，不得任其职也，何哉？

---

① 蓍：多年生草本植物，古代用其茎占卜。
② 桴鼓（fú gǔ 福鼓）：治疗的效果像拿起鼓槌打鼓一样，一敲就响，疗效迅速，立竿见影。
③ 泮涣（pàn huàn 盼换）：分散，涣散。

人在气交之中，未免有内伤外感以致百病生焉，唯痘之出则异于是自。

　　帝王至于士庶，无不由此而一患也，且夫毒之为害最为恶极，必当察其气运兴衰以均衡之法而施治，于气血乃克有济，苟或气血交会不足，半功之能奚足以制其毒，必须药之半功协助气血，收其全功，斯为至矣，故立顺、逆、险三法，以为保元汤治痘之均衡未为定例，使为医者之有则焉，生灵得失吉凶悔吝攸紧乎其间，噫非三法之均衡则何以济其气血之亏盈，上以报答帝王，下以惠及士庶，及观古人作医案效于药者则书之，乃出于一时之权耳，审此掩之于无效者不知其几多，讵可为后人之治例哉！愚谓以权为例，不若以例为法，权出于变，例出于恒，宁可法其恒以为后世之例，则权在其中矣。

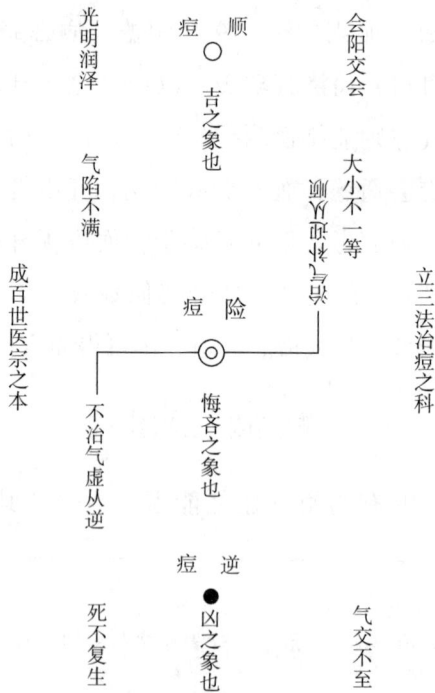

顺　痘　○　吉之象也　　光明润泽　　会阳交会

险　痘　◎　悔吝之象也　　气陷不满　　大小不一等　　立三法治痘之科

成百世医宗之本　　不治气虚从逆

逆　痘　●　凶之象也　　死不复生　　气交不至

顺逆险三法图说

夫痘有顺逆险三者，古无有也，愚意妄立之名，何则？顺者吉之象也，逆者凶之象也，险者悔吝之象也，治痘而执此三者，予以观形色，验吉凶，将无施而不当矣。盖痘之一证，始于见影，终于结痂，凡十四日之间而已。苟非三者，察形色之善恶，定性命之吉凶，尚何以决生死，又将治所不当治，不治所当治，妄投汤剂，乱施死方，贸贸焉不知所之被其枉死者多矣，此三者之法所以不得不立也。是故吉不必治，治则反凶，凶不劳治，治则何益，至如险者则宜治矣，治之则可以转危就安，此皆必然之理。予视痘三十年，见其顺者多，逆者少，惟险者介乎其间，要之气血有厚薄之不一也。夫气血盛，斯毒易解；气血损，则毒难愈。惟气血少弱者，虽毒不能顿解，然生意未始不固乎其中，故必加以补益扶持之功。治所当治，顺所当顺，斯其悔吝，无不平矣。予尝苦心究讨，定立法式，未足指迷于已往，或可援溺乎，将来观者幸不以予言为僭妄①，而少加绎②之之功，庶乎！此生精神不至，虚用也。

痘出形证日期顺逆险治例图

医家之法有望闻问切四者，所以审其证之由也，惟痘之为咎利乎，观其形色深浅，始终悉于此乎备矣。且痘出乎淫火，淫火者，人身之精华妄动之异名也，以气血而中，以气血而守，以气血而发，以气血而解，信非气血不能始终也。盖观气血，

---

① 僭妄（jiàn wàng 件忘）：在旧社会冒用上级的地位和名义，被认为超越本分，妄为。

② 绎（yì 亦）：抽出，理出头绪。

则吉凶传变之证可验，治气血，则拨乱反正之道可收，治者要之留心于其间则目无全牛矣，苟能察其理而行之，则不失其本末根据。如有他法吾所不知也，今以初出至痂落日期形证吉凶之象，参以顺逆险三法为则，以明可治不可治之证，画为图式。凡圈内白者，气也；圈外黑者，血也；圈内之圈者，陷也；圈外黑散者，血不附也；圈内黑圈者，血干也。以次开列于后，少备三法之阶梯，而圈下复立著，意定形，辨色证，有体用之分，投剂取功，治有折衷之妙，其体用之应变，折衷之效顺，而有数存焉，学者又不可不留心于此，振吾道于生生之间，亦足以近乎仁之用矣。

始出图

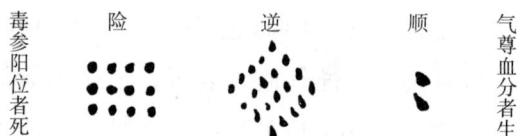

毒参阳位者死　　险　　逆　　顺　　气尊血分者生

顺：初出血点，淡红润色。

逆：形如蚕种，紫黑干枯。

险：圆晕成形，干红少润。

　　一二日，初出之象如粟，于口鼻、腮耳、年寿之间，先发三两点淡红润色者，顺之兆也。于天庭、司空、太阳、印堂、方广之处先发者，逆之兆也。虽稠红润泽成个者，险也。顺者不治自愈，为气得其正，血得其行，其毒不得妄行肆其虐也。逆者不治，为气涩血滞，致毒妄参，阳位无以当其势也。险者，毒虽犯上，其气血未离忧虞之象，未可加治，俟其气血交会之后，以保元汤加桂主之，谨防气泄血散，将无逮矣。

圆混图

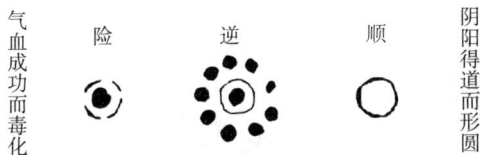

气血成功而毒化　险　逆　顺　阴阳得道而形圆

顺：气溢血附，饱满光洁。

逆：气失血散，枯死不荣。

险：顶陷不满，光洁有神。

二三日，根窠圆混，气之充满也。气之充满，血必归附，为顺。根窠无晕，气离血散，为逆。根窠虽圆而顶陷者，血亦难聚，为险。顺者不治自愈，为气血得其道也；逆者，气血交会不足，致毒乘机而犯内也；险者，为气弱不能领袖其血也，以保元汤加川芎、官桂，扶阳益阴，岂有不痊者哉？

形色图

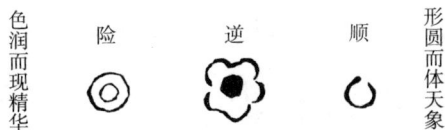

色润而现精华　险　逆　顺　形圆而体天象

顺：气满血荣，鲜明光泽。

逆：绵密加泡，黑紫干红。

险：根窠虽起，色惨不明。

四五日，观痘势之形色，则知气血之壮弱、受毒之浅深，此治法之大要也。其形尖圆，光泽，大小不一等，气和血就，顺也。其形绵密如蚕种，黑陷干红紫泡者，逆也。其形根窠虽起，色不光洁，生意犹在，险也。顺而愈，为气拘血附，各得其道，而毒自释；逆而不治，为气血相离，纵毒内攻；险而治，为气弱血盛，势虽夹毒犯上，然得交会分明，用保元汤加芍药、桂、米助卫制荣，斯为调燮之妙。

起发图

盈亏双治见神功　　险　　逆　　顺　　气血并隆能制毒

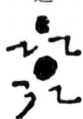

顺：气会血附，红活鲜明。

逆：气背血杂，干枯绵密。

险：气弱血荣，色昏红紫。

五六日，气盛血荣于内，则发扬于外，为顺。气虽旺而血不归附，其色灰陷，或紫陷，或发为水泡、痒塌，为逆。气虽旺，血虽附，不厚其色，光白不荣，为险。顺者自愈，为气血丰厚，毒受制也；逆者不治，为气弱血衰，致毒下陷而外剥也；险者易治，为气盈血弱，不及归附，用保元汤加木香、归、芎助血归附气位，非乎气不足以全中和之道也。

浆行图

乾坤顺造化之情　　险　　逆　　顺　　气血胜淫邪之毒

顺：气化浆行，光洁饱满。

逆：浆毒不行，神去色枯。

险：气血少足，光润有神。

五六日，气盈血附，其毒自化则成浆，顺也。气陷血衰，其毒内伏，伏则不成浆，逆也。气交不旺，血虽归附，不能成浆，险也。顺者可不治而自愈，为气血得中，其毒自解也；逆者不治，为气血相离，不能制毒而外剥也；险者须急治之，为气血少，寒不能振作，急投保元汤加桂、米助其成浆，而收济惠之伟功，斯为治矣。

浆足图

气已满而神凝　　险　　逆　　顺　　血渐收而毒溢

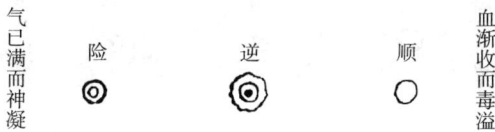

顺：气足血微，神全光润。

逆：气陷不满，色枯干紫。

险：气弱血附，光润不枯。

七八日，气旺血附，其毒化浆，顺也。气血乖离，其毒不化浆，逆也。其气血少缓，毒虽化而浆不满，险也。顺则不烦治而自愈，为气旺拘血化毒之故也；逆则难治，为气血不及，不能振作以制其毒以发痈、发疔者，可生外剥内伤者，必死；险则可治，为气血有碍，不能大振，以保元汤加桂、米发扬助浆，斯可以保全生命矣。

浆老图

气刑毒化而成功　　险　　逆　　顺　　血赖天和而保命

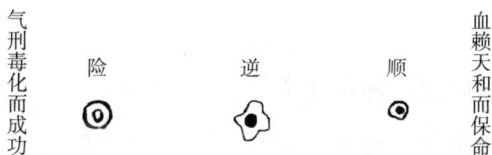

顺：气壮血化，毒始去身。

逆：气陷不满，毒成外剥。

险：气平少冲，红黄色润。

八九日，浆足，气血之功成矣，气血功成，生命定矣，如无他证，顺而已矣。浆不足者，气血尽矣，气血尽而夫命临之，逆矣。浆不克满，血附深红，气弱而险也，以保元汤加姜、米以助其气而驾其血，斯浆成也，于此可见，施治者之妙通也。

血尽图

真元固气血功成　　　险　　　逆　　　顺　　　邪正明君臣道济

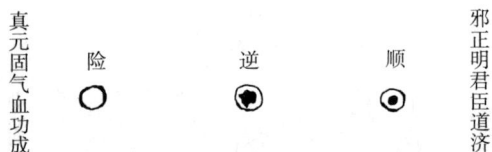

顺：气平血收，光色始敛。

逆：气弱血凝，枯朽剥极。

险：气少冲满，血亦有力。

十一二日，血尽毒解，气调浆足，此生生自然之理也，为顺。或血淡而浆薄，或血弱而浆滞，以见气亏而毒不解，为逆。血尽浆足，湿润不敛者，内虚也，为险，以保元汤加苓、术以助收敛结痂也。

结痂图

神化全而毒势平　　　险　　　逆　　　顺　　　君道成而臣力致

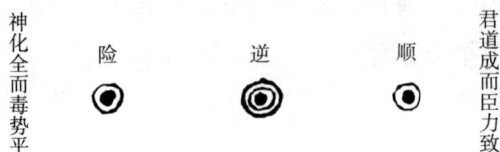

顺：气血归水，神化功全。

逆：气血不全，功亏一篑。

险：气血效功，神化太过。

十三四日，气血归本，毒既殄藏，浆老结痂，顺也。毒未脱形，诸邪并作，虽云结痂，此其逆也。毒虽尽解，浆老结痂之际，或有杂证相仍，以保元汤随证加减，不可峻用寒凉大热之剂，恐致内损之患也。

还元图

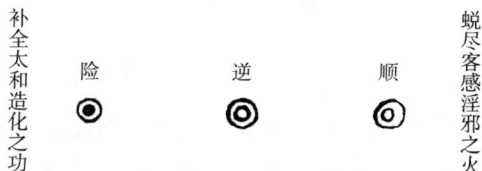

补全太和造化之功　　险　　逆　　顺　　蜕尽客感淫邪之火

顺：气血无恙，痂落瘢明。

逆：气血两亏，天年尽矣。

险：气血功收，神化少全。

十四五六日，气血功收，痂落而无他证，顺之征也。痂未易落，寒战咬牙，谵语狂烦，疔肿作者，无可生路，逆之兆也。痂落潮热，唇红口渴不食者，险之势也，以四君子汤加陈皮、山楂、黄连，渴甚加参苓白术散，不解，以大连翘饮去黄芩。主之证去之后，多有内损，或余毒未解，此则尤难治也。

心鉴篇上

夫痘之体，气血之所形也，阴交于肇形之前，阳会于有象之后而成，一有不德，其形变常，毒反害正，实气血之变，非毒之能变也，人莫究顺，因立顺逆险图式为则，以验气血制毒吉凶得失之象焉。是故顺变为险，气失正矣；险变为逆，邪胜正矣；顺从险变，善补过矣。顺之性，不失是气血之功，气血虽变不离道，体吉之象也；顺之情，失气血道微，则变而为险；险者，悔吝之象也，险不加治，气血冰释，则变而为逆；逆者，凶之象也。由是顺而正之存乎道，逆而失之存乎亏，险而得之存乎治。故治痘之要，见顺勿药，遇逆不治，逢险急治，治险至顺即止，此不易之法也。慨世之庸医但知求其方而不究其理，诚谓买匮还珠，何益于治？

气血偏胜受伤图

痘之初发，阴阳交会，不得其一，则诸恶证生矣。盖气血不能胜毒，甚至灭亡，得其生者，百有一焉。予尝闯其痘之恶证，七日前后为陷、为泡、为痛、为疔、为痒塌、为倒陷，如此者，有因毒胜而不治，有因毒胜而自痊，难于知识疗理，惟其阳毒内溃，媒药于表里，受伤之初，又非气血能胜其所胜而救其危也，故另立治法图式，开陈于后，尚与治是者，当加慎密，深为我而察之。

顶陷图

血附浆行而顺道　　气弱毒滞而成形

阳虚阴实之象，故性好下陷也

七日前后五陷者，气不足也。气不足，不能收血，而毒不能成浆，盖气不胜毒故也。七日前后见此，宜治以保元汤加芎、归、糯米温胃助气，又以水杨汤沃洗之，血不荣加归，至十一二日浆足；或有之如血气光泽有起势者，亦不可过于治也，深恐满而过盛，反虐百骸；或血如死灰，浆不满足，其血虽附，不荣而兼有内证者，生命不可保矣。

倒陷图

两仪道否治赖孤阳　　九仞山成功亏一篑

内外俱虚之象，气血势离，故满而复陷也

七日前后五陷者，气血衰也，七日后根窠发足浆行之，次因泻气陷，毒即随气血而反陷也，如血不走归附，鲜明卫护之力犹在，治必有可拯之理，其血不顾亦必夹毒攻内，祸复起于萧墙，其可救乎，急以保元汤加苓、术、肉豆蔻，渴以参苓白术散主之。又有峻用发泄毒剂致伤元气，而气血随毒势反陷伏者，有之用予保元汤者，岂有是患，诚谓一丝九鼎，治者不可轻视。

阳毒图

功收裨补之后　外实内虚，阳之象也，故性外任　毒聚媒孽之初

七日前阳毒者，凡疮也，或疮未痊，及初结瘢处，肉分必虚，毒受气血相击，周流百脉，必趋虚处而出也。盖阳疮阴毒混杂，一党反胜诸毒而名之也，其毒湿润者，为气血俱盛而诸毒易成浆也；其毒枯燥干红，气血俱弱，毒与诸疮相抗而俱不成浆也。治法同彼，顶陷如枯转润，红变白，其浆自溢于此，可见治者之功效也。

痈毒图

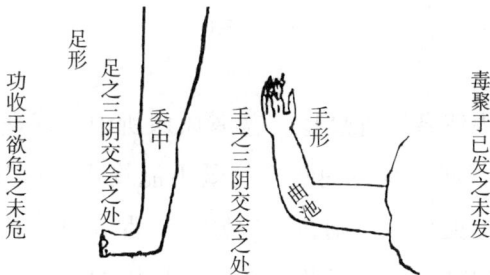

功收于欲危之未危　足形　足之三阴交会之处　委中　手之三阴交会之处　手形　曲池　毒聚于已发之未发

七日后发痈者，阳毒也。痘之毒，并聚一处，而假其名也。盖气血不能拘收乘载其毒，使气弱血盛，阳分空虚，血则载毒，

传注四肢合处，合者，海也，曲池、委中是也。毒不成浆，七日前后发者，宜纵之，发其毒并从此而出也。若治其毒，必随痘而散，内攻脏腑，必无可生之理，如痘毒已解，血气丰盛，宜解散其余毒，以保元汤加解毒汤主之为妙。

疔毒图

毒无立身之地

气有全道之功

中实外虚，阴之象也，故性积内

九日后发疔，疔者，钉也，毒参阳位，聚而自成窠穴也，盖气位弱而血分不密，其毒性不能自散，故聚结而成其形，如气固血盛则毒受制，归附岂有是耶？结于四肢，或小或大，不近脏腑，虽抵穿肋骨者，易治；结于头而腹背，逼近于内者，其势必攻穿脏腑，难治；如不穿者，急治，治不可加峻，以保元汤加牛蒡子、当归、荆芥助气逐毒，待毒液满自释也。

内溃图

绝天地有生之路

起风寒不测之端

腹形凶象也

七日前内溃者，胃烂也。盖因风寒所中，腠理固密，阳阴二分，壅塞不通，其毒内攻，气既不能拘血，血又不能载毒，脏腑之间，毒火炮炽，则溃而成脓，口舌皆白是其验也，如此克害生灵，何其惨毒？炽者，知痘毒未出之时，或有风寒阻隔，气粗热盛，身必战动，腹肚急疼。谨防此患，以和解汤、升麻汤逐散寒邪，开泄腠理，纵毒而出，岂有是证者哉？

心鉴篇下

夫血向阴生，气从阳出，此人身自然之定理。欲向精生，毒从火中，此人身气血之外物。痘向血生形，从气见此，人身外物之虚位，火客于人身之中，寂然不动，感而必通，故痘之形一出于气血，其恶形亦出于气血，谓其为证不善以毒名之，实阴阳相抗，气血传变而成者。盖阴盛于上，阳微于下，力不能上济而施其化，则毒从虚入，使外物不得终于虚位，由是五陷从亏顺变险矣，倒陷从虚顺变逆矣，阳毒从伤险变逆矣，阴毒从悖险变顺矣，疗毒从凶逆变顺矣，内溃从损逆变逆矣，是故险从顺变，逆从险变，理之自然。其险变为顺，气之功也，逆变为顺，血之功也，譬之君臣失政，夷狄乱华，夷狄不能坏天下而君臣坏之，信乎？气血失政，致毒生伤，明矣。

保元汤加减总要

夫痘泄玄中消息，医从心上工夫。非刺猴雕刻之难，岂象罔寻索之易。弥逢造化，起万命于迷途，窥窃刀圭，收全功于反掌。是以人参益内，甘草和中，实表宜用黄芪，助阳须凭官桂，前三味得三才之道体，后一味扶一命之颠危。川芎助清阳而调血，糯米温中内以壮神。豆蔻非泄利而莫投，木香必积滞而可下。当归能活动其血，对证方加芍药能收敛其阴，合宜则用。胃不实始议白术茯苓，泻止即止，心烦热急与麦门五味，渴除即除。陈皮解湿痰，黄连退虚热。毒凝滞而不透，紫草当行气，郁闷而不通，山楂莫缺。加之得当，君子登堂用之，不应小人入室。宁可缓治于尺寸，不可纵步于毫厘。毒虽系夭折之机，世可弃保元之剂，屡试屡验，能收百中之功。原吉原凶，独擅一方之力，变前人之旨，阐当世之幽，坐悟行思，少罄①廿②年，小见回生起死，敢当诸氏大成，匪我能之实天假也。

保元汤

人参一钱　黄芪三钱　甘草一钱

上用水一盅半，生姜一片，煎至五分，不拘时服。

论曰：保元汤即东垣所制黄芪汤，见《兰室秘藏》小儿方。夫是汤之剂不越人参、黄芪、甘草而已。然此药大抵性味甘温，专补中气而能泻火，故虚火非此不去也。三味之剂借以治痘，以人参为君，黄芪为臣，甘草为佐，上下相济，治虽异而道则同。呜呼！制方之义，何其妙欤？予尝计其药性之功，用黄芪能固表，人参能固内，甘草能解毒，究其痘之宜治，必须此三味之神品，偶用他方，而更密察性味善恶之可否减削而成，暗合前人之旨，非为陋窃东垣之制也。今用以治痘，令其内固外护，扶阳助气，则气于焉而旺，血于焉而附，气血无恙，斯一身之真元可以保合而无坏乱矣。区区痘毒，借此领载，则何难出之有哉？惟其是药有回生起死之功，有转危就安之力，予故僭改为保元汤也，知我者谅无罪焉。或云气血与毒本同一途，何专理气而不理血，是亦一偏之说也，故惟痘之一证与他证不同，痘出阴分先动其血，惟血本盛，故能载毒，使血一弱则何能有为，而毒不能以自出，此理虽然，殊不知，气者又所以领载其血也，若气少萎则血无凭借，彼毒又将何从而载？行气分哉？故治痘当先治气，此不易之常法也。又曰：血弱不能载毒，奈何曰毒譬则货也，血譬则船也，货若船败，何以能负载耶？

---

① 少罄（shāo qìng 烧庆）：稍尽。
② 廿（niàn 念）：二十。

又不观孕妇出痘，热盛毒壅，其胎必落，落则血去，气陷毒复归内，其人宁逭①其生欤。或曰：白术、茯苓亦能益气，世多用之，今不加入，何也？曰：苓、术虽益气而性皆利燥，淡泄通利水道之剂，苟或用之，则津液随水而下，其湿润生息之气不行于上，譬诸地气不蒸，天气不降，尚何有天泽以救其物哉？由是三焦为之枯燥，气脉为之壅塞，浆毒为之不行，毒遗皮肉间，外剥之患，其可复救乎？或曰：桂，辛物也，痘出已热之极矣，今更用此，诚恐重实之证生焉。曰：是知桂虽辛而不知辛能发散，且如毒壅于皮肉间与脉络之处，苟非此剂推动其毒，而毒能自散耶？况此药又能扶阳益气，充达周体，翊助参芪之力而成伟功也。夫我所谓治痘当固元气者，何也？譬之用兵，惟求主将无恙而已，然后以戈甲粮草济其武功，若主将不能胜任，则其本先已摇矣，虽有戈甲粮草蚁叠如山，将安施耶？昔武侯未死而敌国不敢言战，武侯已死而敌国即已据营，岂非尤可信耶？予故曰：保元汤者，治痘之要剂，用兵之要道也，予愧浅识陋见，但以廿年究理之心，颇得试验，故敢僭立是书，少济穷乡僻壤，行道不及之处也。

水杨汤

专治痘出陷顶，浆滞不行，或为风寒久克者，如初出收敛时，俱不宜，痒塌破损亦如之。

水杨柳五斤，净洗，春冬用枝，秋夏用枝叶，剉断用

上用长流水一大釜，入杨枝在内煎六七沸，先将三分中一分，置浴盆内，手试，不甚热，亦不可太温，先服宜用汤药，然后浴洗患者，渐渐添汤，不可太冷，浴洗久许，乃以油纸捻

---

① 逭（huàn 换）：逃避。

灯照之，累累然有起势，陷处晕晕有丝，此浆影也。浆必满足，如不满，又浴如前法。若力弱者，只浴洗头面手足可也。若不赤体不厌其多洗，少壮亦然。灯照如无起势，气血败则津液枯矣，可以辍①洗。

论曰：痘毒不能行浆，乃阴阳二分气涩血滞，腠理固密，精气虽盛，不易疏通，所以有是患也，须以水杨汤浴洗，待其闭塞之处，暖气透逼发泄和畅，郁蒸气血，斯其浆可易成也。洗浴之间，灯影之下观其痘，不觉随手而发，功效岂浅浅哉？且服药不过助气血以成功耳，然药力差缓，殆难顿尔达其手足面目，若服药后而更以此汤沃之，其药气借此升提，可不充豁万窍，功效如此，乌得为风寒所阻而致构成大患耶，且洗之法，必添汤久沃，使其暖透骨肉，通理内外，斯毒气随暖气而发，行浆贯满岂不如反掌也耶？彼风寒尚可得而中乎？予曾行医村落，民家见一老妪抱患痘小儿，以此汤沃之，其痘顶陷，初未浆足，至次日又往观之，则浆行已满矣，予因叩之，彼已忘其所来，至家数里转行，转悟其理遂得，殆即黄钟一动而冻蛰②启户，东风一吹而坚水解腹，始虽二物竟则同一春也，及观群书皆无此法，其后以是行之，百发百中，遂著为外治之法传告于世，少补救急之一助，云治者慎勿易而废之，诚可谓有燮理调和之妙道也。

有一知县儿，三岁，病痘已危，置之檐下，号哭不救，一老人闻而视之曰：可救，但须舍得付之度外。县官曰：已不可药矣，又何舍？老人遂用杨柳水法洗之，顷之遍体红活，毒

---

① 辍（chuò 绰）：中途停止，废止。
② 冻蛰（dòng zhé 动折）：动物冬眠。潜伏起来不食不动。

气尽从外发，遂能声，且寻食，又次日浆满遂活矣，于此可验。

升麻葛根汤

古方。三日前后用。

升麻　葛根　芍药　甘草

上用水一盏半，生姜三片，煎至五分。

和解汤

古方。三日前后用。

升麻　芍药　葛根　人参　川芎　甘草　防风　羌活

上用水一盏半，生姜三片，煎至五分。

四顺清凉饮

古方。七日前用。

大黄　当归　芍药　甘草

上用水一盏，煎至五分。

解毒汤

古方。十四日前后用。

鼠粘子　荆芥　甘草

上用姜一片，水一盏半，煎至五分。

大连翘饮

古方。十四日后用。

连翘　鼠粘子　当归　芍药　防风　荆芥　木通　滑石
车前子　瞿麦　蝉蜕　栀子　柴胡　黄芩　甘草

上用水一盏半，姜一片，煎至五分。

参苏饮

古方。十四日前后用。

紫苏　人参　半夏　茯苓　陈皮　甘草　前胡　桔梗　枳
壳　干葛

上用水一盏半，姜三片，煎至五分。

四君子汤

古方。不拘日例。

人参　白术　茯苓　甘草

上煎法同前。

生脉散

古方。不拘日例。

五味子　人参　麦门冬

上煎汤当茶与服，止烦渴。

甘桔汤

古方。不拘日例。

甘草　桔梗

上煎如前法。

参苓白术散

古方。不拘日例。

人参　茯苓　白术　甘草　藿香　木香　干葛

上煎法同前。

四苓汤

止水泻。

白术　茯苓　猪苓　泽泻

上用水一盏，煎至四分，不拘时服。

白螺散

专治痘疮不收。

白螺蛳壳不拘多少，古墙上取

上去土洗净，火炼红取出，存性，为极细末，疮口湿处干掺为妙。

金华散

专治痘症后肥疮、瘔疮、疥癣，能收水凉肌。

黄丹　黄柏　黄芪　黄连　大黄　轻粉　麝香

上为细末，疮湿干掺，燥用腊猪油熬化调掺。

生肌散

专治瘔蚀不敛，并痘后脓血杂流不收等疮。

地骨皮　黄连炒　五倍子　甘草　黄柏

上为细末，干掺疮上。

以上诸品名方，乃前人所制，治各有条，今删入痘科，协助保元以收图治非常之效，是以升麻葛根汤、和解汤、四顺清凉饮有开济之能，故用之于保元之前。解毒汤、大连翘饮、参苏饮有治平之能，故用之于保元之后。四君子汤、生脉散、甘桔汤、参苓白术散、四苓汤有赞相之能，故杂用之于保元之间。盖诸名方虽世用功多，克济之惠，但不能独用于痘科，予取之不过翊运保元，以济阴阳亏盈之变，是故治痘用药之要。始出之前，宜开和解之门；既出之后，当塞走泄之路；痂落以后，清凉渐进；毒去已尽，补益宜疏。如此者，不得不录以备危难，其他虽有奇方异味迭见诸氏之书，似不合人身气血中和之道，录之何益？

补要小儿痘疹方论别集博爱心鉴下

原　痘

夫痘者豆也，象其形而名之也，顺其形则顺，逆其形则逆，以见前人命名之义有在矣。盖痘之为证，根于精血之初，而成于淫火之后。男女交媾，无欲不行，无火不动，欲因火生，火因欲炽，精行血就，何莫而非火之所为？且二五妙合，精血镕冶而成脏腑、皮毛、筋骨之形。夫形既成而火即已中乎众体，无象无臭，人可得而测耶？毒中必发，特俟其时耳。俟时而发，必假气血，有如真金杂铜，须借火之煅炼，斯其铜可出。故痘毒非气弗领，非血弗载，使气不盛则何能逐其毒？血不荣则何能任其毒？气血运用领载之功不前，又恶乎能解？以此观彼，岂不明甚矣乎！又若痘有稀稠，乃受火有浅深之故，而其吉凶生死，亦皆于此焉分。或遇天行时气，击动而发者何也？天地之沴气与人身之遗毒同一橐钥①，相感而动，如水流湿、火就燥、云从龙、风从虎之义，而又人之真气与客气不容并立故也。予尝感其克害生灵，非天之设，非火之罪，诚父母之过也，明者鉴之！

精　血

阳精者，水谷生化清之尤也；阴血者，水谷资化浊之尤也。其尤者，诚生育之源也。盖阳生于寅，阴生于申，俱盛于巳火，故男子三十岁而阳足，女子二十岁而阴足，阳足从阴，阴足从阳，阳从阴，阴从阳，各私其偶，以见天地生育自然之理也。是故男以精为主，女以血为主，精血之动非火不兴，随其性而行之则顺，及其恣情肆欲，火炽淫生，则逆矣。男女一阴一阳，各尽其道，得乾坤易简之理而成其孕，则不失天地生物之节，岂有淫火遗患于骨肉哉？迷而不误，后悔何及。予知此理，谨告四方，有道者鉴焉。

淫　火

淫者，欲之溢也；火者，欲之极也。出没隐显，倾倾洞洞，不可得而名也。夫自男女交媾，纵其烈炽火毒遗于精血间，虽

---

① 橐钥（tuóyuè 驼月）：古代冶炼时用以鼓风吹火的装置，犹今之风箱。

无形声，殆如焚之有烟，击之有火，一自然而然者。精血成孕，脏腑、皮毛、筋骨，要皆此火之，突然火性炎上，宁不因时随势而发，故曰：痘之所在，皆淫火之所在也。抑男子阳盛，淫火起于气；女子阴盛，淫火动于血。气则薄而清，血则厚而浊。薄则顺，真气生也；厚则逆，真气衰也。气盛而稠者，阳毒也；血盛而稠者，阴毒也。阳毒易治，阴毒难理，于此可见淫火遗患之不小矣，有道者戒之。

察形

包血而成员者，气之形也，天之象也，毒出血从气交，则员必周净，以见气之制毒，得其官矣。附气而成晕者，血之形也，地之象也，毒出气从血会，则晕必光明，以见血之制毒，得其职矣。然如气和血就，并行祛毒，斯其邪正自分，痘可不治而自愈。苟或和者乱而顺者逆，内力不旺，将见毒肆攻剥、痒塌、倒陷之患作矣。治者当以实其肌表，不使内虚，崇其补益，不俾毒胜，庶乎可也。不然员晕之形脱去，虽力能援天下之溺者，亦无如之何也已。

验色

五色者，五行之精华也，正则光而明，衰则惨而暗，五脏荣枯，于此可见矣。故痘毒之出于脏，惟利乎明，不利乎暗。光明者气血正也，惨暗者气血衰也。气位旺而血得其令，气位衰而血被其囚，血非气则毒不收，气非血则毒不化，信乎痘毒必气血而后可以终始其功。且夫色之红者毒始出也，白者毒未解也，黄者毒将解也，干黄者毒尽解也，灰白者血衰而气滞也，黑者毒滞而血干也，焦褐者气血枯也。如红变白、白变黄者生，红变紫、紫变黑者死之兆也。且毒出于五脏而独不主一脏何，前人言五脏各主其色，斯言谬矣。予尝究钱氏、陈氏之论皆过，于理有若所谓变黑归肾之说，果何谓哉？然五色固有之而又不载各脏，治法但用辛热解毒发泄之剂，若此不过攻毒动气之术耳，呜呼！痘果可以如此一例治之哉？须察形色之浅深，辨邪正之善恶，治必固真气以胜其毒，斯为可也。予曾试验无失，如此者，岂有颠沛之理欤？

稀　稠

淫火逆顺，毒受浅深，痘之稀稠可见矣。盖稀如匝豆，则毒不能胜其气血，虽不治其邪自解，间有气血弱而为风寒所侵，泄泻所陷，毒药所伤者，亦有可死之理焉。稠如缀粟，则气血不能胜其毒，其毒反胜，火动生风，鼓舞气血，气血柔弱，则无以当其邪，表里为之不顺，荣卫为之不调，十二经络、百脉、七窍皆为壅塞，如此者可得而疗乎？间有气血胜于毒者，其形员净不连，其色红活不滞，大加保元汤，连进数服，防其倒陷损烂痒塌，斯为要法，奈世之为医者，不此之悟也噫。

顺　逆

真气胜于毒则顺，毒火胜于真则逆，顺逆之理，不可不明。如初热时，或微或盛，二三日身凉，见痘作三四次而出，又尖红光泽，饮食如常，此其顺也。初热时，或惊悸不宁，或作寒热，或吐泻，或腹疼，甚至迷乱不省人事，或闷乱喘急，或连热齐出，色不光润，此其逆也。顺者不烦，治而自愈，逆者实则解散，虚则补益，如气得其员，血得其附，鲜明润泽，虽密可治，使其气也不员，血也不附，紫泡黑陷者，虽稀不治。顺逆之机，生死反掌，世之业医治是者，其可忽诸？

寒　热

夫腠理者，肺气之门户也。苟为风寒闭塞，则清道不能疏通，而施其令矣。盖火动则热，火郁则寒，寒极则热，热极则寒，此其阳极阴生之理。惟痘之寒热则多主于内虚，何则未出一二日间而发者为实，此气血与毒火相攻，气血旺而不受邪触故也。已发之后而发者，则为虚矣。夫发于毒盛者为邪胜，发于毒少者为虚极，发于结痂之后者为余毒，或用毒药太过，元气虚损者为大逆。或七日前后而独热者为痘蒸，气血与毒俱盛之过也。或十四日后而独热者，亦为余毒，易治。又有七日前后而独寒者，为气血损而毒火内郁，亦毒盛之过也，难治。凡治此者，实则发散以清其气道，虚则补益以固其真元，实以升麻、和解二汤主之，虚以保元或加桂主之，不可骤补大寒大热之剂，亦不可发散太过，诚恐真元一损，则无复有可回之理矣。予治痘证未尝有此，然用药之际，纵则纵，固则固，不使气血少伤，纵毒入门如谷神响应之速而不少缓也。

发　渴

三焦者，水谷之道路也，津液者，又气之精化而流通三焦，以制火者也。渴者为气弱而津液枯竭也。夫惟火之为火，非虚不发，发而不解，则津液不能上行以制火。火乃炎上，熏灼心脾，肆其虐焰，是以津液为之下陷，华池为之干涸，而故发为渴也，此虽饮水至斗，亦何济其患哉？且渴有如沸釜，火若焚薪，徒以水制沸而不去其薪，又何益于治哉？此宜大补元气，以保元汤主之，渴甚者加麦门冬、五味，再不止可以参苓白术散，一二服其渴必止。亦有阴虚火动而发渴者，斯为难疗之证矣，何哉？阴虚者，血虚也，血虚不能峻补，盖血与气大有不同，气无形之物也，血有形之物也，无形者，有神卒能旺于斯须，有形者，无神须当养于平素，故气少虚可以补药弥之，血若一虚，则出痘之际，才十四日之限耳，尚何可以卒然易补而易旺哉？此所以是证为难治者，不当眇视以为泛常之渴而致有痒塌之悔也。

痒　塌

阳分者，气居之地也。阴分者，血居之地也。阳气弱，则陷于阴，阴血盛，则乘于阳，气少虚则血进步，血少虚则气下凌，此必然之理也。然果何以谓之痒塌耶？盖因血上行气分，血味本咸，腌蛰皮肉，爬破血流而故然也。然气愈虚而愈痒，痒之甚必气陷而毒倒塌矣。此证当以保元汤，倍加黄芪而助表，少加芍药以制血，其痒斯止。或有食毒物而发中气，致津液外行，发为水泡、血泡，气势虚甚，水遗肉分，涩滞难行，不能进退，作痒不已，爬穿皮肉，如汤火泡然者有之，此乃不治之症也。予治痘固表固里，未尝待血气失政，岂有痒塌之患哉？

夹　疹

疹之毒与痘之毒不相伴矣，盖痘毒出于脏，疹毒出于腑也，然皆中于有生之淫火，故其证虽异而其原则同。爰自孕成之初，先有脏而后有腑，脏乃积受之地，腑为传送之所。脏属阴，故其受毒为最深，腑属阳，故其受毒为差浅，惟其有浅深之殊，况疹毒受于运化之间，是以其证之发也，轻而易解，若有不解者，乃为内实而外中风寒之盛也。夫解痘疹之法，痘当从外，疹当从内，此不易之常法，殆非风马牛之不相及也。凡孕妇发疹，热极不易退，内实之故也，必下其胎，胎下疹即随热内解而愈。惟痘之发触于天行时气，疹之发中于时气风寒，本非寻常并发者，或有并行齐发之证，此则所谓两感矣。愚谓痘出之际，毒趋百窍，被风寒封固腠理，兼气血壮盛，湿蒸火炽，击动腑毒而故并出，是皆不顺之候。如痘稀疏，可以升麻汤解之，疹散痘出，其势自利，则痘之轻重治止用乎常法。若痘太盛，其疹虽解，殊不知气血已受亏于前矣。诚恐内气弱血，不能收敛其毒，是尚未可议其有生。此所谓虫食木，木尽虫死，良有在也。

夹　斑

斑者，乃血之余也。苟血太过而气不及，则卫气疏缺，不能密护脉络，而致太过之血，夹毒上浮矣，斑之为斑，不此之故而何？陈氏所谓三番斑疹者，非也，然则夹毒而出，非热煎熬血分，乌得有是证耶。夫痘毒随脏而出，其发之势最为迅疾，殆如火药，然血亦乘其势而发为斑也，如痘毒起齐，内必虚矣，内虚则斑后内解，不解以升麻汤加归、芍主之。又有或结痂后而发者，余毒热盛，煎熬肉分，其斑必烂，此以解毒汤加归、芍、防风，甚则用大连翘饮，烂处以生肌散敷之，可无不瘳矣。若夹毒初出，色赤如火，乃毒滞不能宣发之故，当以四顺清凉饮。一服如大便去，一二次而斑或退，则血附气位，即以四君子汤加芪、姜、枣进之；如不止，可加肉豆蔻即止。务须预先煎药，伺其斑退血附与服，防其损陷，斯可谓用药得用兵之道也。

验唇口

夫唇口者，与五内相通，能辨五味，为饮食节送之门户也。使五内非此，其何能受饮食之益以长养其气血耶？故气血之盛衰，受毒之浅深，观于此，足可以知内证之吉凶矣。痘未出时，宜红活如常，不宜燥烈干红。如见黄白赤紫而不润泽者，或见气粗热盛，舌白至唇湿处而胃烂者，是皆不治之证矣。又如唇上痘出相连，诸痘未浆，而此痘先已黄熟，则其毒内攻已成，使毒亦难成浆者，尤为不治之证矣。间有气血下陷，毒攻唇口，糜烂成疳，疳虽成矣，若得黄白脓水出者，此又差可治也。又有色如干酱，其肉臭烂，一日烂一分，则二日烂一寸，名曰走马疳者，世无可治之方矣。若彼痘未退谢，连唇口结，干红渣滓，颊红唇紫之证，此乃欲成肺痈之候，治宜解毒，清其肺热，此以解毒汤加陈皮、归、芍、桔梗、黄连，甚则大连翘饮。若又转加痰喘作嗽，以参苏饮主之。治者工巧，而此症亦可治焉。

　　别冷热

　　夫痘之毒非热不能发，痘之出非热不能损，惟气血二者之间，得乎中道，斯为美矣。苟有当热者，有不热者，有不当热者，有反热者，是皆逆之道也。何则？当热者，毒未出之前，宜大热以逐其毒，非热何能达表？不热者，毒未出之际，却乃头温足冷，不能尽发其毒，致毒反攻于内，此是气血盛衰之使然也；不当热者，毒既出，宜表里和平，长养气血以助毒成浆；反热者，毒既出，热盛则气血煎熬，往来不宁，不能拘收其毒，毒无出路，甚则气泄血失之患，皆即此而立见矣。然则何以知其热之盛也？但观气粗面赤，耳尻反热，耳尻之间、平时冷处今皆热至，是其证也，治宜毒未出之不热，毒既出之大热，后以保元汤加桂助气血以逐其毒，前实以升麻汤，虚以和解汤，以意加减，调平气血，尚何功效之有不收耶？

　　面目预肿

　　气乃血之标，血乃气之本。一身之间，荣卫相生，殆如根之有枝，枝之有叶，阴阳交互，各循其政，不可须更离也。其痘起发五六日之际，有面目先肿光亮者，是阳乘阴分，毒不能发也，何则？血有不足，根本已失去矣。将见虚阳动作，其气妄行肉分。区区不足之血，亦何能乘载其毒而出也？则七日之后，传经已足，气退毒陷，阴阳各失其政，尚何可治之有哉？治者不可不预为之调摄气血以保重之，世之不知此理者，而欲强之以药，是亦求全于毁也。

目睛露白

元气者，先天之气，元命之主也；卫气者，后天之气，生命之主也。治痘必须察元气之浅深，审卫气之厚薄而施治之，则无不当矣。要之何以别乎？元气为卫气之母，母余必益于子，子必赖谷气之余以养其母，然后元气得以固守人身，卫气得以长养气血，生生化化，上合天地，亭毒之功，为何如哉？然所谓目睛露白者，何也？盖因元气虚损，督脉缩急致睛上吊，所以有是证也，此非痘毒之故，惟为毒去之后，卫气受亏不能顾其母故也，治者多谓之风，诚为谬矣。无魂者不治，失意智而不省人事者，亦不治。但只露睛而无他症者，可以保元汤加陈黄米主之，盖人参固元，黄芪固卫，黄米又助胃气以益其卫，卫壮则能助其真元，斯其证可疗也。惟七日前睛露者，毒尚未解，母气即离，子气凋弊，其难治也必矣。

寒战斗牙

夫寒战者，阴凝于阳。阳分虚，则阴入气道而毿毿①作寒，不待疏而自战也。斗牙者，阳陷于阴。阴分虚，则阳入血道而两齿相剉作声，不待力而自斗也。七日前见寒战者，表虚也；斗牙者，内虚也。七日后见寒战者，气虚极也；斗牙者，血虚极也。气虚者，以保元汤加桂以温阳分。血虚者，以保元汤加芎、归以益阴分。有独寒战者，有独斗牙者，以一体治之。又有不省人事，闭目无魂者，谵语狂烦，寻衣摸缝，斗牙不已者，此皆气血将尽，毒伏于表之故也。若此特有一缕不绝之气而已，世欲求全生道，岂不犹覆水而欲再收，岂易易耶？

咽哑水呛

心之气举击，出于肺而为声，其喉之窍若管龠焉，金受火

---

① 毿毿（sān sān 三三）：形容毛发、枝条等细长的样子。

制之使然也。痘之发，气拘血载，奔行四肢百脉，因风邪阻塞腠理，痰唾稠黏有碍气道，其毒不能尽行肌表，故成咽哑。咽哑者，痘出气喉，初甚细小不觉，及至肌表之痘成浆，内亦成浆。其毒壅盛则气出，管龠窄狭，所以气举击出之声不清也。不清者，肺金之受害也。水呛者，毒壅会厌门也。然是门饮食所进之处，如饮汤水则毒碍其门，不易进纳而乃溢入气喉。气喉者，不受物之处，故发为呛也。或进谷食而不呛者，盖以食有渣，自能入其门，而非如水溢，不犯气道故也。七日前咽哑水呛，并为逆证。七日之后而有者，不待医而自愈，外痘结痂，岂有内之不痊者哉？故先贤用甘桔汤服于已发未发之前，盖所以清其气道不使毒之有犯，此预治之法，世不可去。若待证成而欲治之，可谓不通矣。

失血发泡

痘之发，惟在气不可弱，然亦不可太盛，太盛则恐伤其血。盖血失之由，气盛攻毒，为风邪阻塞清道，热盛火炽，而气与毒相夹交争，血不能胜，以致错经妄道，涣散无统，是皆气盛于血之患也。然则血之妄行，有从口而出者，有从鼻而出者，有从大小便而出者，有从阳疮而出者，有从痘毒而出者，悉皆不治。间有从鼻出者得生，何也？盖为气盛逐血，血载毒奔行周身，传注督脉，斩关而出，不犯其内，而故无所害也。至如口出并大小便出者多死，何也？盖因有犯于内而故有所伤也。若阳疮痘毒间出者，则为走泄，走泄多肉分空虚，毒无窠位，是证之由，非此而何及？至发为泡者，乃气有余而血不足之证。血虽载毒，特如羁縻①而已，终不能上附于气，使气分独盛，

①　羁縻（jí mí 及迷）：束缚、控制的意思。

有过本位，致津液随气呼吸上极，毒出之窦而发为水泡。凡气之过于盛者必噎，其所振所作如风之挠物者，然无所不及，无处不入。七日前若入于膈，则呵欠、噎嚏，其气渐泄，其痘不能起发员混，七日后若入于腹，则如雷作鸣，甚则饮水亦鸣，或便下气泄，其痘尤不能成浆，此皆气之所为。如此发泡者，以保元汤加白术、山楂少润，水气下行以平其气，治气之法，宁可补其不足，不可亏其有余。盖血弱一时不能补益，故补气之功易，补血之功难。盖气无形，血有形，血之为血，非五谷滋味精华其何能生化耶，若过于益，则又载毒泛溢，反为大逆矣。治者更能安其气位，则何患其血之不归附兮？

风寒两感

夫痘内毒所感也，风寒外邪所感也。若痘出不快，盖因风寒横塞，阻绝无路可出之故也。痘未发之初，以升麻汤、和解汤量轻重治之，既出之后不解，以保元汤加姜、桂主之，及至行浆之次又未解，乃以水杨汤沃洗，此汤之性大能涤去风寒。大抵治此痘之法，当以保元汤加姜、桂之剂，连服二次于前，而以水杨汤暖沃于后，内外相攻，风寒易去，其痘毒岂有不发之理？亦不可峻下，解散、发泄之剂皆伤气血，交会之机不然，致毒内攻不救，龟椟之毁实过归究者而谁与？

余热宜治

夫余热者，本虚热也，何哉？痘毒一解，则阴阳二分因而俱虚。所谓火从虚发之义，信不诬矣，然其热多发于午后，但观两脸赤色，乃其证也。盖虚盛则发热，热盛则谵语狂烦，此乃理之必然。若有此证不可作热治，即此虚阳动作亦必为之强阳前后，以保元汤加黄连，甚则大连翘饮主之，切忌妄加他药以致坏证，则变为危难而不可治矣。此等痘证最要预为调理，否则日久或疳毒，或眼目疳蚀，咽哑，风搐筋牵，睡露白睛，走马牙疳，诸疾皆自此而作矣，斯时而有斯证，岂不凛凛乎？其可惧兮。

痘出宜补不宜攻

惟天地以太和之气赋于人，而人得之以成形，形者气血之具也。夫气血犹天地之有风水，风水者，即天地之气血也，故人非气血不成形，气血非水谷不长养，信乎！天地人之大父母也，而人始终不能离乎天地。盖人之身根于内者，曰神机，根于外者，曰气血。气血者，神机之充，神机者，气血之帅，故二者旋相交养，此其生生之道存焉。然天地之元气大而难亏，否而易泰，吾人之元气薄而易坏，剥而难复，此不易之定理。及观圣人致中和而天地位、万物育，桀纣坏正道而伊洛竭、九畴①致，何则天地之气犹且难于攻也，而况于区区之人乎！故人之性命惟系乎补之何如耳，且痘毒客于百骸，必赖气血克制之力始得全乎生命，痘毒之发也，奔驰脉络间，血不纵其毒，乘载上行气分，不容其毒拘领逐散肌表，斯毒于元气无妨矣，有如顺水之载轻舟而又得风驾之力，尚奚不济，否则水不顺矣，舟不轻矣，使无风力，亦何有克济哉？是以毒苟既盛，使气血足以领载，斯正能胜邪，气血一败，斯邪反胜正，中气于焉不固神机，于焉不守神门，于焉不禁血，无气领毒反内攻，呜呼！元气至此直一线耳，苟非保元汤内固外护匡扶之力，毒之为害，曷可得而胜言。予尝痛用峻药者，特荆卿徒以一匕首刺秦王计耳，终非所谓长技万全也。每见杀害无辜，可胜叹兮！予且以峻药言之。峻药多热，其性趫猛，其气燥烈，儿服之后捶脏捣

---

① 九畴：指传说中天帝赐给禹治理天下的九类大法，即《洛书》。

腑，一时驾毒并气血冲达肌表。父母见之治者能之，未尝不见之一快也，殊不知寇盗虽出而内备已虚，宁可保其寇不复入乎！将见血气受害，真元愈耗。药不再峻毒，斯内攻一快之后，百悔并来，其儿不死而更何之？愚故曰：治痘宜补者，即王者专行王道，虽若迂缓而自有溢于天地万物也；治痘用攻者，即伯者务行伯术，虽若快利而却无补于天地万物也。世之懵懂，何不思之甚乎？古人以良医为良相，并而言之得无谓与，学者更宜潜玩①密察可也。

原保元汤制旨

制保元汤者，有自来矣。予幼时习痘一科，初视验吉凶，人云有眼力，犹今之村叟老妪涉历过多而能辨死生者也。虽则有得于毫末而所以然之，故不知从何来，从何而可，茅塞犹存。及观钱氏陈氏二家之说不一，各执己见，立方剂或寒或热，或补或泻，有所不同。每见人用此者多被折伤，然不知治各有旨，又不知治各有时，于乎惟人之生命为重，然因求其生而反得其死，故不敢效尤，掩而不习。及逾数年，予子丙患痘，少稀热极不发，迎医朱汝明往观之，曰内虚故也，用四君子汤加黄芪、紫草，一二服痘发足而解。后邻里盛行，夭死者纷然，见而怜之，遂窃前方素剂投施贫难，屡验，起死十余儿，渐得其间虚实之旨，即闻播于阖邑，车船迎接，殆无虚日，自揣不尽其术，恐陷于人，杜门辞之。或有越墙进而求售者，亦有各相罗拜而恳求者，势不可容于不为，遂流于斯业，且得汝明先生之方也。审此方与他法虽殊，但遇密盛者，则不能成浆干竭枯萎而死者，有之因自咎不精之罪，又欲掩而不行，却乃深究其义，忘废寝

---

① 潜玩：深入玩味。

食，一夕枕上遂遂然有得于心：此白术燥湿，茯苓淡泄其水之故，湿蒸之气不行而使然也，辟之甑中汤气上行则无物不腐矣，后用减去，应手如响，始得气血亏盈之理。然又患其药性太缓，发之不盛，恐越七日向表之限而更评论斟酌，乃加官桂以助其力，如东垣用补剂加姜、附之义也，而又得君臣佐使之法，既而用之久年，发无不中矣。予制此方之难，奚若登太行、陟^①剑阁而不以为难，今履此险，患不知其几虚惊耳。故以人参、黄芪、甘草三品之神剂加增保元，以其功能起死也，即东垣所谓去虚火之圣药，今用之于偶然，暗合其旨，百世之下，复继斯道于痘科，诚先生济世之心不泯矣。予又非汝明先生之传，亦何得而至此。汝明字敞名也，宪使公仲安之孙，业受舅氏张御医序之门也。

心鉴真言

予尝论治痘以气血为本，犹孟子论治国以仁义为要。故曰：气血者，治痘之心鉴；仁义者，治国之心鉴也。盖气居中君道也，血附外臣道也，气正道尊而能圆阳性能圆气之正也，能领_{领袖}血也，能拘不使血散，能含待时而发也，能光泽气足津液外壮也，能逐_{不使毒胜也}，能黄终始其功用也，能解气正毒自降也，血正顺道而能附_{附其气也}，能载_{载其毒也}，能制_{制其毒也}，能敛_{敛其毒也}，能红活和也，此气血各得其职也。气失其政则为热、为陷、为痒、为颤、为塌、为吐、为泻、为狂烦、为白、为灰色，血失其正则为寒、为痛、为滞、为谵语、为紫、为黑、为褐，此气血各失其职矣。若治气不足则毒内攻，治血不足则毒外剥，治气过于益则泡，治血过于益则斑，此又治者之失于变理也。夫气血之

---

① 陟（zhì 至）：登上。

所能所为，如君臣之协恭济时，浑然而得仁义中正之理，其盛衰之机，实关乎为政，非心鉴了然，奚足以察秋毫、别妍蚩①而施治，各得其当业，是者可不知其要哉？辟之帷幄之臣运筹决胜，其运用之妙存乎一心，苟不以心鉴为证，何以措其手足？窃怪庸医往往误杀赤子，假若一人害一儿，以天下计则日害万者有之，尚异知者，加功于予之心鉴。假如一人活一儿，以天下计则日活万者有之，盖可必也，譬诸太公之六韬、武子之十三篇，非妙道神机曷能作是书，以为后人临事好谋之鉴。呜呼！予敢以予言为治痘心鉴，不识知者可与我否也。

忌食毒物

痘之发系乎气血也尚矣。苟气血盛，则能归附成浆，而毒可解；若气血弱，则无所乘负其毒，而毒难瘥。所以有内剥不起，有起而不员混，有员混而不成浆，有顶陷而不起发之恶症，是皆气血之不自任故也。世之人不悟其理，以虫鱼腥膻毛血牙骨鳞甲等毒药投之，发其中气，以毒攻毒，理难并胜，痘亦不得已而出矣，少顷中气归复，气血不外旺，药气如少歇，则其毒反攻于内，其势转烈，更将何法可以治哉？以此论之，可见血气有乘载之效，用药有王道之大也。间有百数儿中，稍得一者，特其儿之气血本厚耳，治痘者可以一例行之乎？

杂证不治

痘之为证，五脏百骸无不振动，血气无不虚弱，如有杂证相仍，尤宜戒其峻治，然其杂证无日，痘证则有日矣。盖痘发于前七日，结于后七日，前后以十四日为限，治者无得急治其标而遂缓治其本，故治杂证一寸，则痘证落后一丈，杂证未瘥，

---

① 妍蚩（yán chī 炎吃）：美好和丑恶。

痘已先毙矣。治痘不可违限，有如此者，医家其可易哉？且痘之毒不解，则一病不去；痘之毒一解，则百病自痊。医之妙诀正在乎本上，用力果何在于一标哉？杂证伊何？或初出有眼目红肿而毒入于睛者，固宜治之，犹恐其睛突肿陷。有泄泻不已者，虽宜理之，尚恐其倒陷损塌，况治泻多用淡泄燥涩之剂，若用之，过则津液竭而血道闭矣。治目多用发散凉血之剂，使用之峻，则气血弱而毒倒陷矣。用药者如用兵，于不测其胜败之机，可不亿料哉？古人所谓出不得已而用之，是试良法也。

坏证不治

痘有坏证而世无可治之术也，盖气血不得任其所任，位其所位，致使人身阴阳错综经行之道矣。且人身有一小天地，气血有君臣之道，五内百脉无非气血所有，荣卫相生，仁义两立，如鱼有水，使气和于上，血附于下，尊卑之道不失，五内百脉固若金汤，则何有崩塌倒陷之祸？如气弱而不刚，血逆而不顺，痘之君臣各失其政，则何有协恭相济之道？且血随气行，犹臣听君令，故气不可亏而血不可盈，能调气血之亏盈，岂有坏证之患哉？

辨痘证似伤寒

痘之发必动于血，血动必犯气位，而热生矣，是为气血有碍百脉而然也。夫血载毒奔行气分而出，斯毒有定位，人身之经络亦必由此而虚耗错落矣。盖经络者，乃气血之道路也，固见影后六日，气血向外传腑，痘必七日发足，又六日气血向内传脏，必七日归结，为因脏腑受伤自能清理其脉络，非谓痘之能传于经也。痘亦借气血传足之余润而发而解，何哉？传腑气血从外生，气亦向外，痘至七日而发，传脏气血从内生，气乃归附，痘至十四日而敛，此其天地消长之道也。或痘出毒盛，气血弱而不能济其危，将何以实其虚耗哉？故经络无传，儿之生命不保，七日内传，外不足内攻而死，又七日传外足，传内不足，外剥而死。呜呼！于此足以见气血亏而不能胜其所胜，痘之传变如此，慎不可作伤寒治。先贤谓痘证似伤寒者，必有所在。后世为是医者，有误，盖以不明似之之义也。

辨胎血致毒

前人谓痘出之由，言小儿初生时口含胎血咽下，至于肾经以致如此。予谓非也，且儿在胞中，气团于内，血护于外，内外坚固，风气不通，惟脐带中随母呼吸水谷之气窜入儿腹，即胞浆是也，以此长养儿体。如血走漏，其胎不成，或有堕胎者，此则损伤胎血故也。及至降生，其根蒂脱于左肾，母气始离，而授于子气，即从丹田涌出，儿之口鼻郁闷不禁，头重于体，故从下踊跃而出也。岂有儿含胎血之理？间有降生之际，母血太盛灌入口鼻者有之。总如胎血灌入口鼻而咽下，肠胃开乳之后亦必从大便而出矣，夫岂有径入肾经之事乎？且肾有二，一为肾，一为命门，皆系于肋之尽处，权骨两旁，初无门路通肾，况血本有形之物，亦毋形之余，何由含儿之口咽下入肾脏，蓄至一岁及六七十岁而后始发为毒。且初生儿未经变蒸，一块气血天一生水，故始生三十二日，一变生癸，又三十二日，一变生壬，凡六十四日，气血始通，表里配合，足少阴太阳二经始能用事，其胎血又岂能久留于腹内，传入于肾经兮？予尝深究其言，诚为不通之说也。

辨斑疔变黑

痘初出有黑点子，世皆谓之斑疔。痘而有此则不能宣发诸毒，往往以针刺之，纳药于中，以待其发此，亦劫术矣。亦有浑身黑点者，前人谓之变黑归肾，予谓非也。盖血载毒上参阳位，阳不足，阴往乘之之故。又血与气交而不偶，不能复归本位。为因元气衰弱，不能续其卫气以制其血，乃自失其政而然。且血赖气而蓄，气不能蓄，血亦为之不荣，故致枯萎而黑，此亦理之必至。夫何疑之有兮？凡痘初出少稀，后更加密，则气亦因之而弱，不能助其初出者，血无领袖，一旦壅塞，几何而不枯耶？然痘初出则各经俱动，岂有肾不相干，毒既归肾，使能究之，又何有血载毒逆经而出之理？此以保元汤加芎桂补提其气，气旺则诸毒自发，黑者亦将转而为黄，此乃王道之大也。予尝尽心于此，屡试屡验，奈世之学者不明其理，竟以针刺致使气血愈泄，反因治而难救，杀害生灵，虽父母不知，其可哀也夫！

加减药味品性制法序

凡视证用药必先量儿厚薄，病势浅深，预将主方簇起，然后加则加，减则减，加则不可过于本方，减则不可失于本方，不然脱去本真，则不合制方伐病之旨矣。予因以己意加减，合宜惯熟之剂，并前后禁止、常用、暂用相便之法俱列于后，以告行道者谨之，且牛刀之技在熟，轮梓之巧在工，亦人之机变何如，虽吾子不能尽术，不足与议，其如悯生之心，切切自有不能已者也。

正　品

人参味甘，气温，升也，阳也，能益元气而和中，生津液而止渴。治痘之圣药，非此莫能保固元气之大本也。宜金井玉阑者佳。每用五钱至三钱，旋剉片用。

黄芪味甘，气温，升也，阳也，能补元气而益肾，温肉分而实肌。治痘用此，赖其里托外负，宣行王道，非此勿能治。宜箭干绵软不油者佳。每用七钱至五钱，旋剉，十日后痘发足未收，蜜炙用。

甘草味甘平，气微温，阳也，能解诸毒而泻火，健脾胃而和中。治痘赖以分理阴阳，佐正君臣之道也。宜坚实者佳。每用一钱至七分，寒则炙，热则生，常用加品。

加　品

官桂味辛热，浮也，阳中之阳，能祛风邪而实腠理，和荣卫以固肌表。治痘以其气轻浮鼓舞上行，能开荣血，黄芪借其力以达于表也。宜不厚不薄者佳。每用七分至五分，夏月三分至二分，去粗皮，剉片，七日后止。

川芎味辛，气温和也，阳也，能助清气而升头面，引参、芪以补元阳。治痘暂为引导上行之使。宜雀胸者佳。每用七分至五分，蒸润，剉片，七日后浆行足止。

当归味甘辛，气温，可升可降，阳也，治各有条，能生血止血，活血养血。治痘赖以助血归附气位，必加芍药以佐之，恐其活血流动，毒无定位。宜身大者佳。每用三钱至一钱，酒洗，剉片，焙干，暂用。

茯苓味甘淡，性温，降也，阳中之阴也，能利窍而去湿，止渴而生津。治痘不可过用，惟泻渴毒不敛而发水泡者不禁。宜坚白大者佳。每用二钱至一钱，薄剉片，暂用。

白术味甘，气温，可升可降，阳也，能利水道而除湿，益脾胃而退热。治痘不宜过多，非泻痢发水泡者不加，浆毒溢盛不结者多加不禁。宜於潜细白而坚者佳。每用二钱至一钱，洗去土，剉片，焙干，暂用。於潜取名。

芍药味酸平，性寒，可升可降，阴也，能健脾气而补表，止腹痛而收阴。治痘血散不归赖以收之而附气也，痘解不敛，赖以收之而成功也。宜白大者佳。每用一钱至七分，剉片，七日前少用，七日后不禁。

紫草味苦，气寒，能补中气而制诸邪，行痘毒而利九窍，不可过于用也。宜紫草染手者佳。每用一钱至七分，去土，以手断为米粒大，五日后不用。

陈皮味苦辛，气温，可升可降，阳也，能和中而益脾，消痰而行气。治痘专以痰涎壅盛者、气发泡者加之，不可过多。宜广东鲜黄大者佳。每用一钱至七分，浸洗去粗白皮，剉碎，焙干，暂用。

五味子味辛苦咸，气温，阴中之阳也，能降烦热，止渴生津，补肺气，滋阴益肾。治痘专止渴，不可去。宜比粗大滋润者佳。每用十四粒至七粒，漂洗净，焙干，暂用。

麦门冬味苦甘平，气微寒，阳中之微阴也，能清肺火而止渴，补心气而生脉。治痘专止渴，清肺不可去。宜粗大白净者佳。每用十二粒至七粒，酒浸，去心，焙干，暂用。

木香味苦辛，气微温，降也，阴中之阳也，能调气而破坚，和胃而辟毒。治痘平气止泻，渴不可过于多也。宜如枯骨粘牙者佳。每用五分至三分，旋剉片，暂用。

肉豆蔻味辛，气温，能止霍乱而温中，治积冷而止泄。宜圆大坚实者佳。治痘泄痢并水泻方加此，一时救急之味也。每用五分至三分，面裹煨熟，去面，旋剉，暂用。

鼠粘子味辛，气温平，能润肺而散气，利咽而退肿。治痘专解余毒，不可缺。宜饱满而新者佳。每用二钱至一钱五分，微炒，十四日后暂用。

荆芥穗味辛平，气温，阴中之阳也，能除风热而消毒，清肌表而利咽。治痘专退壅肿而解余热不可去。宜穗不宜茎，香鲜者佳。每用二钱至一钱五分，洗净，剉，十四日后暂用。

黄连味苦，气寒，升也，阴中之阳也，能泻心火而散痘，燥胃湿而厚肠。治痘专退余热，毒解之后脸赤潮热不可缺。宜川蜀坚实如金者佳。每用七分至三分，剉碎，酒炒，十四日后暂用。

山楂子味甘酸，气温平，阴中之阳也，能宽气消食，益脾去垢。治痘专平气解利，参、芪之滞间用不可去。宜赤大不蛀者佳。每用二钱至一钱，浸去核，剉碎，微炒焙干，十日后用。

糯米味甘，气温，升也，阳也。治痘专温脾胃之中气，不使毒内攻，制紫草之余寒，不使味伤胃。宜粗大晒过白者佳。每用不过五十粒，暂用。

陈黄米味甘，气温，升也，阳也。治痘专扶谷气以助卫气，益真气而和胃气。宜多年仓廪中香黄者佳。每用不过百粒至五十粒，暂用。

生姜味辛，气温，升也，阳也，能止呕和中，助阳发表。治痘不可缺，以其功能助参、芪之力也。宜老而生者佳。每用三片至一片，以意加减，常用，干者不用。

以上加品一十九味，各分常用、暂用，七日前、七日后，宜用之剂告诸治者，临时对证加入主方，不可过多满意，以乱阴阳之主政，若去十九味而加之，实害气血之乌喙也，子立治痘之法，但固元气为本，气固本立则毒不能外剥内攻，何必深求异举以害其正，然则固气之要非王道中之品味，孰敢当之？

心鉴辨惑总论

夫气血者，出于太极，阴阳气化而成；痘毒者，出于人身气血，异变而有。是故痘毒善恶出于荣卫，荣卫盈亏出于气血，气血虚实出于元气，元气厚薄出于太极，由是元气听命于太极，气血听命于元气，荣卫听命于气血，痘毒听命于荣卫，尊卑上下，相生制伏，各尽其道而不紊乱者也。观痘形色之象足以正太极之理，痘非太极所出，出于太极者，气血也；痘不能为形色，为形色者，气血也。是以荣卫制化形色之情，则亦见于太极，于此可见，太极之道无气不至，无物不成，万殊一本，至大至微，无不具其理也。凡出于异变者多致于伤生，过在任位不能顺听命之情，递相剥及元气之故，诚所谓虫生于稼，害稼者，虫也。予尝究痘出之理，血先至而气后也，血载毒出至表会气，气交于血，血会于气，气尊于中，血附于外，痘始形焉，气施令焉，血听制焉，于此足见气血有君臣济会之道。然而气血负毒出一步则内虚一步，气血负毒一日则内耗一日，痘有陷塌攻剥之患而不可救，实出于元气消烁，有如缸油尽而灯尽不明，田水竭而禾苗不秀，是任位者不能顺听命之情故耳。于此足见气血交会之难，何况投以发泄之剂而致内备虚耗乎，然则如之何则可？必须保元气以保气血，保气血以保生灵，犹国家之固邦本。予故得补益之旨久矣，又推及四时顺者，是毒听命于荣卫也，四时逆者，是荣卫听命于毒也，又何有春夏为顺，秋冬为逆兮？予知久雨亢阳则难于痘也，其时阴湿则天地之气厄塞，人之气亦厄塞，其时旱暵则天地之气散逸，人之气亦散逸。气血因而自病，则不能成痘之功也，务必加以温暖，则阴湿自解，旱暵自和，解则噫气伸焉，和则逸气收焉，诚能燮理人身之气，何患痘之不痊者乎？前人谓重变轻、轻变重之证，虽能言之，不能格之。予尝究其自矣，重变轻是任位之尽道也。毒初出虽密，气血丰盛，不失负载交会之情，是任位者任之，致听命者听之矣。轻变重是听命之不忠也。毒初出虽稀，气血衰离，有失负载交会之情，是听命者任之，致任位者不得任矣。

审其荣卫之弱而变者，则必有陷塌之患。世有生人香臭经水邪祟所犯之说，甚为不经，但所禁者，煎煿油烟，恐阳咽喉，致有不安，然亦无害耳。或者医不解理，强以辛燥恶毒发泄中气之剂投之，痘必随起随陷，治者见之不寤，已非反言触犯于乎，愚哉！以予断之治者之罪也。予治痘不使内虚，故恒无易变之患，是虽触犯庸何伤哉。亦有避风寒常温暖之说，实得治痘之要。如痘出不拘四时，要得和暖如春，使其气血调畅，斯毒可自释。慎勿以野处船居者为比，彼则自小风寒经疏，略加遮蔽，则亦和暖矣。前人又谓大小不一等之痘，今人呼为茱萸，妄立名色，非止一端，考诸方书，亦无此说。予尝推及大小者，是血载毒夹气而驰，有若喷唾杂然，而散大者如珠，小者如粟，此理必然。厥痘始终不能离乎豆之形色，无乃出于气血造化之机乎。窃惟宋钱氏仲阳先生所立小儿一科之鼻祖，而继之者陈氏文中也，二家治法之精，后世莫加焉。虽然钱氏治痘用百祥丸，则过于治矣，后人不得其旨者，未免致折伤之陋。陈氏用异功散亦过于治矣，且太阴肺经气所主焉，痘得气负之力而能外解，何乃反用木香散，令其肺气荡泄，则乌乎有制毒之功，又用丁香附子大热之剂，人之气血既弱而徒以热攻之，是犹铛中无水，更加以薪，则汤气又焉得而上蒸，以腐其物兮？或者钱陈之法多利于西北土厚风刮之地，气受必坚体，禀必厚用，此必中以上，皆未可为传世之要剂。东南诸家或有宗而用之者，是亦不知痘之理也。有已出未出之际，投以辰砂，言能解是毒也。噫！砂非独用之物，性能镇心气而不行大泄元气，心乃气血之主，俾心气不振，荣卫势弱，痘必陷而失色，予多见蹈此难而不救，又非服食误俗之可比，则何有解毒致稀之说兮？世用寒凉者，不足语其治也；用温热者，庶乎近于理也。钱陈之下治是者，杂然皆不得其门而入，乌足与语，治法之肯綮①欤。尝闻人传有药预投而服，则终身不出痘疹，岂理也兮？痘中于有生之初，寂然不动，感而遂通，此得人身之大造化也。人有三百六十五骨，应期变蒸诸骨十有三次，五脏六腑始能疏通脉络，行运气血于身。其蒸热之时，脏腑无不振动。变易之际，经络无不疏通。又或有伤寒风中吐泻六阳等证，诸疮痈肿丹毒，一身之间无不发泄过度，其痘毒尚不能一解，则何药可以解此毒耶？虽则东垣救苦散亦何益于是兮？痘必感天之乖戾，然后而发而解，如磁石引针，琥珀拾芥，以其性类之相感；若或以磁石感芥，琥珀应针，则不能矣。痘之解必假其气血，气血弱而不能制毒，又必借药物气味补益匡扶之力，非谓药能解是毒也。孟子曰：尽信书则不如无书。惟医书犹其难著，著必尽其术，庶乎有益于人。苟不尽其术则必误于人，误于人则人不信，人不信则医之道否，医之道否则人之疾难将何寄焉？夫我所谓以太极之理而证气血制毒得失者，盖太极之理界，吾人而施之以道，则吾心一，太极也；帅吾心之所灵者，太极也；体吾心之所动者，气血也；任吾气血之所施者，性情也。子原气血运行五内百脉而有君臣之道存焉，辟而能阖，大而能括，微而能入，高而能极，远而能致，顺而能守，逆而能济，其必出于性情，性情所出莫大乎仁义。仁义者，君臣之大业也。故处斯世非仁义，其可以立身行道乎？正气血非仁义，其可以临危施治乎？苟以吾心仁义调其气血，则气血之君臣无不顺利；以吾心仁义施之药石，则药石之君臣无不中节。古谓血气者，体阴阳

---

① 肯綮（kěn qìng 恳庆）：筋骨结合的地方，比喻要害或最重要的关键。

而言也；予谓气血者，尊君臣而言也。予知气血之有君臣，故尊君臣之道以济之，尚蕲执医柄者，以吾心为心，则何往而不利兮！不以吾心为心，则吾之说穷矣。得是道者能达性命之原，则太极在吾心矣。

秘传小儿痘疹经验良方口诀

夫人生世间，至灵至贵，此身难得，因果非轻。凡有疾病，必须医药以保天年。最是小儿痘疹一症，自古迄今无正经论。虽有王、谭、钱氏及《千金》《圣惠》《普济》诸家方书，亦未能究其病源，多用消毒清凉等剂。因此耗伤真气，不救者多矣。更兼人家生患痘疹，往往拘泥鬼神，不肯服药，遂致夭丧。其间有得更生者，亦且月日迁延不得时安可。予因视亲游宦①，传得小儿痘疹一宗方诀，累试累验，百发百中，活人者多。切见痘疹盛行，夭折死伤不可胜数，声闻哀痛，岂皆鬼神刑害而致死耶！盖因痘疹生发非时，不肯服药之故。因检寻元传小儿痘疹形症一宗方诀，同医官余提领补，考药品，发心盟天，印施此方。如有贫穷无力医救之家，又当施以药饵，教之如法救疗，使人人寿考得终天年，以见幼吾幼以及人之意。

大同府奉钦差巡抚大同都察院右副都御史李钧旨，当职传得痘疹一方，至简至易，屡试屡验，万中不损一人。故使出传四方刊印数千张，贴于通都大邑，使人人通知，小儿全活，亦慈幼之事也。

---

① 游宦：远离家乡在官府任职。

论生死诗括

如麻带紫一片红，毒凝血凝若斑纹，非遇神仙难换骨，庐医虽巧莫施功。

速用清热散毒、解表凉血为上，若痘红紫散斑退，显出粒数清明者，有可生之理。

稠密森森势若烟，色如脂点锦如绵，昏暗无光皆是死，此等证候实难延。

解毒化斑、清热凉血为上，如初起则稠密，若退复明，如粒数随长者，有可生之理。

先惊后痘不须疑，痘后惊来实不如，看痘稀稠疏与密，若还生死决相殊。

无非热盛痰壅，宜清顺之可也，如惊痘色粒数分明，惊来即去，无害，但后惊多有变他症，如加泻痢则重。

模糊粒数不分明，舌转囊拳痘更凶，热毒攻心成搐搦，须教目下命遭倾。

宜清豁痰解毒为上，如若惊搐痘转，还变为好即不妨，无非热极所致。

头肿如瓜痘不兴，皆因毒隐在其中，若逢泻利无休息，纵然痘发亦虚脓。

宜清肿消毒和内可生，若痘色与皮肉一般，肿根窠红润决然无事，如肉肿痘不肿，无可治之理，必难也。

咬牙寒战甚艰难，痒塌须知渴饮泉，泄泻腹胀头温热，足冷如水岂有痊。

此是气血两虚，宜补里充灌气血为主。痘色痒塌有脓水，来如声哑气促，饮食壮健决无事，如若初来之际，至期不起，始终无脓，难治也。

遍身臭烂又无脓，皮烈清灰毒不攻，口渴无神寒战栗，华佗妙剂也难通。

必须攻毒排脓，托里为上，如痘色臭烂，有脓者生，无脓者，必使皮肉毒干枯，崩战掉摇，好饮水，必难也。

热极迷乱叫艰难，毒气冲心不可安，七孔多流鲜血出，定知死候不须参。

必须大解热毒，内助发毒，此十难救一耳。如痘出之时口鼻须有血来，无非是肺胃间热极。

几点靥来螺斑大，青紫红灰不一来，任是神仙终莫救，胃烂唇崩状万端。

此皆当时热极，痘见标之时，复感风寒，使邪毒外泄，不能返攻内脏，决无可生之理，万中难救一耳。

紫黑干枯目无神，茱萸顶靥毒不攻，灰陷微脓终可治，恶候加临枉用心。

紫陷干枯必须内托活血为主，如无脓干涸如茱萸者，只要四围红活还有可生，灰陷有脓终须不死。

胸前背后毒疔攒，便是灵丹也要难，如若四肢皆可处，阴囊知命总无安。

但有胸前背后必是难处，惟在他处不可挑之其毒，用药点之内托，内疮毒甚有可生者。其死生变化无穷，痘变化其形万状，难于尽举，略言大概，则一举而尽也。其临证观视轻重吉凶无逃于双目，机变之妙在人以智悟明之。夫痘有气多而血少，有血多而气少，有气盛于邪气者，有邪盛于气血者。盖气有余而血不足，其痘四围灰淡全无润滑之色，其痘必突而起。其血有余而气不足，乃四围红紫如胭脂之状，顶伏而起，此气不能领血之所行也。毒有余而气血俱不足者，其痘隐而不发，其痘黑而石红及淡而灰。此皆毒盛而正气衰，治法强者伐而弱者扶，气血损者询经络而治之，无不效也。

论一日轻重变化

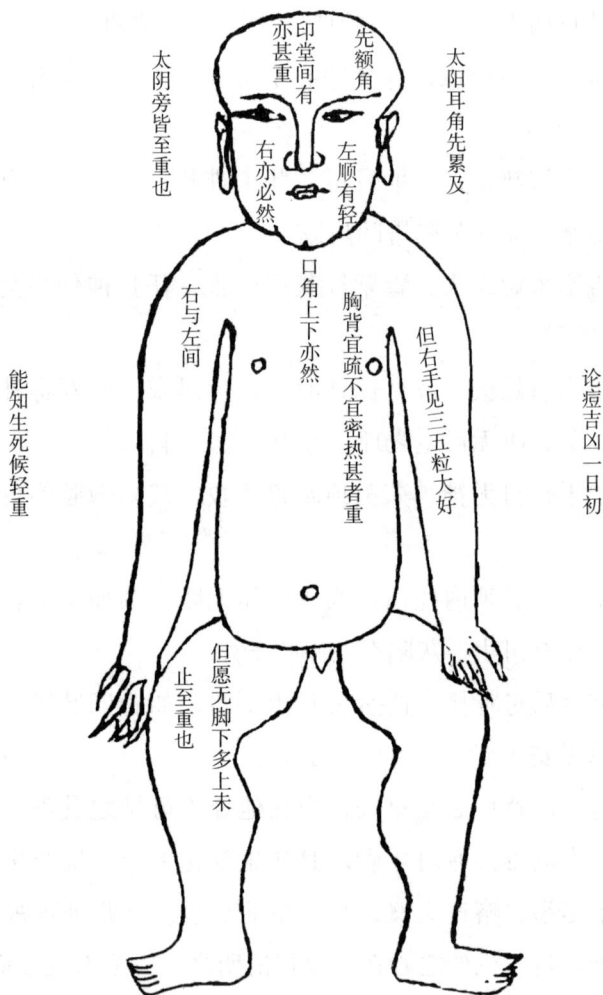

印堂间有亦甚重

先额角

太阴旁皆至重也

太阳耳角先累及

右亦必然

左顺有轻

口角上下亦然

胸背宜疏不宜密热甚者重

但右手见三五粒大好

右与左间

论痘吉凶一日初

能知生死候轻重

但愿无脚下多上未

止至重也

　　夫痘初起之际，须禀节疫之气流行，无免因其情之所感，伤于风寒，饮食寒邪感于内外而热毒蒸于内，有诸失治，能成痘疮。盖此无非是热与伤寒相似，手足而寒冷，自然壮热，可与清解，使气血进退，脉络无阻，邪毒不侵，宽机标散，内清外解。初热一见红点之时，须忌风寒、生冷等物，秽恶之气，勿令变化轻重之发也。

论二日轻重变化

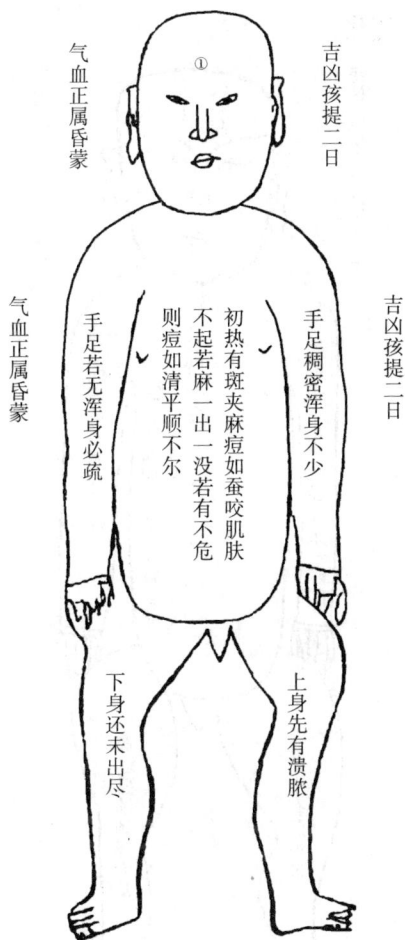

气血正属昏蒙

吉凶孩提二日

①

气血正属昏蒙

手足若无浑身必疏

初热有斑夹麻痘如蚕咬肌肤不起若麻一出一没若有不危则痘如清平顺不尔

手足稠密浑身不少

吉凶孩提二日

下身还未出尽

上身先有溃脓

夫痘初毒虽热尚清而得其平，热得其毒必致其盛，但痘先热可以伐其来势凶，悔吝无二三日间为验识矣。来如麻者，来

---

① 头面部文字漫漶。

如蚊蚤所咬者，吐泻、发惊、鼻出、肚腹头痛、腰痛皆势毒之致，麻蚊蚤咬清解之，如吐泻清和之，惊者清毒解痰，血者清热凉血，腹痛者和调其不足，解其有余，清平热顺，何害之有哉？

论三日轻重变化

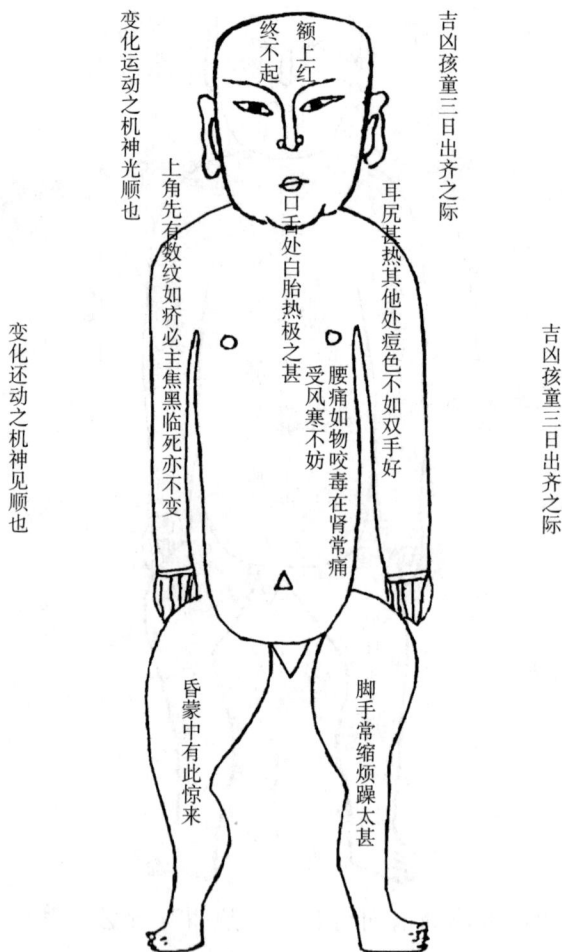

凡三日前后出齐之时，浑热得温，和气色红润，精神清爽，根窠分明，饮食如常，大小便清利，此乃气清血附，其毒外扬，

顺，不必治自愈。为恐受风邪热毒，变化焦黑，发狂吐泻。不可用凉药水凝气血，可用温和散解。

论四日轻重变化

额前有一粒大者名贼痘

口唇多片必是肺热

毛腕红一见必防有变

肿起必手毒壅不妨

项如针眼，毒不逞行

肚腹手足下身等处皆好

胸背不起则不如

肚腹头背亦可验也

脸上分明，四肢必顺

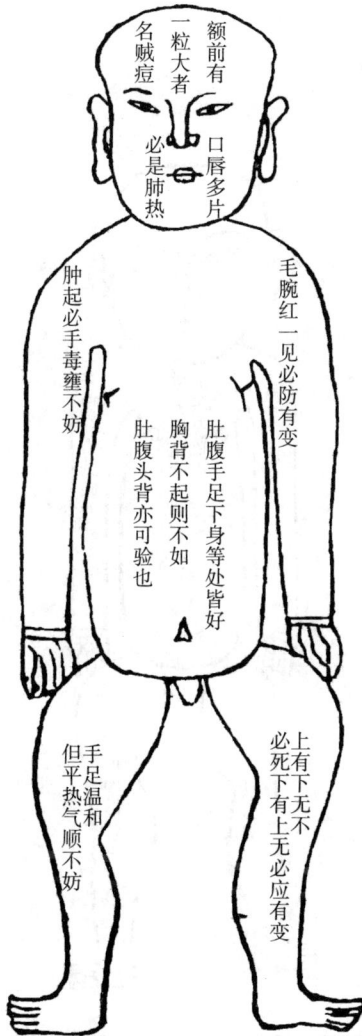

上有下无不必死下有上无必应有变

手足温和但平热气顺不妨

凡于四日正，乃胀于萌芽，热毒郁气血，皆蒙邪正之并也。四日之痘，正是出齐，长之热平气顺，浮于皮肤，气血光明而日长夜盛，如或口渴、肚痛、泻痢、惊来寝不安睡，此热之极也。四日之变化调理之法，不致于热于寒，半补半清半解，清补肌肉，气血得和，经络宽舒，肌肤松畅，而毒得于外。四日变化之痘不得不为之防也。

论五日轻重变化

痘于五日之际，毒势强，热疮愈，盛壮发于外，顶起碍指，光滑明润，不甚热，饮食不呕，大小便清利，皆五日之吉。顶陷灰白，与出齐三日，平于皮肉，大发或黑陷，腹胀，泻利，

日长夜盛，如或口渴、肚痛、泻痢、惊来寝不安睡，此热之极也。四日之变化调理之法，不致于热于寒，半补半清半解，清补肌肉，气血得和，经络宽舒，肌肤松畅，而毒得于外。四日变化之痘不得不为之防也。

论五日轻重变化

呕恶，气粗喘，昼夜不眠，饮茶水，头温足冷，青血紫，枯燥不润，皆五日吉凶之变化也。

论六日轻重变化

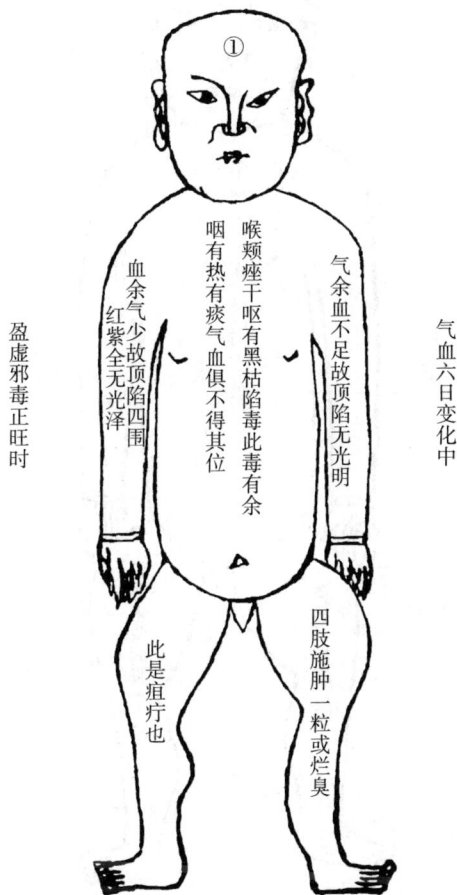

气血六日变化中

气余血不足故顶陷无光明

喉颊痤干呕有黑枯陷毒此毒有余

咽有热有痰气血俱不得其位

血余气少故顶陷四围红紫全无光泽

盈虚邪毒正旺时

四肢施肿一粒或烂臭

此是疟疔也

六日全赖气血壮盛，脾土强健，饮食调和，外避风寒，滋助内毒，润血化毒成脓，气平自和顺。不许风邪于外触其毒制，盖惟保养珍重而已。

---

① 此图额头部字迹漫漶不清。

论七日轻重变化

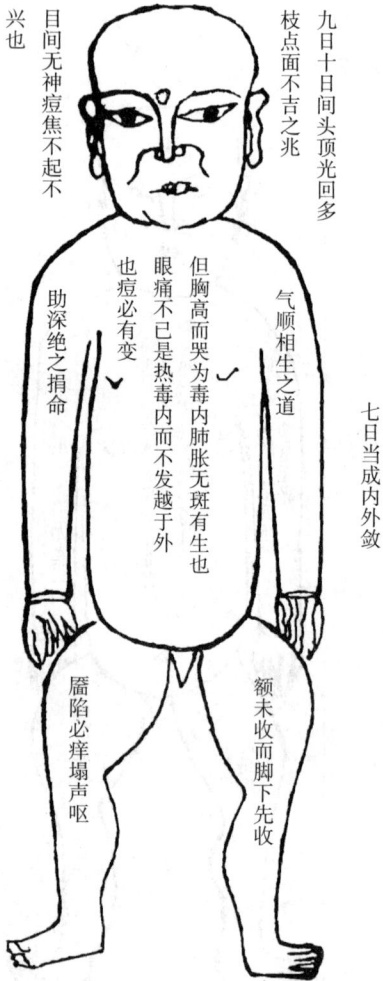

目间无神痘焦不起不兴也

枝点面不吉之兆

九日十日间头顶光回多

但胸高而哭为毒内肺胀无斑有生也

眼痛不已是热毒内而不发越于外也痘必有变

气顺相生之道

助深绝之捐命

气血调和毒自化

七日当成内外敛

靥陷必痒塌声呕

额未收而脚下先收

　　七日正当满足灌脓之时，饮食健，精神倍，痘气血，腾遍身，痛平顺，可知其毒之盛，此不必疑。若不起成泡之状，紫泡哑，气急痰涎，两手作痒，此皆有他变，痛则为实，痒则为虚。七日之痘，正气上固，而邪气自散，气能和血，血能和毒，岂伤命者分？

论八日轻重变化

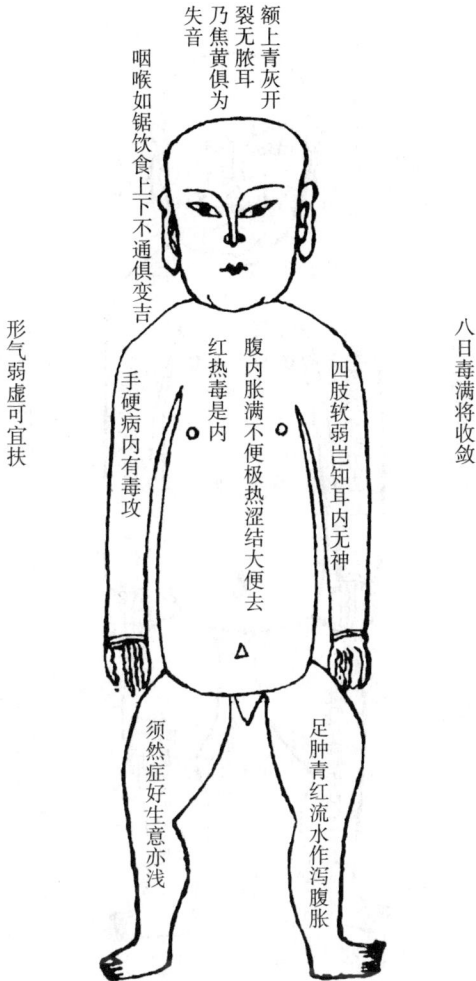

额上青灰
裂无脓耳
乃焦黄俱为
失音

咽喉如锯饮食上下不通俱变吉

形气弱虚可宜扶

腹内胀满不便极热涩结大便去

红热毒是内

手硬病内有毒攻

四肢软弱岂知耳内无神

八日毒满将收敛

须然症好生意亦浅

足肿青红流水作泻腹胀

八日之际，毒成气化，血实而脓毒化，而成员光立绽，红白分明，痘灰淡及水疥之状，痒塌无脓，更靥回者。遍身瘥时，皆非真实有脓，结完名干涸而毒，烧烁不能奔毒于外。有等之痘淡红，疏大如脓，此当焦，七八日之间不疑也。

论九日轻重变化

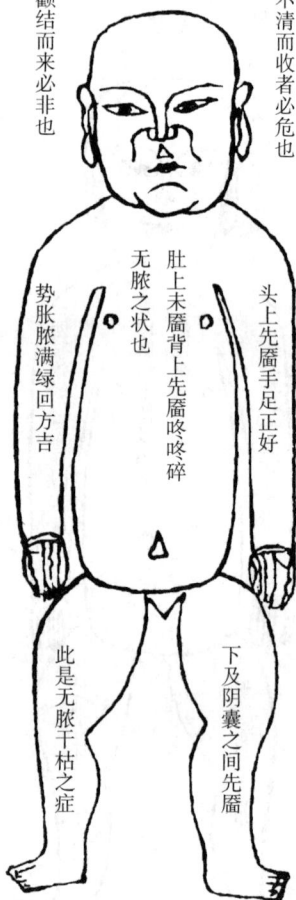

边颧结而来必非也

脓不清而收者必危也

血禀毒势将除周全

势胀脓满绿回方吉

无脓之状也

肚上未靥背上先靥咚咚碎

头上先靥手足正好

九日气候红黄绿转

此是无脓干枯之症

下及阴囊之间先靥

　　九日之间，收成之理，将有大半，光明润泽，饮食动静与常人，鼻嘴角皆心回浆之意。若声哑气急，以增热极，或吐泻，痘变伏皮皱者，此是元气虚弱。九日间，浑身立地收有半脓半水，四肢脉络作毒之处生意不作，毒成痒塌而死矣。

论十日轻重变化

如黄灰色者
重
如黑黄色者轻
有脓红者轻
无脓白者死

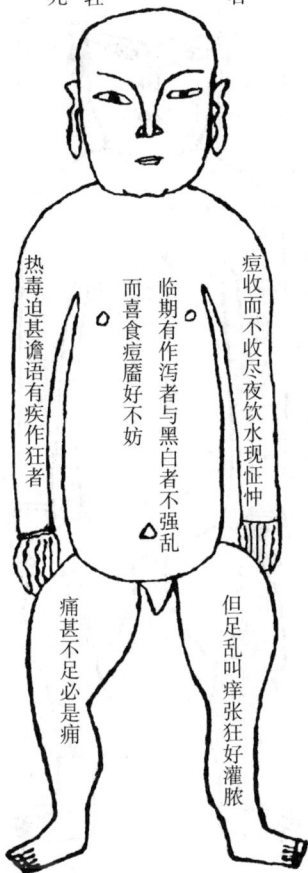

痘收而不收尽夜饮水现怔忡

临期有作泻者与黑白者不强乱

而喜食痘靥好不妨

热毒迫甚谵语有疾作狂者

正气固而天命亨

十日发散而元复

但足乱叫痒张狂好灌脓

痛甚不足必是痈

十日之期，色轻苍蜡，如葡萄之态，脓满回绿转焦，饮食增加，无他症焉，此成顺意也。或饮水壮热，烦闷，看痘色有脓水，声音不哑，此无事。若斗齿作寒，皆气血两虚，内毒怫郁，更加手足措乱，动者难也，气血之衰，调补为上策也。

论十一日轻重变化

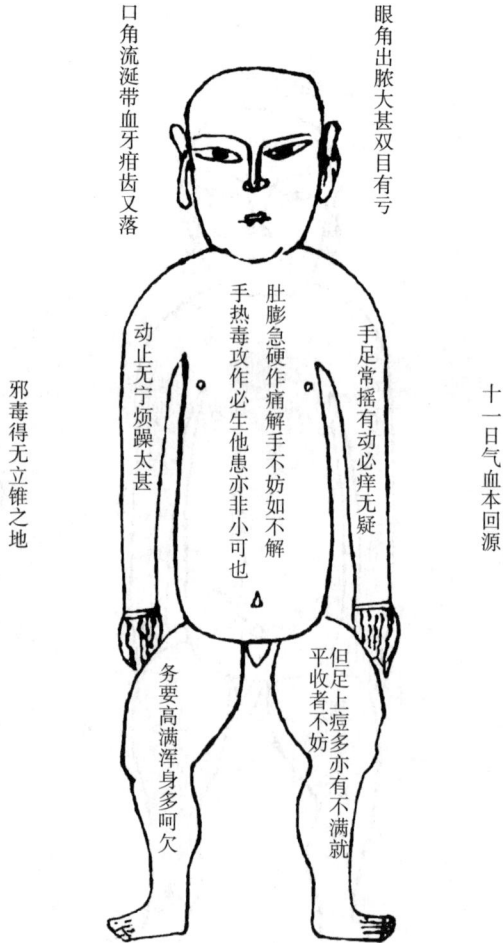

眼角出脓大甚双目有亏

口角流涎带血牙疳齿又落

手足常摇有动必痒无疑

肚膨急硬作痛解手不妨如不解

手热毒攻作必生他患亦非小可也

动止无宁烦躁太甚

十一日气血本回源

邪毒得无立锥之地

但足上痘多亦有不满就

平收者不妨

务要高满浑身多呵欠

　　十一日之际，如果熟蒂落，脓收血焦，无事当靥，不靥痒塌，寒战咬牙，泻痢腹胀，头温足冷，闷乱，皆是虚寒。如痘无脓之变，如声不哑不动，或作肿毒，无事。又有一等之痘收，毒气犹有余，当焦而不焦，作渴作惊，气血不能收敛，清解其毒物于内脏，解其外，恐其余毒作害亦不小也。

论十二日轻重变化

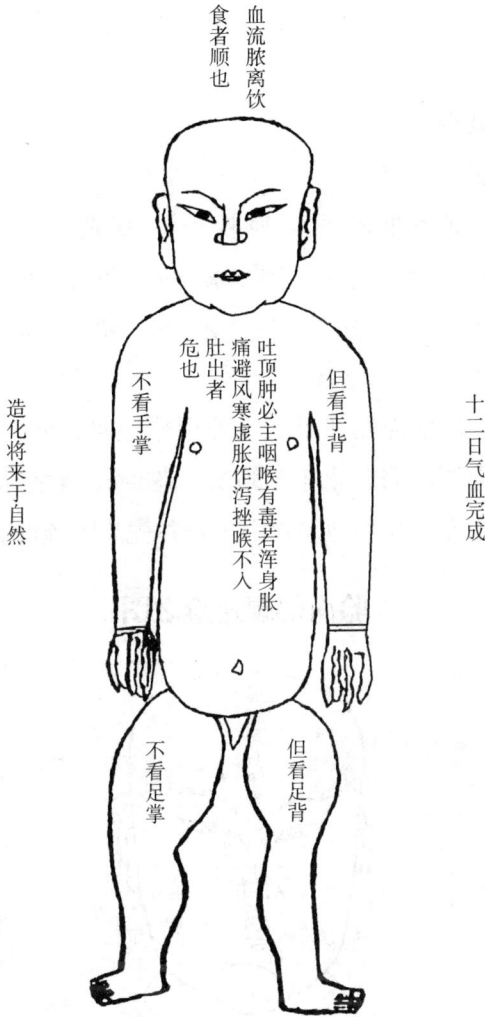

血流脓离饮
食者顺也

造化将来于自然

吐顶肿必主咽喉有毒若浑身胀
痛避风寒虚胀作泻挫喉不入
肚出者
危也

不看手掌

但看手背

十二日气血完成

不看足掌

但看足背

十二日而满期，是焦回靥落之际，头上焦回至于胸膈之间，手足或腹肿灌脓满，从上节节缓缓而靥下者，美。或当靥不靥，狂言而见鬼红紫之色，吊住不靥，热毒迷甚大。宜清解为上，使一杯之水而能救一车之火也。热极密至，尽期平平，而脓始终不满，二三日之间，浑身变作臭烂，脓血淋漓，饮食壮健，无事。痈毒痘疔，生于胸前、腰肾之间至重，红小者生，黑大者死。

金丝保婴丹

稀除痘法。

金系草　苦丝瓜各三两　辰砂二两　雄黄　全蝎二两　穿山甲二两　胡黄连一两　龙胆　芦荟各一两　砑片二钱　人中白一两　防风　荆芥各一两　牛黄　天竺黄各二钱　麝香五分　儿脐带一百个，火为法，煅

各为末，用蜜为丸弹子大，外用蜡包裹，勿与泄气。每岁孩用一分人乳调与服，永不出痘矣。临时出痘之际与服，减半则无忧，宜此方经验如神。常山王丹谷先生专施此方，屡验。

验面部顺逆险之图

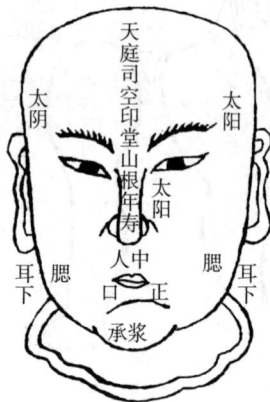

凡圈内白者，气也；圈外黑者，血也；圈内之圈者，陷也；圈外黑散者，血不附也；圈内黑圈者，血干也。以次开列于后。

气血亏盈论

痘之为痘，不可使气血之有亏。盖气体天而常亲乎上，血

体地而常亲乎下。顶陷则气亲乎下，而气失其职，泛溢则血亲乎上，而血失其职，必须益气之亏，引血而入血，入气盈上则能制血之有余，庶可以保合太和扶抑，可无倒陷泛滥之弊。

痘形状论气血之图

血痘：气不至，不成圈；气不及，血载毒入内攻此，元气损不治也。

陷痘：气至，不成圈陷，气不续，毒不化浆外剥，此生气亏，急治可愈。

夫痘陷有五：一黑陷，二血陷，三紫陷，四白陷，五灰陷。黑陷者，为初出稀后加密，阳会阴之次，阳弱不能续其初出，血无气养，故枯萎而黑陷。血陷者，血盛于气，气弱不能拘领其毒，久则变而为紫陷。紫陷者，为气愈虚，血无气蓄，毒益盛，负载不前，血亦为之离去。白陷者，为气不足，其血亦弱，弱则度而为灰陷。灰陷者，气血衰败而不荣也。此等之陷，一皆气之虚损使然，如折奇花，少顷生气绝，则憔悴不荣矣。或问痘疮投紫草饮固好，亦有不胀者何？按本草云紫草性寒，小儿脾气实者，或尔偶中，脾气虚者，反以为害。如戴氏方名紫草茸饮，后人讹传此方，缺其茸字。盖茸者春月终生之芽，色泽而红嫩，得阳气之使然，以类触类，所以用发痘疮故效，但罕得嫩茸，后以紫草头仅半寸者代之，即与茸初萌处同类。今人不达其理，遽全用之，有脾虚者服之泻作，疮陷不救者多。予尝目击其事，深为可伤。凡治痘疮不可不明此理。盖戴氏紫草茸饮内有人参、黄芪、当归、白芍药佐之，故用验矣。

跋袖珍小儿方后

大中丞古杭江楼钱公奉勅提督闽广诸藩抚赣，百度具举，四境肃清，经略之余，尤慨医道不明，极力崇重，索古方书，拔民间子弟教而习之。督率作兴，赉予周悉，恩至渥也。郡有旧刻《袖珍小儿方》者，悬图示象，立论著方，深有裨于医道，岁久不便检阅。公辄念世德，自宋迄今以医名家，矧是书又源流于钱氏者，乃命郡卒陈琦翻刻，尤患鲁鱼亥豕，讹于侍史，校正之责，复诚是委，诚祇承德意，参互考订，共服惟谨，越二朔而告成。窃惟天地以生物为心，仁人以好生为德，我公发迹医士，早登科第，扬历中外，凡三十年，德被生民，功施社稷。且犹视匹夫不获如恫瘝，乃身凤夜思，拯此书之刻，仁虽切于救民，而忠孝之美于兹兼备。业是业者心，公之心，精其义以辨证之根源，神其方以尽医之妙用，则医道明，民生遂，而泽被于天下后世矣。公之仁，宁有既乎？噫！阴阳不和，燮理之功在良相；荣卫不和，调理之功在良医。古人以良医拟于良相，昭其功也，可不慎与！

嘉靖壬辰季冬望日赣州府儒学教授琼山吴诚顿首谨跋

校注后记

一、《补要袖珍小儿方论》的成书年代与版本现状

根据《补要袖珍小儿方论·序》记载，《袖珍小儿方》六卷成书于明永乐乙酉年（1405）。《补要袖珍小儿方论》十卷成书于明万历二年甲戌（1574）。《袖珍小儿方》作者徐用宣，生卒年不详，明代儿科医家，衢州府（今浙江衢州）人，世医出身，晚年精通医术，尤精于小儿科。他搜集小儿诸家方书，以《小儿药证直诀》为基础，参附己意，择取良方，汇成《袖珍小儿方》十卷。此书分72门，收624方，证治详备。1574年庄应祺增补为《补要袖珍小儿方论》。庄应祺，生卒年不详，江苏常州人，明万历二年甲戌（1574）太医院吏目。

明永乐乙酉年（1405），徐用宣写成《袖珍小儿方》，至嘉靖十一年壬辰，先督抚庆台江楼陈公重校，即为现存最早的版本，即明嘉靖十一年壬辰（1532）赣州陈琦刻本《袖珍小儿方》六卷。明万历二年甲戌（1574），赣南巡抚李棠三子病腹满、腹泻，被医生贻误病情后，遂取《袖珍小儿方》阅读，发现此书内容详实，小儿疾病方证论述全面，因此，上书朝廷，由太医院吏目庄应祺督同孟继孔、祝大年详细校对出版，即为现存版本——明万历二年甲戌（1574）太医院补要校刻本《补要袖珍小儿方论》十卷。

安徽省图书馆藏有明嘉靖十一年壬辰（1532）赣州陈琦刻本《袖珍小儿方》六卷为最早版本，笔者已经与底本核对过，其虽分为六卷，实际内容比底本五卷内容还少，如底本卷一包括"初涎论"，此版本归入卷二的内容；底本卷四"伤寒方

论"，此版本归入卷六的内容；底本卷五中"疟症方论""积滞方论""脾胃方论"等内容，此版本中未见。

《补要袖珍小儿方论》（以下简称《方论》）是一部儿科疾病辨证施治的专著。是书共十卷，编者以《袖珍小儿方》为基础予以校正补充而成。卷一主要叙述幼科脉诊与望诊及初生儿病候处置方法，并载诊法图多幅。卷二至七为诸病方论，以小儿各科病证分类，收方六百余首，明示诸方主治。卷八论述痘疹之由、顺逆变证及治方，内容颇多参酌陈文中之《小儿痘疹方论》。卷九收载蔡维藩著《小儿痘疹方论》。卷十为幼科病灸治法，收录《小儿明堂灸经》全文。本书理论上推崇钱（乙）、陈（文中）二氏，于伤寒、疳证、疟证，则分立专卷予以阐论。笔者拟就以下几方面对该书的学术思想作一浅析。

1. 明辨小儿生理病理特点

《方论》尊崇钱乙提出的小儿生理上"脏腑柔弱"，"五脏六腑，成而未全……全而未壮"以及病理上"易虚易实，易寒易热"之说。基于小儿生理发育尚未成熟，生理机能尚未健全，因而发病容易，传变迅速的特点，《方论》对小儿疾病的治疗特别注重其寒热虚实之辨析，用药反对妄施攻伐。如对于疳病的认识，认为疳病的发生，有寒有热，"有因潮热大汗，下利无禁约，胃中焦燥得之者；有因伤寒里证，冷快太过，渴饮水浆，变而生热，热气未散，复干他邪得之者"，因此表现出"寒热时来""壮热恶寒"等"易寒易热"的症状，具有独特的病理特点。对于腹胀的治疗，认为"小儿易为虚实，脾虚不受寒温，服寒则生冷，服温则生热"，其患病之后，初起一般为实证、热证多，而且容易出现阳热亢盛以及津液耗损，因此反对过用补

补要袖珍小儿方论

四一四

药，恐辛温大热之药益火助热，主张清补同用。

2. 提出小儿望诊辨证方法

在诊断方面，《方论》根据"小儿多未能言"和"脉既难凭，必资外证"的特点，重视望诊。如在"五位所属"中指出："心为额，南方火；脾为鼻，中央土；肺为右颊，西方金；肾为颏，北方水；肝为左颊，东方木也。"左颊、右颊、额、鼻、颏分别归属于肝、肺、心、脾、肾，是其各脏腑之精气反映于面之部位，病虽未发，其实已现，便可作为诊断的依据。在治疗方面，本书论述了涎病、疳病、惊风、伤寒、热病、五官疾等各种疾病，其治疗遵循五脏辨证纲领。如在"眼目方论"中指出："目内赤者乃心家积热上攻，亦导赤散主之。淡黄者心虚热，生犀散服之。青者肝热，泻肝丸主之。黄者脾热，泻黄散主之。眼目视物不明、不肿、不痛、不赤、无翳膜，或见黑花无精光者，是肝肾俱虚，不可便服凉药，宜地黄丸主之。"这些论述不仅可以用来诊断治疗五脏病证，而且可作为通过五脏辨证来治疗面目疾病的依据。

3. 强调顾护脾胃之气

脾胃为后天之本，小儿"脏腑娇嫩"，"皆未坚固"，又因小儿寒暖不能自调，外易为六淫所侵，内易为饮食所伤，用药应注意固护脾胃，不可妄用寒凉，故《方论》选方用药，时时顾护脾胃之气。如论泻肝丸治肝热抽搐，因方中有苦寒之品，故"炼蜜和丸，温水化下"，使其勿伤胃气；"白饼子治壮热"，方中虽有巴豆，但以糯米粉为丸，并且"量小儿虚实用药"，"以利为度"；香连丸治泄泻与冷热痢，特以栗糊为丸，米饮下，确无伤胃之虞。此外，《方论》载方642首，而其中用"面和丸""麦糊丸""栗糊为丸""糯米饭和丸""蜜丸"以及"米饮下""乳下"等方法三百有余，悉合扶脾养胃之义。治疗中注重调理脾胃气机。如异功散十一味治"里虚泻甚"的脾胃虚弱而兼气滞之证，方中以四君补脾，加陈皮、木香、厚朴、豆蔻理气宽中，补而不滞；加味白术散以四君伍藿香、木香、葛根、豆蔻，补脾益气，畅达气机，升举清阳，使脾气升则健；肉豆蔻丸七味在肉豆蔻丸的基础上加木香、砂仁、白豆蔻，通涩并投，有出有入，旨在斡旋脾胃气机，以期运化功能之恢复。由是以观，《方论》治疗小儿脾虚胃弱之证，不在补脾而重在运脾，颇具特色。

4. 寒凉辛温治痘疹

《方论》既不拘泥钱氏"寒凉法"，又推崇陈氏"温补法"治疗痘疹，而其关键则在于辨证。如在痘疹痒塌之时，钱氏主张大剂量苦寒以下之，陈氏则主张桂丁之热以补之。《方论》既谨遵《钱氏小儿痘疹药证直诀》，又参照《陈氏集验小儿痘疹方论》，强调以临床实际为据而辨证治之。钱氏认为小儿痘疮，其初不免乎发热，故用辛凉之药发之，其末多伴烦躁，大便不通，故用苦寒之品以攻之；陈氏认为，"痘疹已出未愈之间……先与十一味木香散服之，以和五脏之气，后与十二味异功散送下七味肉豆蔻丸，以助五脏六腑表里之气"，故用和中法，取正气实邪气未有不去之意。陈氏、钱氏诸名医方论虽殊，意各有在，"善用者随证施治，不善用者误矣"。

5. 独创灸治法

《方论》认为用药物治疗小儿疾病虽可获效，"然治疗之功药有不能使其全愈，皆凭灸法"，故"今按明堂之内精选小儿应验七十二穴，并是曾经使用累验神功"。运用方法主要有点灸法、下火法、用火法。同时指出了小儿灸法的禁忌症，如"人神所在不宜灸""新忌旁通不宜灸"等，并配以图谱说明，为临床上用灸法治疗儿科疾病提供了依据。

尤其值得一提的是，庄应祺补辑的《补要袖珍小儿方论》卷十的"秘传看惊掐筋口授手法论"是最早的小儿推拿专题文献。其中，首次论述了三关、六腑等小儿推拿特定部位的定位、操作和主治，并配有手足推拿穴位图谱。还记载了掐、揉、按、推、擦五种手法，及龙入虎口、苍龙摆尾两种复式操作法，比以前的小儿推拿方面的记载，其内容要全面和完善了许多。

综上所述，《方论》集明代以前儿科之大成，全面系统论述了小儿的生理、病理及其常见疾病的预防、诊断、治疗，不仅推动了后世儿科学的发展，其学术思想也影响着其他学科的发展。《方论》对儿科疾病之生理病理论述精当，诊治方法详备实用，具有较高的学术价值。但是，由于该书现存版本数量不多，医者对其学术理论及临证经验知之用之较少，因此，对其学术思想进行深入探讨与弘扬实有必要。

总 书 目

医 经

内经博议

内经精要

医经津渡

灵枢提要

素问提要

素灵微蕴

难经直解

内经评文灵枢

内经评文素问

内经素问校证

灵素节要浅注

素问灵枢类纂约注

清儒《内经》校记五种

勿听子俗解八十一难经

黄帝内经素问详注直讲全集

基础理论

运气商

运气易览

医学寻源

医学阶梯

医学辨正

病机纂要

脏腑性鉴

校注病机赋

内经运气病释

松菊堂医学溯源

脏腑证治图说人镜经

脏腑图书症治要言合璧

伤寒金匮

伤寒大白

伤寒分经

伤寒正宗

伤寒寻源

伤寒折衷

伤寒经注

伤寒指归

伤寒指掌

伤寒选录

伤寒绪论

伤寒源流

伤寒撮要

伤寒缵论

医宗承启

伤寒正医录

伤寒全生集

伤寒论证辨

伤寒论纲目

伤寒论直解

伤寒论类方

I

叶氏女科证治

妇科秘兰全书

宋氏女科撮要

茅氏女科秘方

节斋公胎产医案

秘传内府经验女科

儿　科

婴儿论

幼科折衷

幼科指归

全幼心鉴

保婴全方

保婴撮要

活幼口议

活幼心书

小儿病源方论

幼科医学指南

痘疹活幼心法

新刻幼科百效全书

补要袖珍小儿方论

儿科推拿摘要辨症指南

外　科

大河外科

外科真诠

枕藏外科

外科明隐集

外科集验方

外证医案汇编

外科百效全书

外科活人定本

外科秘授著要

疮疡经验全书

外科心法真验指掌

片石居疡科治法辑要

伤　科

伤科方书

接骨全书

跌打大全

全身骨图考正

眼　科

目经大成

目科捷径

眼科启明

眼科要旨

眼科阐微

眼科集成

眼科纂要

银海指南

明目神验方

银海精微补

医理折衷目科

证治准绳眼科

鸿飞集论眼科

眼科开光易简秘本

眼科正宗原机启微